医药类专业规划教材

药品质量检测综合技能实训

YAOPIN ZHILIANG JIANCE ZONGHE JINENG SHIXUN

主编 杨 慧 段 琼

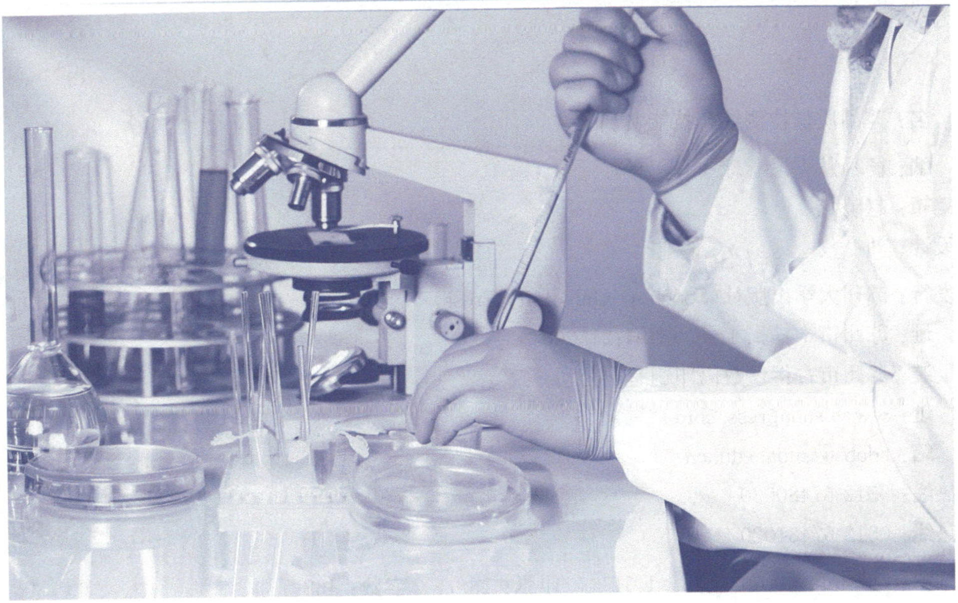

苏州大学出版社
Soochow University Press

图书在版编目(CIP)数据

药品质量检测综合技能实训 / 杨慧,段琼主编. 苏州 ：苏州大学出版社，2025.7(2025.8重印). -- (医药类专业规划教材). -- ISBN 978-7-5672-5236-3

Ⅰ. R927.11

中国国家版本馆 CIP 数据核字第 2025FK6617 号

书　　名：药品质量检测综合技能实训

主　　编：杨　慧　段　琼
责任编辑：赵晓嬿
封面设计：刘　俊

出版发行：苏州大学出版社(Soochow University Press)
社　　址：苏州市十梓街 1 号　邮编：215006
印　　装：苏州市古得堡数码印刷有限公司
网　　址：www.sudapress.com
邮　　箱：sdcbs@suda.edu.cn
邮购热线：0512-67480030
销售热线：0512-67481020

开　　本：787 mm×1 092 mm　1/16　印张：18.75　字数：468 千
版　　次：2025 年 7 月第 1 版
印　　次：2025 年 8 月第 2 次印刷
书　　号：ISBN 978-7-5672-5236-3
定　　价：76.00 元

前　言

药品质量直接关乎生命健康，责任重于泰山。培养具备扎实专业技能、严谨规范意识和高度责任感的药品质量控制人才，是保障公众用药安全、推动医药产业高质量发展的关键基石。本教材《药物质量检测综合技能实训》秉承这一使命，紧密对接药品质量检测与药品生产关键岗位的核心能力要求，以“职业导向、理实融合、手册应用”为核心理念精心编写，旨在为药品质量与安全、药学类及相关专业学生，以及行业新晋人员，提供一条高效、实用的技能成长路径。

教材严格遵循2025年版《中华人民共和国药典》、《中国药品检验标准操作规范》(2019年版)及《药品生产质量管理规范》(GMP)等法规标准，精准聚焦药物检验工、QC/QA人员等核心岗位的典型工作任务与技能标准，确保鲜明的“职业性”。实训内容均源于真实工作场景，围绕具体的药品质量检测项目展开。理论知识有机融入对应的实训步骤、操作规范及结果分析之中，使学习者在任务驱动下，系统掌握从接收指令、查阅标准、规范操作、准确记录、数据处理到结果判断与异常处理的完整工作流程，深刻理解操作背后的法规依据和质量内涵，为无缝对接职场奠定坚实基础。

本教材采用工作手册式编写体例，以企业真实标准操作规程(SOP)为蓝本，致力于打造实训与岗位工作皆可随查随用的实战指南。操作步骤力求清晰直观，辅以实物图、流程图及规范记录表示例，显著提升操作的规范性与准确性。教材更创新性地将可直接填写的标准化原始记录表格与实训任务无缝集成，引导使用者从学习伊始即养成“真实、准确、完整、及时”的记录习惯，实现与职业要求的无缝衔接。

本教材共八个项目，编写分工如下：杨慧编写项目一至项目四并负责全书统稿，段琼编写项目五至项目八，高梓真提供企业生产项目和标准操作规程，徐容、费梦莹参与项目考评标准的编写，并悉心审阅。

限于编者水平，书中难免存在疏漏与不足之处，恳请广大读者和专家批评指正。

本书编写组

2025年6月

目　　录

项目一 纯化水的质量检验

项目目标

1. 能够查阅《中华人民共和国药典》(以下简称《中国药典》)等药品质量标准及《药品质量检测标准操作规程》,独立设计纯化水质量检验方案,明确检验项目与流程,初步培养药品质量管理的规范意识和团队协作能力。

2. 能依据纯化水取样规程完成不同使用点的规范取样,并使用电导率仪等设备完成理化与微生物指标检测,强化严谨细致的工作态度。

3. 能根据检验方案选用检测仪器与试剂,完成溶液配制、仪器校准与维护,形成安全操作、规范记录的职业习惯。

4. 能结合检测数据判定水质合格性,撰写检验报告并提出异常结果处理建议,培养质量风险分析与责任担当意识。

项目概述

水是药品生产过程中的重要原料,水的质量将直接决定最终产品的质量。《中国药典》中所收载的制药用水,因其使用的范围不同而分为饮用水、纯化水、注射用水及灭菌注射用水。

制药用水的原水通常为饮用水,为天然水经净化处理所得的水,其质量必须符合中华人民共和国标准 GB 5749—2022《生活饮用水卫生标准》。制药用水的生产设计、材质选择、制备过程、贮存、分配和使用均应符合生产质量管理规范的要求。制水系统应经过验证,并建立日常监控、检测和报告制度,有完善的原始记录备查。贮缸和管道应采用适宜方法(紫外灯管照射、加热灭菌等)定期清洗和灭菌。

饮用水 饮用水可作为药材净制时的漂洗、制药用具的粗洗用水。除另有规定外,也可作为药材的提取溶剂。

纯化水 纯化水为饮用水经蒸馏法、离子交换法、反渗透法或其他适宜的方法制备的无色澄清液体。纯化水可作为配制普通药物制剂用的溶剂或试验用水,中药注射剂、滴眼剂等灭菌制剂所用药材的提取溶剂,口服、外用制剂配制用溶剂或稀释剂,非灭菌制剂用器具的精洗用水,也可用作非灭菌制剂所用药材的提取溶剂。纯化水不得用于注射剂的配制与稀释。

注射用水 注射用水为纯化水经蒸馏所得的水,应符合注射用水的规定。注射用水可作为配制注射剂的溶剂或稀释剂并用于注射用容器的精洗。

灭菌注射用水 灭菌注射用水为注射用水按照注射剂生产工艺制备所得。主要用于注射用灭菌粉末的溶剂或注射剂的稀释剂。其质量应符合灭菌注射用水项下的规定。

《中国药典》对纯化水的整体要求越来越严格,对于纯化水的水质要求已经和国际水平基本接轨,药品生产企业必须确保纯化水的质量符合药典要求。现收到纯化水请验单

(表 1 - 1),请求对本企业生产部门使用的纯化水进行检验,请按照标准要求完成纯化水的质量检验。

表 1 - 1 原辅料、包材请验单

样品名称:纯化水	请验部门:物料部
包装规格:	请验人:××××
请验日期: 年 月 日	接单人:
请验项目:	
备注:	

第一联:请验部门备查
第二联:质量部门存档

项目资料

资料一:药用纯水系统

药用纯水系统主要用于制备高纯度的药用纯化水,确保药品在制备和生产过程中的质量和安全性。药用纯水系统的主要作用包括以下三点。

(1) 去除杂质和有机物:药用纯水系统通过多级过滤和膜分离等工艺,可以去除水中的杂质、有机物和微生物,保证纯水的纯度和质量。

(2) 调节水质:药用纯水系统可以根据不同的需要,通过调节工艺参数和添加适量的药品,实现对水质的调节和控制。

(3) 确保生产安全:药用纯水系统能够去除水中的有害物质和微生物,确保生产过程的安全性和产品的合规性。

药用纯水系统的工作原理基于多种技术和工艺,主要包括以下几个步骤。

(1) 预处理:药用纯水系统首先对原水进行预处理,包括去除悬浮物、泥沙、颜色、异味等,常用的预处理方法有沉淀、过滤和活性炭吸附等。

(2) 软化处理:对硬度较高的水进行软化处理,常用的方法有离子交换软化和反渗透软化等。

(3) 反渗透脱盐:通过反渗透技术,将水中的溶解性无机盐和有机物去除,以获得高纯度的药用纯水。

(4) 离子交换:通过离子交换技术,去除水中的阳离子和阴离子,以进一步提高水的纯度和质量。

(5) 紫外灭菌:使用紫外线辐射的方式对水进行消毒和灭菌,杀灭水中的微生物和病原体。

资料二:纯化水取样程序

(1) 取样前准备工作:用于理化检测的水质盛装容器应为洁净的广口试剂瓶(500 mL),用于微生物检测的水质盛装容器应为灭菌后洁净的广口试剂瓶(100 mL)。灭菌后应注明“已灭菌”字样,3 天内使用。

(2) 取样量:理化检测用样品取样量为一次全检量的1～2倍(约800 mL),微生物限度检测用样品取样量为一次全检量(约100 mL),电导率检测用样品取样量应为100 mL以上(确保盛装器具装满)。

(3) 取样过程:

① 理化检测用样品的取样:完全打开取样点水龙头,放流1～2分钟。打开广口瓶瓶塞,将瓶口对准水龙头,接取样水,用取样水冲洗瓶内壁3次,再接取样水至所需取样量,移开瓶口,盖上瓶塞,关闭水龙头。贴上取样标签,注明品名、数量、检验项目、取样点、取样日期、取样人。

② 微生物检测用样品的取样:打开取样点水龙头,放流1～2分钟;取样操作前,取样员手部和水龙头(一般区)应经过70%～75%乙醇棉球擦拭消毒。拿出已灭菌的玻璃瓶,打开瓶塞(注意不要污染瓶口和瓶塞),将瓶口对准水流(注意不要将瓶口接触到水龙头),接取样水。用取样水冲洗瓶内壁3次,再接取样水至所需取样量,移开瓶口,盖上瓶塞,关闭水龙头。在玻璃瓶贴上取样标签,注明品名、数量、检验项目、取样点、取样日期、取样人等信息。

(4) 取样结束后:应及时填写取样记录。纯化水送到质检中心,质检中心样品接收员应按检测项目要求分发到相应的岗位,填写《样品接收分发记录》。

任务一 研读标准——《中国药典》2025年版

纯化水

Chunhuashui

Purified Water

本品为饮用水经蒸馏法、离子交换法、反渗透法或其他适宜的方法制备所得,不含任何附加剂。

【性状】 本品为无色的澄清液体;无臭。

【检查】 依法检查(通则0261附1)。

【类别】 溶剂和稀释剂。

【贮藏】 密闭保存。

注:基于风险评估,必要时,可按下述方法测定本品的不挥发物:取本品100 mL,置105 ℃恒重的蒸发皿中,在水浴上蒸干,并在105 ℃干燥至恒重,遗留残渣不得过1 mg。

0261 制药用水

附1:纯化水

> 逐字阅读质量标准,根据凡例和通则准确理解突出显示文字的正确含义或试剂配制方法。

总有机碳 不得过0.50 mg/L(通则0682)。

易氧化物 取本品100 mL,加稀硫酸10 mL,煮沸后,加高锰酸钾滴定液(0.02 mol/L)0.10 mL,再煮沸10分钟,粉红色不得完全消失。

以上总有机碳和易氧化物两项可选做一项。

电导率 按制药用水电导率测定法(通则0681)中纯化水测定法测定,应符合规定。

如按制药用水电导率测定法(通则0681)中注射用水测定法测定,电导率按判定法第一步判定符合规定,即为电导率符合规定,可不再进行酸碱度、重金属、硝酸盐、亚硝酸盐和氨检查。

如按制药用水电导率测定法（通则 0681）中注射用水测定法测定，电导率按判定法第一步判定不符合规定，但按判定法第二步或第三步判定符合规定，即为电导率符合规定，可不再进行酸碱度和重金属检查。

酸碱度 取本品 10 mL，加甲基红指示液 2 滴，不得显红色；另取 10 mL，加溴麝香草酚蓝指示液 5 滴，不得显蓝色。

重金属 取本品 100 mL，加水 19 mL，蒸发至 20 mL，放冷，加醋酸盐缓冲液（pH 3.5）2 mL 与水适量使成 25 mL，加硫代乙酰胺试液 2 mL，摇匀，放置 2 分钟，与标准铅溶液 1.0 mL 加水 19 mL 用同一方法处理后的颜色比较，不得更深（0.000 01%）。

硝酸盐 取本品 5 mL 置试管中，于冰浴中冷却，加 10% 氯化钾溶液 0.4 mL 与 0.1% 二苯胺硫酸溶液 0.1 mL，摇匀，缓缓滴加硫酸 5 mL，摇匀，将试管于 50 ℃水浴中放置 15 分钟，溶液产生的蓝色与标准硝酸盐溶液[取硝酸钾 0.163 g，加水溶解并稀释至 100 mL，摇匀，精密量取 1 mL，加水稀释成 100 mL，再精密量取 10 mL，加水稀释成 100 mL，摇匀，即得（每 1 mL 相当于 1 μg NO_3）]0.3 mL，加无硝酸盐的水 4.7 mL，用同一方法处理后的颜色比较，不得更深（0.000 006%）。

亚硝酸盐 取本品 10 mL，置纳氏管中，加对氨基苯磺酰胺的稀盐酸溶液（1→100）1 mL 与盐酸萘乙二胺溶液（0.1→100）1 mL，产生的粉红色，与标准亚硝酸盐溶液[取亚硝酸钠 0.750 g（按干燥品计算），加水溶解，稀释至 100 mL，摇匀，精密量取 1 mL，加水稀释成 100 mL，摇匀，再精密量取 1 mL，加水稀释成 50 mL，摇匀，即得（每 1 mL 相当于 1 μg NO_2）]0.2 mL，加无亚硝酸盐的水 9.8 mL，用同一方法处理后的颜色比较，不得更深（0.000 002%）。

氨 取本品 50 mL，加碱性碘化汞钾试液 2 mL，放置 15 分钟；如显色，与氯化铵溶液（取氯化铵 31.5 mg，加无氨水适量使溶解并稀释成 1 000 mL）1.5 mL，加无氨水 48 mL 与碱性碘化汞钾试液 2 mL 制成的对照液比较，不得更深（0.000 03%）。

微生物监测 按照制药用水（通则 0261）中微生物监测的要求进行。

任务二 完成纯化水的检测

任务准备清单见表 1－2。

表 1－2 任务准备清单

<table>
<tr><td rowspan="4">检验资料</td><td colspan="2">名称</td><td>项目名称</td><td>准备情况</td></tr>
<tr><td colspan="2">药品质量标准</td><td></td><td>□齐全/□缺少</td></tr>
<tr><td colspan="2">标准操作规程</td><td></td><td>□齐全/□缺少</td></tr>
<tr><td colspan="2">检验原始记录</td><td></td><td>□齐全/□缺少</td></tr>
<tr><td rowspan="5">药品试剂及耗材</td><td>名称</td><td>总耗量</td><td>领取人</td><td>剩余试剂量</td></tr>
<tr><td></td><td></td><td></td><td></td></tr>
<tr><td></td><td></td><td></td><td></td></tr>
<tr><td></td><td></td><td></td><td></td></tr>
<tr><td></td><td></td><td></td><td></td></tr>
</table>

续表

	名称	型号	数量	准备情况
实验仪器				

	试液	配制方法	配制人
试液配制			

一、性状

纯化水的性状是纯化水质量的重要表征之一，一般采用感官评判，目测鼻闻。取 100 mL 水样，置于 250 mL 锥形瓶中，观察有没有颜色，然后振摇，从瓶口嗅水的气味。无色无味则判定符合要求，否则判定不符合要求。

二、总有机碳测量

总有机碳指水中溶解性和悬浮性有机物含碳的总量，以“TOC”表示。它以碳的数量表示水中含有机物的总量，数量份额以 ppm（百万分之一）或 ppb（十亿分之一）的形式表示。总有机碳是表征制药用水中有机污染物含量的指标，它和电导率已成为水质量控制且快速监测的重要指标。制药用水中的有机物质主要来自水源、供水系统（包括净化、贮存和输送系统）以及水系统中菌膜的生长。较低水平的 TOC 值意味着水中有机物、微生物及细菌内毒素污染受到良好的控制。

由于有机碳种类很多，直接测定有机碳含量比较困难，因此都需要将有机碳氧化成无机碳再进行测定。

总有机碳的测定原理是将水溶液中的总有机碳氧化为二氧化碳，并且测定其含量，再利用二氧化碳与总有机碳之间碳含量的对应关系，对水溶液中总有机碳进行定量测定。通常采用直接法或间接法来进行。直接法是指在测量前先通过抽真空、吹氮气或加酸等手段除去水样中的无机碳（IC），再测定样品中剩余的碳作为总有机碳；间接法是通过仪器测得总碳（TC）和无机碳（IC），将两者相减所得的结果作为总有机碳。

制药用水中总有机碳测定法标准操作规程

1. 目的

建立制药用水中总有机碳测定法标准操作规程，规范制药用水中总有机碳测定法检验操作，保证检验操作规范化。

2. 适用范围

适用于制药用水中总有机碳的测定。

3. 职责

检验员负责本操作规程的执行。

4. 内容

4.1 概述

制药用水中总有机碳测定法是检查制药用水中所含有机碳的总量，进而间接控制其有机物含量的一种测定方法。该法也可用于制水系统的流程控制，如监控净化和输水等单元操作的效能。

4.2 仪器和用具

总有机碳测定仪主要由进样器、氧化单元、二氧化碳测定单元、控制系统和数据显示系统等部分组成。

4.2.1 进样器：一般采用蠕动泵，可避免进样过程中的污染。

4.2.2 氧化单元：根据氧化方法的不同，有不同的结构。氧化方法有燃烧氧化法、过氧化物氧化法、紫外氧化法等。燃烧氧化法通过燃烧将碳转变成二氧化碳进行检测，对难氧化物的氧化效率比较高，一般用于中、高浓度的样品；过氧化物氧化法中最常用的氧化剂为过硫酸盐，氧化过程中可辅以加热、加压、紫外照射等来提高氧化效率，其氧化能力也比较高，适用于中、低浓度样品的检测；紫外氧化法的原理是通过紫外光照射在供试液上，将有机物完全氧化。由于紫外氧化对高浓度(总有机碳浓度大于 2.5 mg/L)的样品和含有难氧化物的供试液的氧化效率低，因此，对总有机碳含量高的供试品不能仅用紫外氧化法。

4.2.3 二氧化碳测定单元：通常采用非色散红外光吸收法、直接电导法和薄膜电导法、电阻法等。

4.3 试药与试剂

4.3.1 总有机碳检查用水应采用每升含总有机碳低于 0.10 mg、电导率低于 1.0 μS/cm (25 ℃)的高纯水。所有总有机碳检查用水与配制对照品溶液及系统适用性试验溶液用水应是同一容器所盛之水。

4.3.2 蔗糖对照品溶液除另有规定外，取 105 ℃干燥至恒重的蔗糖对照品适量，精密称定，加总有机碳检查用水溶解并稀释制成每升中约含 1.20 mg 的溶液(每升含碳 0.50 mg)。应临用新制。

4.3.3 1,4-对苯醌对照品溶液除另有规定外，取 1,4-对苯醌对照品适量，精密称定，加总有机碳检查用水溶解并稀释制成每升中含 0.75 mg 的溶液(每升含碳 0.50 mg)。应临用新制。

4.4 操作方法

4.4.1 系统适用性试验：按仪器的使用要求，取总有机碳检查用水、蔗糖对照品溶液和 1,4-对苯醌对照品溶液分别进样，依次记录仪器总有机碳响应值。按式(1-1)计算，仪器的响应效率应为 85%～115%。

$$[r_{ss}-r_w]/(r_s-r_w)]\times 100 \quad (1-1)$$

式中，r_w 为总有机碳检查用水的空白响应值；r_s 为蔗糖对照品溶液的响应值；r_{ss} 为1，4－对苯醌对照品溶液的响应值。

所用仪器应经校正，并按规定的方法用对照品溶液定期对仪器的适用性进行试验。规定检出限为每 1 L 中含碳 0.05 mg 或更低。

4.4.2　供试品测定：取供试制药用水适量，按仪器规定方法测定。记录仪器的响应值 r_U。

4.5　结果与判定

除另有规定外，供试制药用水的响应值 r_U 应不大于 $r_s - r_w$，即总有机碳的浓度应不超过 0.50 mg/L(500 ppb)。

4.6　注意事项

4.6.1　由于有机物的污染和二氧化碳的吸收都会影响测定结果的正确性，所以测定的各个环节都应注意避免污染。取样时应采用密闭容器，容器顶空应尽量小，取样后应立即测试，以减少塞子和容器带来的有机物污染。

4.6.2　所使用的玻璃器皿必须严格清除有机残留物，并必须用总有机碳检查用水做最后的漂洗。

4.6.3　此方法也可用于预先校正、标化及系统适用性试验的在线仪器操作。这种在线测定的水的质量取决于仪器放置在水系统中的位置。应注意仪器安放的位置必须能真实反映所用水的质量。

总有机碳测定需要记录样品信息、实验室环境、前处理方法、仪器及检测参数、测定数据和结论等，可以参考表 1－J1①。

表 1－J1　制药用水中总有机碳测定原始记录

第　　页　　共　　页

日期：　　　　温度/℃：　　　　相对湿度/%：

<table>
<tr><td>样品编号</td><td colspan="2"></td><td>样品名称</td><td></td></tr>
<tr><td>批　　号</td><td colspan="4"></td></tr>
<tr><td>检验依据</td><td colspan="4"></td></tr>
<tr><td>仪器型号</td><td colspan="2"></td><td>仪器编号</td><td></td></tr>
<tr><td rowspan="4">系统适用性试验</td><td colspan="4">对照液制备：</td></tr>
<tr><td rowspan="2">对照液
测定值</td><td>r_w</td><td>r_s</td><td>r_{ss}</td></tr>
<tr><td></td><td></td><td></td></tr>
<tr><td>响应效率</td><td colspan="3"></td></tr>
</table>

① 原始记录表均以“J”为开头进行编号。

续表

实测结果	
标准规定	
结　论	□(均)符合规定　□(均)不符合规定
检验者： 日　期：	校对者： 日　期：　　审核者： 日　期：

三、易氧化物检查

易氧化物是指能够进行氧化反应的物质，包括氧化剂和易氧化物质。纯化水中的易氧化物主要包括水中的有机物，它会使水质变质，还会影响到药品的有效性、稳定性和安全性。它还包括一些盐类和铁、铜、锌等金属离子，如果在纯化水中的含量过多，也会影响药品的有效性、稳定性和安全性。

纯化水易氧化物检查标准操作规程

1. 目的

建立纯化水易氧化物检查标准操作规程，保证检验操作规范化。

2. 适用范围

适用于纯化水易氧化物的检查。

3. 职责

检验员负责本操作规程的执行。

4. 内容

4.1　概述

高锰酸钾(紫红色)氧化性强，易将其他物质氧化。若体系中存在易被氧化的物质时，高锰酸钾会发生反应，紫红色褪去。高锰酸钾在酸性环境下反应的产物有锰离子(Mn^{2+}，水溶液呈浅粉色)，反应过程中可能产生氧气；在强碱性环境下反应的产物有锰酸钾(水溶液呈绿色)；在中性、弱碱性等环境下反应的产物有二氧化锰(黑色沉淀)。

4.2　仪器和用具

250 mL 烧杯、1.00 mL 吸量管、电炉。

4.3　试药与试剂

4.3.1　稀硫酸：取纯化水 500 mL 倒入烧杯中，用玻璃棒成 45°沿着杯壁倾斜导流，缓缓加入浓硫酸 57 mL，搅拌均匀。等待冷却后，移入 1 000 mL 容量瓶中，加纯化水稀释至 1 000 mL，即得。本液含 H_2SO_4 应为 9.5%～10.5%。注意：此操作必须戴防护手套，以免浓硫酸溅出伤人。常温保存。有效期 6 个月。

4.3.2　高锰酸钾滴定液(0.02 mol/L)：取高锰酸钾 3.2 g，加水 1 000 mL，煮沸 15 分钟，密塞，静置 2 天以上，用垂熔玻璃滤器滤过，摇匀。置玻璃塞的棕色玻璃瓶中。常温避光保存。有效期 2 个月。

4.4　操作方法

取纯化水 100 mL，加稀硫酸 10 mL，煮沸后加高锰酸钾滴定液(0.02 mol/L) 0.10 mL，再煮沸 10 分钟，观察结果。

4.5　结果与判定

加高锰酸钾滴定液煮沸后，紫红色不完全消失，则判为符合规定；若紫红色消失，则判为不符合规定。

4.6　注意事项

煮沸时注意控制电炉温度，冷却后再观察结果。

任务拓展

请根据《药品质量标准》和《标准操作规程》设计纯化水易氧化物检查的原始记录表格。

四、电导率测定检查

电导率是表征物体导电能力的物理量，其值为物体电阻率的倒数，单位是 S/cm(S，即 Siemens，西门子)或 μS/cm。电导率是纯化水的关键质量属性，其与纯化水的纯度密切相关，纯度越高电导率越小。电导率可快速监测纯化水中电解质的总量，可反映水中氯化物、硫酸盐、钙盐、氨及二氧化碳等无机电解质含量。因此，各国药典对纯化水电导率均有明确规定。

电导率测定方法大多基于水-电解质二元混合体系的分析和总电解质浓度的测定。该检测方法快速、精确且操作简单，能在线实时监测水处理系统的工作情况。

电导率与纯化水的 pH 值和温度有关，尤其温度对电导率测定值有较大影响。由于采用温度修正补偿方法所得结果误差较大，因此通常采用非温度补偿模式，基于实际温度或调节至指定温度，根据测得的电导率值与温度(或 pH 值)对应的电导率限度规定值比较判断测定结论。

制药用水的电导率测定标准操作规程

1. 目的

建立制药用水的电导率测定标准操作规程，确保检验人员正确操作。

2. 适用范围

适用于制药用水的电导率测定。

3. 职责

检验员负责本操作规程的执行。

4. 内容

4.1 概述

电导率是物体传导电流的能力。电导率仪的测量原理是将两块平行的电极放入被测溶液中，在电极的两端加上一定的电势，测量电极间流过的电流。根据欧姆定律，电导率为电阻的倒数，由导体本身决定。电导率的基本单位是西门子（S）或微西门子（μS），由于电导池的几何形状影响电导率值，标准的测量中采用单位电导率来表示，单位为S/cm或μS/cm，以补偿各种电极尺寸造成的差别。单位电导率为所测电导率与电导池常数（L/A）的乘积，其中L为两块电极之间的液柱长度，A为电极面积。

电解质是指在水中以离子状态存在的物质，包括可溶性的无机物及带电的胶体离子等，电解质具有导电性，所以可以用测量水的电导率的方法来反映电解质类杂质在水中的相对含量。

4.2 仪器

电导率仪由主机、电导电极、电源系统及电极支架等部分组成。其中，用来测量溶液电导的电极称为电导电极。当通过电极表面的电流密度达到某一数值时，电极将发生极化效应，引起很大的测量误差，为减小极化效应，可增大电极面积，使电流密度减小。因此常在电导电极上镀一层致密的铂黑以增大电极的面积。电导电极一般用铂制成，也有用其他材料如石墨、钽、镍、金或不锈钢等制成。电导电极按一定的几何形状固定起来，构成电导池。电导测量的准确度与电导池常数Q有密切关系，当测定条件与电导池的几何形状确定以后，Q值一般可以测出。

4.3 仪器的校正

4.3.1 校正用溶液：电导池常数通常采用氯化钾标准溶液测定得到，表1－3为标准氯化钾溶液在不同温度下的电导率。电导率仪应在使用前使用标准溶液直接校正，或间接进行仪器比对。

表1－3 标准氯化钾溶液在不同温度下的电导率

温度/℃	电导率/(S/cm)		
	1.0 mol/L	0.1 mol/L	0.01 mol/L
20	0.102 07	0.011 67	0.001 278
21	0.104 00	0.011 91	0.001 305
22	0.105 94	0.012 15	0.001 332
23	0.107 89	0.012 39	0.001 359
24	0.109 84	0.012 64	0.001 386
25	0.111 80	0.012 88	0.001 413

4.3.2 制药用水的电导率校正：为了便于比较测量结果，测定温度一般定为20℃或25℃。在“制药用水电导率测定法”中，注射用水测定法的第一步纯化水测定可在任一温度下进行，但注射用水测定法的第二步和第三步以及灭菌注射用水的测定温度必须恒定

为 25℃。但在测定制药用水电导率时，由于制药用水的离子浓度较低，采用温度校正公式进行计算得到的计算结果可能不准确，故在测定制药用水的电导率时，应采用非温度补偿模式。

4.4 操作方法

4.4.1 纯化水

可使用在线或离线电导率仪，记录测定温度。在表 1-4 中，测定温度对应的电导率值即为限度值。如测定温度未在表 1-4 中列出，则应采用线性内插法，即式(1-2)计算得到限度值。如测定的电导率值不大于限度值，则判为符合规定；如测定的电导率值大于限度值，则判为不符合规定。

表 1-4 温度和电导率的限度(纯化水)

温度/℃	电导率/(μS/cm)	温度/℃	电导率/(μS/cm)	温度/℃	电导率/(μS/cm)
0	2.4	40	6.5	80	9.7
10	3.6	50	7.1	90	9.7
20	4.3	60	8.1	100	10.2
25	5.1	70	9.1		
30	5.4	75	9.7		

内插法的计算公式为

$$k=\left(\frac{T-T_0}{T_1-T_0}\right)\times(K_1-K_0)+K_0 \qquad (1-2)$$

式中，k 为测定温度下的电导率限度值；K_1 为表 1-4 中高于测定温度的最接近温度对应的电导率限度值；K_0 为表 1-4 中低于测定温度的最接近温度对应的电导率限度值；T 为测定温度；T_1 为表 1-4 中高于测定温度的最接近温度；T_0 为表 1-4 中低于测定温度的最接近温度。

4.4.2 注射用水

4.4.2.1 可使用在线或离线电导率仪。在表 1-5 中，不大于测定温度的最接近温度值对应的电导率值即为限度值。如测定的电导率值不大于限度值，则判为符合规定；如测定的电导率值大于限度值，则继续按 4.4.2.2 进行下一步测定。

表 1-5 温度和电导率的限度(注射用水)

温度/℃	电导率/(μS/cm)	温度/℃	电导率/(μS/cm)	温度/℃	电导率/(μS/cm)
0	0.6	35	1.5	70	2.5
5	0.8	40	1.7	75	2.7
10	0.9	45	1.8	80	2.7
15	1.0	50	1.9	85	2.7
20	1.1	55	2.1	90	2.7
25	1.3	60	2.2	95	2.9
30	1.4	65	2.4	100	3.1

4.4.2.2 取足够量的水样(不少于100 mL),置适当容器中,搅拌,调节温度至25 ℃,剧烈搅拌,每隔5分钟测定电导率,当电导率值的变化小于0.1 μS/cm时,记录电导率值。如测定的电导率不大于2.1 μS/cm,则判为符合规定;如测定的电导率大于2.1 μS/cm,继续按4.4.2.3进行下一步测定。

4.4.2.3 应在上一步测定后5分钟内进行,调节温度至25℃,在同一水样中加入饱和氯化钾溶液(每100 mL水样中加入0.3 mL),测定pH值,精确至0.1 pH单位(通则0631),在表1-6中找到对应的电导率限度,并与4.4.2.2中测得的电导率值比较。如4.4.2.2中测得的电导率值不大于该限度值,则判为符合规定;如4.4.2.2中测得的电导率值超出该限度值或pH值不在5.0～7.0范围内,则判为不符合规定。

4.4.3 灭菌注射用水

调节温度至25℃,使用离线电导率仪进行测定。标示装量为10 mL或10 mL以下时,电导率限度为25 μS/cm;标示装量为10 mL以上时,电导率限度为5 μS/cm。如测定的电导率值不大于限度值,则判为符合规定;如测定的电导率值大于限度值,则判为不符合规定。

表1-6 pH值和电导率的限度

pH值	电导率/(μS/cm)	pH值	电导率/(μS/cm)	pH值	电导率/(μS/cm)
5.0	4.7	5.7	2.5	6.4	2.3
5.1	4.1	5.8	2.4	6.5	2.2
5.2	3.6	5.9	2.4	6.6	2.1
5.3	3.3	6.0	2.4	6.7	2.6
5.4	3.0	6.1	2.4	6.8	3.1
5.5	2.8	6.2	2.5	6.9	3.8
5.6	2.6	6.3	2.4	7.0	4.6

4.5 注意事项

4.5.1 不要用蒸馏水、去离子水、纯化水长时间浸泡电极。

4.5.2 在将电极从一种溶液移入另一种溶液之前,用蒸馏水清洗电极,并用纸巾将水吸干,切勿擦拭电极。

4.5.3 小心使用电极,切勿将之用作搅拌器。在拿放电极时,勿接触电极膜。

制药用水的电导率测定需要使用电导率仪,它是一种基于溶液导电性原理设计的分析仪器,主要用于测量溶液的电导率、电阻率、总溶解固体(TDS)等参数。

电导率仪标准操作规程

1. 目的

确保相关操作人员能标准及正确地使用电导率仪。

2. 适用范围

适用于全部使用电导率仪测定溶液电导率的操作。

3. 职责

检验员负责本操作规程的执行。

4. 内容

4.1　操作方法

4.1.1　确认多功能电极架插在电极架插座中，电导电极与温度电极安装于电极架上。

4.1.2　确认电源符合要求，假设符合，则接通电源，翻开仪器开关预热 30 分钟后，仪器进入可测量状态。

4.1.3　电极常数标定。

4.1.3.1　依据电极常数选择适宜的标准溶液。

4.1.3.2　将待使用电导电极接入电导率仪，断开温度电极，手工输入温度 25 ℃。

4.1.3.3　用纯化水清洗电导电极外表 3 次，再用标准溶液润洗 2 次，将电导电极浸入标准溶液中，读出电导率 K_a。

4.1.3.4　查表获知标准溶液电导率 K，电极常数 $J=K/K_a$。

4.1.4　依据所用电极进行电极常数设置。

4.1.5　使用纯化水清洗电导电极 2 次，再用待测溶液润洗电导电极 2 次，然后将电导电极插入待测溶液中，同时用玻璃棒轻轻搅拌待测溶液，使溶液混合均匀。

4.1.6　按下“电导率/TDS”键，数秒后，显示器显示溶液温度与电导率值。

4.1.7　按照以上步骤测试下一溶液或结束测试。

4.1.8　结束测试后，使用纯化水清洗电导电极 2 次，经常使用的电导电极可以储存在纯化水中，长期不使用的电导电极应贮存在干燥的地方。

4.1.9　做好相关记录，关闭电源。

4.2　注意事项

电导电极使用前必须放置在纯化水中浸泡数小时，经常使用的电极应保存在纯化水中。

记录一般应包括所用仪器型号、标准溶液的制备、供试品溶液的制备、供试品溶液测定结果、数据处理器打印出的相应数据等，可参考表 1 - J2。

表 1 - J2　制药用水的电导率测定检查原始记录

第　　页　　共　　页

日期：　　　　温度/℃：　　　　相对湿度/%：

样品编号		样品名称	
批　　号			
检验依据			
仪器型号		仪器编号	
量　　程	□×0.1　　□×1.0	□×10	□×100

续表

<table>
<tr><td rowspan="3">对照液测定</td><td colspan="4">对照液制备：</td></tr>
<tr><td rowspan="2">对照液
测定值</td><td>(1)</td><td>(2)</td><td>(3)</td></tr>
<tr><td></td><td></td><td></td></tr>
<tr><td></td><td>平均值</td><td colspan="3"></td></tr>
<tr><td>实测结果</td><td colspan="4"></td></tr>
<tr><td>标准规定</td><td colspan="4"></td></tr>
<tr><td>结　　论</td><td colspan="4">□(均)符合规定　　□(均)不符合规定</td></tr>
<tr><td colspan="5">检验者：
日　期：　　　　校对者：
日　期：　　　　审核者：
日　期：</td></tr>
</table>

五、酸碱度检查

在制药工艺中，酸碱度是一个非常重要的指标。纯化水偏酸性或碱性，会影响制剂的稳定性和药效。例如，纯化水偏碱性会使酸性药物的稳定性降低，而纯化水偏酸性会使碱性药物的稳定性降低。此外，酸碱度还会影响生物相容性和溶解度等多个方面。实际因为二氧化碳的影响，纯化水的 pH 值会从 7 开始持续性地下降，大约在 1 小时内 pH 值会降至 5.7，并还会缓步下降至 4.7 左右(约需 2 天)。

除了注射用水和灭菌用水，《中国药典》没有明确规定纯化水的 pH 值范围，而是使用酸碱指示剂进行酸碱度检查。甲基红指示液变色范围是 pH 4.2～6.3(红→黄)，溴麝香草酚蓝指示液变色范围是 pH 6.0～7.6(黄→蓝)。

纯化水酸碱度检查标准操作规程

1. 目的

建立纯化水酸碱度检查标准操作规程，确保检验人员正确操作。

2. 适用范围

适用于纯化水酸碱度检查。

3. 职责

检验员负责本操作规程的执行。

4. 内容

4.1 概述

酸碱度描述的是水溶液的酸碱性强弱程度。在待测溶液中加入指示液，不同的指示液根据不同的pH值会变化颜色。

4.2 仪器和用具

50 mL纳氏比色管、10 mL量筒。

4.3 试剂

4.3.1 甲基红指示液：取甲基红0.1 g，加0.05 mol/L氢氧化钠溶液7.4 mL使溶解，再加纯化水稀释至200 mL，即得。变色范围pH 4.2～6.3（红→黄），常温保存。有效期6个月。

4.3.2 溴麝香草酚蓝指示液：取溴麝香草酚蓝0.1 g，加0.05 mol/L氢氧化钠溶液3.2 mL使溶解，再加纯化水稀释至200 mL，即得。变色范围pH 6.0～7.6（黄→蓝），常温保存。有效期6个月。

4.3.3 0.05 mol/L氢氧化钠溶液：取氢氧化钠0.2 g，加水使溶解成100 mL，即得。

4.4 操作方法

用量筒取本品10 mL置50 mL纳氏比色管中，加甲基红指示液2滴，目测不得显红色；另取10 mL置50 mL纳氏比色管中，加溴麝香草酚蓝指示液5滴，目测不得显蓝色。

4.5 结果与判定

加甲基红指示液不显红色，且加溴麝香草酚蓝指示液不显蓝色，则判为符合规定；否则为不符合规定。

六、重金属检查

在药品质量检测领域，重金属检查中所指的重金属是指在规定实验条件下能与显色剂作用显色的金属杂质。在规定实验条件下，与硫代乙酰胺试液在弱酸条件下产生的硫化氢发生显色的金属离子有银、铅、汞、铜、镉、铋、锑、锡、锌、钴、镍等；在碱性溶液中，铋、镉、铜、钴、铁、汞、铅、锌等金属离子也能生成不溶性硫化物。重金属化学性质较稳定，难以被分解，进入人体后与体内的蛋白质产生相互作用，导致蛋白质与酶失去活性，影响身体机能。作为有害杂质，必须严格控制重金属的限量。

由于在药品生产过程中遇到铅的机会较多，且铅易积蓄中毒，故以铅作为重金属的代表，用硝酸铅配制标准铅溶液。

重金属检查标准操作规程

1. 目的

建立重金属检查标准操作规程，确保检验人员正确操作。

2. 适用范围

适用于原辅料、成品的重金属测定检验。

3. 职责

检验员负责本操作规程的执行。

4. 内容

4.1　概述

4.1.1　本操作规程中的重金属是指在规定实验条件下能与显色剂作用显色的金属杂质。采用硫代乙酰胺试液或硫化钠试液作显色剂，以铅(Pb)的限量表示。

4.1.2　由于实验条件不同，检查方法分为三种。第一法适用于溶于水、稀酸或有机溶剂(如乙醇)的药品，供试品不经有机破坏，在酸性溶液中进行显色，检查重金属；第二法适用于难溶或不溶于水、稀酸或乙醇的药品，或受某些因素(如自身有颜色的药品、药品中的重金属不呈游离状态或重金属离子与药品形成配位化合物等)干扰不适宜采用第一法检查的药品，供试品须经有机破坏，残渣经处理后在酸性溶液中进行显色，检查重金属；第三法用来检查能溶于碱而不溶于稀酸(或在稀酸中即生成沉淀)的药品中的重金属。检查时，应根据药品标准品种项下规定的方法选用。

4.2　仪器和用具

4.2.1　纳氏比色管(25 mL)：应选同一规格、外表面无划痕、色泽一致、无瑕疵、管的内径和刻度线高度均匀一致的、质量好的具塞刻度玻璃纳氏比色管进行实验。配制与贮存标准铅溶液用的玻璃容器均不得含铅。

4.2.2　分析天平：感量 0.1 mg。

4.2.3　吸量管(2.00 mL)。

4.3　试药与试液

4.3.1　试药：盐酸、硝酸、硫酸、抗坏血酸。

4.3.2　试液：标准铅溶液、硫代乙酰胺试液、硫化钠试液、醋酸盐缓冲液(pH 3.5)、稀焦糖溶液、稀盐酸、氨试液。

4.3.3　试液的配制

4.3.3.1　标准铅溶液：精密称取硝酸铅 0.159 9 g，置 1 000 mL 容量瓶中，加硝酸 5 mL 与水 50 mL 溶解后，用水稀释至刻度，摇匀，作为贮备液。临用前，精密量取贮备液 10 mL，置 100 mL 容量瓶中，加水稀释至刻度，摇匀，即得(每 1 mL 相当于 10 μg 的 Pb)。本液仅供当日使用。

4.3.3.2　硫代乙酰胺试液：取硫代乙酰胺 4 g，加水使溶解成 100 mL，置冰箱中保存。临用前取混合液(由 1 mol/L 氢氧化钠溶液 15 mL、水 5.0 mL 及甘油 20 mL 组成)5.0 mL，加上述硫代乙酰胺溶液 1.0 mL，水浴加热 20 秒，冷却，立即使用。

4.3.3.3　硫化钠试液：取硫化钠 1 g，加水使溶解成 10 mL，即得。本液应临用新制。

4.3.3.4　醋酸盐缓冲液(pH 3.5)：取醋酸铵 25 g，加水 25 mL 溶解后，加 7 mol/L 盐酸溶液 38 mL，用 2 mol/L 盐酸溶液或 5 mol/L 氨溶液准确调节 pH 值至 3.5(电位法指示)，用水稀释至 100 mL，即得。

4.3.3.5　稀焦糖溶液：取蔗糖或葡萄糖约 5 g，置瓷坩埚中，在玻璃棒不断搅拌下，加热至呈棕色糊状，放冷，用水溶解成约 25 mL，过滤，贮于滴瓶中备用。临用时，根据供试液色泽深浅，取适当量调节使用。

4.3.3.6　稀盐酸：取盐酸 234 mL，加水稀释至 1 000 mL，即得。

4.3.3.7　氨试液：取浓氨溶液 400 mL，加水稀释至 1 000 mL，即得。

4.4　操作方法

4.4.1　第一法

4.4.1.1　取纳氏比色管三支，编号为甲、乙、丙。

4.4.1.2　甲管中加一定量的标准铅溶液与醋酸盐缓冲液(pH 3.5)2 mL，加水或各品种项下规定的溶剂稀释成 25 mL。

4.4.1.3　乙管中加按该品种项下规定的方法制成的供试品溶液 25 mL。

4.4.1.4　丙管中加与乙管相同量的供试品，按该品种项下规定的方法制成溶液，在加水或溶剂稀释成 25 mL 前，加与甲管相同量的标准铅溶液与醋酸盐缓冲液，然后加水或溶剂稀释成 25 mL。

4.4.1.5　如供试品溶液略带颜色，可在甲管中滴加稀焦糖溶液少量或其他无干扰的有色溶液，使其色泽与乙管、丙管一致。

4.4.1.6　在甲、乙、丙三管中分别加硫代乙酰胺试液各 2 mL，摇匀，放置 2 分钟，同置白纸上，自上向下透视，当丙管中显出的颜色不浅于甲管时，乙管中显出的颜色与甲管比较，不得更深。如丙管中显出的颜色浅于甲管，试验无效，应取样按第二法重新检查。

4.4.1.7　如在甲管中滴加稀焦糖溶液或其他无干扰的有色溶液，仍不能使颜色一致时，应取样按第二法重新检查。

4.4.1.8　供试品如含高铁盐而影响重金属检查时，可在甲、乙、丙三管中分别加相同量的抗坏血酸 0.5～1.0 g，再照上述方法检查。

4.4.1.9　配制供试品溶液时，如使用的盐酸超过 1 mL(或与盐酸 1 mL 相当的稀盐酸)，氨试液超过 2 mL，或加入其他试剂进行处理者，除另有规定外，甲管溶液应取同样同量的试剂置瓷皿中蒸干后，加醋酸盐缓冲液(pH 3.5) 2 mL 与水 15 mL，微热溶解后，移置纳氏比色管中，加标准铅溶液一定量，再用水或各品种项下规定的溶剂稀释成 25 mL。

4.4.2　第二法

4.4.2.1　取纳氏比色管两支，编号为甲、乙。

4.4.2.2　除另有规定外，当按第一法检查，丙管中显出的颜色浅于甲管，或供试液带颜色，即使在甲管中滴加稀焦糖溶液或其他无干扰的有色溶液，仍不能使颜色一致，须改用第二法检查时，取各品种项下规定量的供试品，按炽灼残渣检查法标准操作规程进行炽灼处理，然后取遗留的残渣，加硝酸 0.5 mL，蒸干，至氧化氮蒸气除尽后，放冷，加盐酸 2 mL，置水浴上蒸干后加水 15 mL，滴加氨试液至对酚酞指示液显微粉红色，再加醋酸盐缓冲液(pH 3.5)2 mL，微热溶解后，移置乙管中，加水稀释成 25 mL。

4.4.2.3　直接取该品种炽灼残渣检查项下在500～600 ℃炽灼的遗留残渣，再按4.4.2.2自"加硝酸0.5 mL，蒸干，至氧化氮蒸气除尽后"起，依法操作至"移置乙管中，加水稀释成25 mL"。

4.4.2.4　如不取炽灼残渣检查项下遗留的残渣，则可取供试品一定量，缓缓炽灼至完全炭化，放冷，加硫酸0.5～1 mL，使恰湿润，用低温加热至硫酸除尽后，加硝酸0.5 mL，蒸干，至氧化氮蒸气除尽后，放冷，在500～600 ℃炽灼使完全灰化，再按4.4.2.2自"放冷，加盐酸2 mL"起，依法操作至"移置乙管中，加水稀释成25 mL"。

4.4.2.5　如供试品为溶液，则取各品种项下规定量的溶液，蒸发至干，再按4.4.2.2自"按炽灼残渣检查法"起，依法操作至"移置乙管中，加水稀释成25 mL"。

4.4.2.6　取配制供试液的试剂，置瓷皿中蒸干后，加醋酸盐缓冲液(pH 3.5) 2 mL与水15 mL，微热溶解后，移置甲管中，加标准铅溶液一定量，加水稀释成25 mL。

4.4.2.7　在甲、乙两管中分别加硫代乙酰胺试液各2 mL，摇匀，放置2分钟，同置白纸上，自上向下透视，乙管中显出的颜色与甲管比较，不得更深。

4.4.3　第三法

4.4.3.1　取纳氏比色管两支，编号为甲、乙。

4.4.3.2　除另有规定外，取规定量的供试品置乙管中，加氢氧化钠试液5 mL使溶解，再加水稀释使成25 mL。

4.4.3.3　取一定量的标准铅溶液置甲管中，加氢氧化钠试液5 mL，并加水使成25 mL。

4.4.3.4　在甲、乙两管中分别加硫化钠试液5滴，摇匀，同置白纸上，自上向下透视，乙管中显出的颜色与甲管比较，不得更深。

4.5　记录与计算

4.5.1　标准铅溶液浓度计算：1 mol硝酸铅[$Pb(NO_3)_2$]的质量为331.21 g，含铅(Pb) 207.2 g；称取硝酸铅0.159 9 g，配成1 000 mL贮备液，含Pb量按照式(1-3)计算为

$$\frac{207.2\times 0.159\,9\times 10^6}{331.21\times 1\,000}=100.0\ (\mu g/mL) \tag{1-3}$$

贮备液依法稀释10倍后所得标准铅溶液浓度为每1 mL含10 μg的Pb。

4.5.2　重金属限量计算：进行检查时，如取供试品1.0 g，与标准铅溶液2.0 mL制成的对照液比较，按照式(1-4)计算重金属限量。

$$\begin{aligned}\text{重金属限量(ppm)} &= \text{标准铅溶液体积(mL)}\times\frac{\text{标准铅溶液浓度}(\mu g/mL)}{\text{供试品的量(g)}}\\ &=2.0\times\frac{10}{1.0}=20\text{(ppm)(百万分之二十)}\end{aligned} \tag{1-4}$$

4.5.3　标准铅溶液取样量计算：根据取供试品量及限量按照式(1-5)计算，如取供试品2.0 g，依法检查，规定含重金属不得超过百万分之五，应取标准铅(Pb)溶液(10 μg/mL)多少毫升？

$$V=\text{重金属限量(ppm)}\times\frac{\text{供试品的量(g)}}{\text{标准铅溶液浓度}(\mu g/mL)}=5\times\frac{2.0}{10}=1.0\ \text{(mL)} \tag{1-5}$$

4.6　结果与判定

4.6.1　第一法，当丙管中显出的颜色不浅于甲管时，乙管中显出的颜色与甲管比较，乙管所呈颜色浅于甲管，判为符合规定。如丙管中显出的颜色不深于甲管，试验无效，应取样按第二法重新检查。如供试液略带颜色，在甲管中滴加稀焦糖溶液或其他无干扰的有色溶液，仍不能使甲管、乙管、丙管颜色一致时，应取样按第二法重新检查。

4.6.2　第二、三法，甲管与乙管比较，乙管所呈颜色不深于甲管，判为符合规定。

4.7　注意事项

4.7.1　标准铅溶液应在临用前精密量取标准铅贮备液新鲜稀释配制，限当日使用(每 1 mL 相当于 10 μg 的 Pb)；配制与贮存标准铅溶液使用的玻璃容器，均不得含有铅。

4.7.2　硫代乙酰胺试液与重金属反应受溶液的 pH 值、硫代乙酰胺试液加入量、显色时间等因素的影响。经实验，重金属硫化物生成的最佳 pH 值是 3.0～3.5。本重金属检查选用醋酸盐缓冲液(pH 3.5)2 mL 调节 pH 值，显色剂硫代乙酰胺试液用量 2 mL，显色时间一般为 2 分钟，是最有利显色反应进行、使呈色最深的条件，故配制醋酸盐缓冲液(pH 3.5)时，要用 pH 计调节溶液的 pH 值，应注意控制硫代乙酰胺试液的加入量及硫代乙酰胺试液显色剂的显色时间，且以每 27 mL 中含 10～20 μg 的 Pb 与显色剂所产生的颜色为最佳目视比色范围。

4.7.3　三种方法显示的结果均为微量重金属的硫化物微粒均匀混悬在溶液中所呈现的颜色，如果重金属离子浓度大，加入显色剂后放置时间长，就会有硫化物聚集下沉。为了便于目视比较，第一、二和第三法中的标准铅溶液用量以 2.0 mL (相当于 20 μg 的 Pb)为宜，小于 1.0 mL 或大于 3.0 mL，呈色太浅或太深，均不利于目视比较。故在检查时，如供试品取样量与标准铅溶液的取用量均未指明，常以标准铅溶液为 2.0 mL 来计算供试品的取样量，并进行试验。

4.7.4　如需取炽灼残渣检查项下遗留的残渣做重金属检查，则炽灼温度必须控制在 500～600 ℃。实验证明，炽灼温度在 700 ℃以上时，多数金属盐都有不同程度的损失；以铅为例，在 700 ℃经 6 小时炽灼，损失达 68%。某些供试品(如安乃近、诺氟沙星等)在炽灼时会腐蚀瓷坩埚而带入较多的重金属，应改用石英坩埚或铂坩埚操作。

4.7.5　炽灼残渣加硝酸处理，必须蒸干至氧化氮蒸气除尽，否则会使硫代乙酰胺水解生成的硫化氢因氧化析出乳硫，影响检查。蒸干后残渣加盐酸处理，使重金属转化为氯化物，在水浴上蒸干以赶除多余的盐酸，加水溶解，加入酚酞指示液 1 滴，再逐滴加入氨试液，边加边搅拌，直到溶液刚显微粉红色为止，再加醋酸盐缓冲液(pH 3.5)，使供试液的 pH 值调节至 3.5。

4.7.6　供试品中如含有高铁盐，在弱酸性溶液中会使硫代乙酰胺水解生成的硫化氢进一步氧化析出乳硫，影响检查，加入抗坏血酸可将高铁离子还原为亚铁离子而消除干扰。

4.7.7　如供试品自身为重金属的盐，在检查这类药品中的其他金属时，必须先将供试品本身的金属离子除去，再进行检查。如在枸橼酸铁铵中检查铅盐时，用 Fe^{3+} 在一定浓度的盐酸中形成 $HFeCl_6^{2-}$，用乙醚提取除去，再调节供试液至碱性，用氰化钾试液掩蔽微量的铁后进行检查；右旋糖酐铁注射液中的重金属检查，也是在一定浓度的盐酸中，用乙酸异丁酯提取除去铁盐后进行检查。

4.7.8 药品本身生成的不溶性硫化物影响重金属检查，可加入掩蔽剂以避免干扰。如硫酸锌中的铅盐检查，是在碱性溶液中加入氰化钾试液，或在中性溶液中加入酒石酸，使锌离子或锑离子生成稳定的络合物，再依法检查。

4.7.9 为了消除盐酸或其他试剂可能夹杂的重金属，在配制供试品溶液时，如使用盐酸超过 1 mL（或与盐酸 1 mL 相当的稀盐酸）或使用氨试液超过 2 mL，以及用硫酸或硝酸进行有机破坏，或加入其他试剂进行处理者，除另有规定外，对照溶液应取同样量试液蒸干后依法检查。

4.7.10 在检查时，标准管（甲管）、供试品管（乙管）与监测管（丙管）应平行操作，同时按顺序加入试剂，试剂加入量、操作条件等应一致。

必须记录标准铅贮备液的来源、标准铅溶液的制备方法、检查所采用的方法、供试品取样量、供试液的制备或供试品处理的方法、标准铅溶液取用量等检查中的各操作过程，以及操作过程中使用的特殊试剂，试液名称和用量或对检查结果有影响的试剂用量，实际过程中出现的现象及实验结果等，原始记录表见表 1－J3。

表 1－J3 制药用水中重金属检查原始记录

第　页　共　页

日期：　　　　　温度/℃：　　　　　相对湿度/%：

样品编号		样品名称	
批　　号			
检验依据	□《中国药典》2025 年版四部通则 0821 □其他		
天平型号		天平编号	
检验方法与操作步骤	□第一法：取 25 mL 纳氏比色管_______支，甲管中加标准铅溶液_______mL 与醋酸盐缓冲液（pH 3.5）2 mL，加_______稀释成 25 mL，其余各管中加入供试品溶液（见供试品溶液制备）25 mL，随后在上述各管中分别加入硫代乙酰胺试液各 2 mL，摇匀，放置 2 分钟，同置白纸上，自上向下透视。 □第二法： □a：取炽灼残渣检查项下遗留的残渣，加硝酸 0.5 mL，蒸干，至氧化氮蒸气除尽后，放冷，加盐酸 2 mL，水浴蒸干后加水 15 mL，滴加氨试液至对酚酞指示剂现中性，再加醋酸盐缓冲液（pH 3.5）2 mL，微热溶解后，移置纳氏比色管中，加水稀释成 25 mL；另取配制供试品溶液的试剂，置瓷皿中蒸干后，加醋酸盐缓冲液（pH 3.5）2 mL 与水 15 mL，微热溶解后，移置纳氏比色管中，加标准铅溶液_______mL，再用水稀释成 25 mL；照上述第一法检查。 □b：取供试品适量（见称量数据），缓缓炽灼至完全炭化，放冷，加硫酸_______mL，使恰润湿，用低温加热至硫酸除尽，加硝酸 0.5 mL，蒸干，至氧化氮蒸气除尽后，放冷，再 500～600 ℃炽灼使完全灰化，自“放冷，加盐酸 2 mL”起，同 a 法操作。 □第三法：取本品适量（见称量数据），加氢氧化钠试液 5 mL 与水 20 mL 溶解后，置纳氏比色管中，加硫化钠试液 5 滴，摇匀，与标准铅溶液_______mL 经同样处理后的颜色比较。		

续表

检验方法与操作步骤	
称量数据与供试品溶液制备	
实测结果	□供试品管中所显颜色________于甲管(标准管)。 □其他:
标准规定	□供试品管所显颜色与甲管(标准管)比较,不得更深。 (含重金属不得超过______________) □ 其他:
结　　论	□(均)符合规定　　□(均)不符合规定
检验者: 日　期:	校对者: 日　期:　　　　审核者: 日　期:

七、硝酸盐检查

硝酸盐大量存在于自然界中,主要是由固氮菌固氮形成,或在闪电的高温下空气中的氮气与氧气直接化合成氮氧化物,溶于雨水形成硝酸,再与地面的矿物反应生成。水源的变化和微生物污染都会影响纯化水中硝酸盐的含量。

纯化水中硝酸盐测定的原理是利用二苯胺硫酸溶液与硝酸盐在一定条件下发生的硝基化显色反应,与标准硝酸盐溶液在相同条件下的显色反应比较,以检查纯化水中硝酸盐的限量。

纯化水硝酸盐检查标准操作规程

1. 目的

建立纯化水硝酸盐检查标准操作规程，确保检验人员正确操作。

2. 适用范围

适用于纯化水硝酸盐检查。

3. 职责

检验员负责本操作规程的执行。

4. 内容

4.1 概述

硝酸盐是硝酸衍生的化合物的统称，一般为金属离子或铵根离子与硝酸根离子组成的盐类。

4.2 仪器和用具

试管、1.00 mL 吸量管、10 mL 量筒、恒温水浴锅。

4.3 试剂

4.3.1 10%氯化钾溶液：取氯化钾 10 g，加水使溶解成 100 mL，即得。常温保存。有效期 6 个月。

4.3.2 1%二苯胺硫酸溶液：取二苯胺 0.1 g，加硫酸使溶解成 100 mL，即得。避光冷藏。有效期 2 个月。

4.3.3 硫酸（AR 级）。

4.3.4 标准硝酸盐溶液：取硝酸钾 0.163 g，加纯化水溶解并稀释至 100 mL，摇匀，精密量取 1 mL，加纯化水稀释至 100 mL，再精密量取 10 mL，加纯化水稀释至 100 mL，摇匀，即得（每 1 mL 相当于 1 μg NO_3）。常温保存。有效期 3 个月。

4.3.5 无硝酸盐水（无氨水）：取纯化水 1 000 mL，加稀硫酸 1 mL 与高锰酸钾试液 1 mL，蒸馏（可以采用玻璃蒸馏装置进行制备），即得。常温保存。有效期 3 个月。

4.4 操作方法

取本品 5 mL 置试管中，于冰浴（0 ℃）中冷却，加 10%氯化钾溶液 0.4 mL 与 0.1%二苯胺硫酸溶液 0.1 mL，摇匀，缓缓滴加硫酸 5 mL，摇匀，将试管于 50 ℃水浴中放置 15 分钟，溶液产生的蓝色与标准硝酸盐溶液 0.3 mL 加无硝酸盐的水 4.7 mL，用同一方法处理后的颜色比较，观察结果。

4.5 结果与判定

样品管的颜色不比标准管的颜色更深，则样品硝酸盐的含量≤0.000 006%，判为符合规定；样品管的颜色比标准管的颜色更深，则样品硝酸盐的含量＞0.000 006%，判为不符合规定。

4.6 注意事项

4.6.1 试管干燥。

4.6.2 加完二苯胺后要充分震荡，防止其挂壁过多，也可稍微过量少许。

4.6.3 硫酸要用新开封的，不然长时间放置会吸收空气中的水分影响结果。实验中加入新开封的硫酸之后没有颜色，50 ℃水浴后才出颜色；而用开封很久的硫酸就会立刻出现颜色，而且颜色很深。

4.6.4　加硫酸时试管要在冷水浴中，加入要缓慢，大约是1.5 mL/min，不能太快（快了会使对照和样品的颜色都很深），也不能太慢（不能让试液冷却），要趁热进行水浴加热。

八、亚硝酸盐检查

亚硝酸盐是检验纯化水的重要指标之一，亚硝酸盐超标带来的危害是非常大的。亚硝酸盐被人体吸收后会和血红蛋白中的亚铁离子反应，从而使血红蛋白失去携带氧的能力，出现缺氧中毒、头昏、心悸、恶心、呕吐、口唇发绀、神志不清、抽搐、呼吸急促等症状，还会和人体内的胺结合生成亚硝胺，而后者具有强烈的致癌性。

将亚硝酸盐与对氨基苯磺酰胺的稀盐酸溶液及盐酸萘乙二胺溶液反应产生的粉红色，与一定量标准亚硝酸盐溶液在同样操作条件下生成的颜色比较，检查供试品中亚硝酸盐的限度。

纯化水亚硝酸盐检查标准操作规程

1. 目的

建立纯化水亚硝酸盐检查标准操作规程，确保检验人员正确操作。

2. 适用范围

适用于纯化水亚硝酸盐检查。

3. 职责

检验员负责本操作规程的执行。

4. 内容

4.1　概述

亚硝酸盐，是含有亚硝酸根阴离子（NO_2^-）的盐。最常见的是亚硝酸钠，亚硝酸钠为白色至淡黄色粉末或颗粒状，味微咸，易溶于水。

4.2　仪器和用具

纳氏比色管、1.00 mL吸量管、10 mL量筒、恒温水浴锅。

4.3　试剂

4.3.1　稀盐酸溶液：取盐酸234 mL，加水使稀释至1 000 mL，即得。本液含HCl应为9.5%～10.5%。常温保存。有效期3个月。

4.3.2　对氨基苯磺酰胺的稀盐酸溶液（1→100）：取氨基苯磺酰胺1 g，加稀盐酸溶液使溶解成100 mL，即得。避光冷藏。有效期2个月。

4.3.3　盐酸萘乙二胺溶液（0.1→100）：取盐酸萘乙二胺0.1 g，加水使溶解成100 mL，即得。避光冷藏。有效期2个月。

4.3.4　标准亚硝酸盐溶液：取亚硝酸钠0.750 g（按干燥品计算），加水溶解，稀释至100 mL，摇匀，精密量取1 mL，加水稀释成100 mL，摇匀，再精密量取1 mL，加水稀释成50 mL，摇匀，即得(每 1 mL 相当于 1 μg NO_2)。常温保存。有效期 3 个月。

4.3.5 无亚硝酸盐的水(无氨水)。

4.4 操作方法

取本品 10 mL，置纳氏比色管中，加对氨基苯磺酰胺的稀盐酸溶液(1→100)1 mL 及盐酸萘乙二胺溶液(0.1→100)1 mL，产生的粉红色，与标准亚硝酸盐溶液 0.2 mL 加无亚硝酸盐的水 9.8 mL，用同一方法处理后的颜色比较，观察结果。

4.5 结果与判定

样品管的颜色不比标准管的颜色更深，则样品亚硝酸盐的含量≤0.000 002%，判为符合规定；样品管的颜色比标准管的颜色更深，则样品亚硝酸盐的含量>0.000 002%，判为不符合规定。

九、氨检查

自来水在消毒、净化过程中使用了含氨的化学品，所以纯化水可能含有一定数量的氨。虽然这个含量对人体是无害的，但是可能会影响药物的稳定性，也会干扰药品质量检测的结果，故《中国药典》2025 年版依然保留了氨项目的检查。

纯化水氨检查标准操作规程

1. 目的

建立纯化水氨检查标准操作规程，确保检验人员正确操作。

2. 适用范围

适用于纯化水氨检查。

3. 职责

检验员负责本操作规程的执行。

4. 内容

4.1 原理

利用碱性碘化汞钾试液与氨的显色反应，与氯化铵溶液在相同条件下制成的对照液比较，以检查本品中氨的限度。

4.2 仪器和用具

4.2.1 纳氏比色管(50 mL)：应选择外表面无划痕，色泽一致，无瑕疵，管的内径和刻度线的高度均匀一致的质量好的玻璃比色管进行实验。

4.2.2 吸量管(2.00 mL)。

4.2.3 量筒(10 mL)。

4.3 试药与试剂

4.3.1 标准氯化铵溶液：称取氯化铵 29.7 mg，置 1 000 mL 容量瓶中，加无氨蒸馏水适量使溶解并稀释至刻度，摇匀，即得(每 1 mL 相当于 10 μL 的 NH_4)。

4.3.2 无氨水：取纯化水 1 000 mL，加稀硫酸 1 mL 与高锰酸钾试液 1 mL，蒸馏，即得。

[检查]取本品 50 mL,加碱性碘化汞钾试液 1 mL,不得显色。

4.3.3 碱性碘化汞钾试液:取碘化钾 10 g,加水 10 mL 溶解后缓缓加入二氯化汞的饱和水溶液,随加随搅拌,至生成的红色沉淀不再溶解,加氢氧化钾 30 g ,溶解后再加二氯化汞的饱和水溶液 1 mL 或 1 mL 以上,并用适量的水稀释使成 200 mL,静置,使沉淀,即得。用时倾取上层的澄明液应用。

[检查]取碱性碘化汞钾试液 2 mL,加入于标准氯化铵溶液 5 mL 与无氨蒸馏水 45 mL 的混合溶液中,应即时显黄棕色。

4.4 操作方法

取本品 50 mL,加碱性碘化汞钾试液 2 mL,放置 15 分钟;如显色,与氯化铵溶液 1.5 mL 加无氨水 48 mL 及碱性碘化汞钾试液 2 mL 制成的对照液比较,置白色背景上,自上而下观察,比较颜色。

4.5 结果与判定

供试管所显颜色不深于对照管时,判为符合规定;供试管所显颜色深于对照管时,则判为不符合规定。

4.6 注意事项

4.6.1 在整个实验中,一定要使用无氨蒸馏水。

4.6.2 所用器具应事先用无氨蒸馏水冲洗。

4.6.3 实验过程中应注意空气中氨气的干扰。

4.6.4 若碱性碘化汞钾试液放置时间过长,使用前应进行检查。

十、微生物监测检查

纯化水的微生物限度检查使用微生物计数法。微生物计数法系用于能在有氧条件下生长的嗜温细菌和真菌的计数,用于检查非无菌制剂及原、辅料是否符合相应的微生物限度标准,不适合活菌制剂的检查。

微生物计数包括需氧菌总数(TAMC)以及霉菌和酵母菌总数(TYMC)计数,计数方法包括平皿法、薄膜过滤法和最可能数法(MPN)。微生物计数法测定结果只反映在规定条件下所生长的需氧菌、霉菌和酵母菌的菌落数,不包括对营养、氧气、温度、pH 值和其他因素有特殊要求的细菌、霉菌和酵母菌。

纯化水微生物监测检查标准操作规程

1. 目的

建立纯化水微生物监测检查标准操作规程,确保检验人员正确操作。

2. 适用范围

适用于纯化水的微生物监测检查。

3. 职责

微生物监测检查人员负责本操作规程的执行。

4. 内容

4.1 试验条件

4.1.1 环境检验:环境通常不低于生产关键区环境的要求。一般情况下,微生物计数检查应在不低于D级[①]背景下的B级单向流空气区域内进行。检查全过程必须严格遵守无菌操作,防止再污染,防止污染的措施不得影响供试品中微生物的检出。单向流空气区域以及背景环境等均应按照《中国药典》2025年版四部通则9205药品洁净实验室微生物监测和控制指导原则进行监测。

4.1.2 仪器:培养箱(30~35℃、20~25℃)、高压蒸汽灭菌器、生物安全柜、电子天平、振荡器、恒温水浴锅、电热干燥箱、菌落计数器、匀浆仪、拍击器、集菌仪、pH计等。

4.1.3 器具:培养皿、具塞试管、玻璃瓶、移液管、玻璃棒、锥形瓶、量筒、接种环、移液枪等。玻璃器皿和具塞或盖子的容器在使用前应洗涤干净,无残留抗菌物质,即处于无菌状态。

4.2 操作方法

4.2.1 打开微生物限度室洁净空调系统通风20~30分钟。

4.2.2 将待检纯化水及检验要用的相关器具包括培养基、无菌滤器、无菌培养皿等准备好,经培养室传递窗传入微生物限度室,传递窗传物品前后各照15分钟紫外灯。

4.2.3 专职检验员进入微生物限度室后换鞋、脱实验服,进入一更进行手清洗,进入二更戴上口罩、头套,穿万级洁净工作服、工作鞋,手消毒后戴无菌手套。口罩要将下巴、口、鼻罩在内部,手套将袖口扎紧,腕部不能裸露。

4.2.4 更衣完成后进入微生物限度室,取出传递窗中的物品。打开超净台电源及紫外灯杀菌不少于30分钟,关闭紫外灯,75%乙醇擦拭超净工作台台面,打开超净工作台通风,将待检物品及用具放置在超净工作台中。

4.2.5 制备R2A琼脂培养基,待冷却至手背碰触有灼热感但可握住时倒入无菌平皿。

4.2.6 选用直径5 cm的滤器,选用直径5 cm、孔径不大于0.45 μm的滤膜,将微生物限度仪电源插好,将无菌过滤装置拧在对应口上,用皮管将微生物限度仪与抽滤瓶相连,确保不漏气。

4.2.7 打开微生物限度仪电源开关,打开滤杯上盖,加入75%的乙醇100 mL,转动仪器前部的螺栓至水平,并按启动键,开始抽滤润洗整个管路,持续3分钟后用无菌生理盐水洗涤3次。之后取100 mL待检纯化水加入滤杯并抽滤。

4.2.8 操作完成后,将镊子在酒精灯上灼烧,拧下滤器,用取膜器顶起不锈钢滤板,取出滤膜贴在准备好的培养基中央,并标记好,倒置放置。

4.2.9 如需再次使用微生物限度仪,用镊子夹取不锈钢滤板放在乙醇中浸泡,并在酒精灯上灼烧片刻,放回滤器中央并用镊子夹取无菌滤膜放在不锈钢滤板上,放上硅胶圈拧紧滤杯,将滤器拧在微生物限度仪对应的孔上,重复抽滤并取出滤膜培养,每组待检水样做两组平行。

① 洁净度级别参见《中国药典》(2025年版)"9205药品洁净实验室微生物监测和控制指导原则"。

4.2.10　实验完成后，将用于培养的平板(包括贴有滤膜的平板和空白对照)以及检完的水样、用完的滤器等经传递窗传出。75%乙醇擦拭超净工作台，打开超净工作台紫外灯杀菌不少于 30 分钟，关闭电源。

4.2.11　走出微生物监测室，在缓冲间依次摘掉手套、换下实验服，摘掉口罩和头套，换鞋后出微生物限度室。

4.2.12　进入培养室，取出传递窗中的物品，将要培养的平皿倒置放置于培养箱中进行培养。30～35 ℃培养不少于 5 天，统计菌落数并填写《纯化水检验报告书》。

4.3　结果与判定

以 1 mL 供试品的菌落数报告菌数。供试品细菌数每 1 mL 不得超过 100 cfu；霉菌与酵母菌总数每 1 mL 不得超过 100 cfu。阴性对照不得有菌落生长。

任务三　撰写纯化水检验报告书

纯化水检验报告书见表 1－7。

表 1－7　纯化水检验报告书

制备日期：	取样地点：	
取样日期：	检验日期：	
检验依据：	报告日期：	
检验项目	标准规定	检验结果
[性状]	应为无色的澄清液体；无臭	
[检查]		
(1) 总有机碳/易氧化物	不得过 0.50 mg/L /应呈正反应	
(2) 电导率	不得大于限度值	
(3) 酸碱度	应呈正反应	
(4) 重金属	供试液与标准液用同一方法处理后的颜色比较，应不得更深(0.000 01%)	
(5) 硝酸盐	供试液与标准硝酸盐溶液用同一方法处理后的颜色作比较，应不得更深(0.000 006%)	
(6) 亚硝酸盐	供试液与标准亚硝酸盐溶液用同一方法处理后的颜色作比较，应不得更深(0.000 002%)	
(7) 氨	供试液与对照液比较，应不得更深(0.000 03%)	
(8) 微生物限度	细菌≤100 个/mL； 霉菌≤100 个/mL	
结论：		

检验人：　　　　　　　　　　复核人：　　　　　　　　　　负责人：

任务四 项目总结与评价

一、画出本项目的流程

二、项目评价标准

纯化水的质量检验考核表见表 1－8。

表 1－8 纯化水的质量检验考核表

班级： 学号： 姓名：

指标属性及配分	序号	评价指标要素	评价依据	分值	考评记录		
					学生自评	小组互评	教师评价
预习 10 分	1	阅读项目相关材料		5			
	2	积极参加讨论，完成小组任务		5			
准备 20 分	3	实验室安全	遵守实验室安全规则制度	3			
	4	文件准备	准备项目的标准操作规程和原始记录	5			
	5	试剂准备	正确选择试药、试剂	3			
	6	试液配制	按照规定正确、规范地配制试液	5			
	7	仪器准备	保证仪器选择正确，能正常使用	4			

续表

指标属性及配分	序号	评价指标要素	评价依据	分值	考评记录		
					学生自评	小组互评	教师评价
专业能力50分	8	方案准备	完成任务前认真预习	3			
	9	标准解读	标准解读正确、规范	5			
	10	仪器洗涤	仪器的洗涤方法正确	2			
	11	称量操作	药品的称量操作符合要求、规范	3			
	12	药品的溶解	符合要求、规范	2			
	13	样品配制	样品和流动性配制处理得当	5			
	14	实验操作	符合要求、规范	20			
	15	资料规范填写	原始记录、仪器使用记录及时、规范填写	5			
	16	结果判定	结果的比较方法、结论正确	2			
	17	检验报告单	检验报告单填写规范	3			
职业素养15分	18	实验防护	实验过程中通风橱、护目镜及防护手套使用及时、规范	3			
	19	标识记录	操作过程中及时做好各种标识，防止混淆	2			
	20	职业习惯	操作过程系统条理，质量意识、环保意识、无菌意识强	5			
	21	实验整理与清洁	操作过程中台面整洁，仪器等洗刷干净并及时归位，废液与废纸的处理符合规范	3			
	22	诚实可信	实验测定中无作弊等行为	2			
劳动意识5分	23	检验完毕后，自主清理实验台，打扫实验室卫生		4			
	24	操作中爱护仪器、沉着细心		1			
考评小计				100			

三、项目考核

（一）单项选择题

1. 药物杂质限量检查的结果是 1.0 ppm，表示（　　）。

A. 药物中杂质的重量是 1.0 μg

B. 在检查中用了 1.0 g 供试品，检出了 1.0 μg

C. 在检查中用了 2.0 g 供试品，检出了 2.0 μg

D. 药物所含杂质的重量是药物本身重量的百万分之一

2. 药物中的重金属是指(　　)。

A. Pb^{2+}

B. 影响药物安全性和稳定性的金属离子

C. 原子量大的金属离子

D. 在规定条件下与硫代乙酰胺或硫化钠作用显色的金属杂质

3. 重金属检查中,加入硫代乙酰胺时溶液控制最佳的 pH 值是(　　)。

A. 1.5　　B. 3.5　　C. 7.5　　D. 11.5

4. 在碱性条件下检查重金属,所用的显色剂是(　　)。

A. H_2S　　B. Na_2S　　C. $AgNO_3$　　D. 硫氰酸铵

5.《中国药典》2025 年版中重金属的检查法一共收载有(　　)。

A. 一法　　B. 二法　　C. 三法　　D. 四法

6. 恒重是指连续两次干燥或炽灼残渣的重量差异在(　　)以下。

A. 0.2 mg　　B. 0.3 mg　　C. 0.4 mg　　D. 0.5 mg

7. 电导率的单位是(　　)。

A. Ω/m　　B. S/m　　C. V/m　　D. H/m

8. 纯化水的电导率很低,露天存放一段时间后其电导率会(　　)。

A. 降低　　B. 不变　　C. 升高　　D. 无法判断

9. 电导率仪的核心部件是(　　)。

A. 电极　　B. 显示器　　C. 支架　　D. 底座

10. 注射用水与纯化水的质量检查相比较,增加的检查项目是(　　)。

A. 亚硝酸盐　　B. 氨

C. 微生物限度　　D. 细菌内毒素

11. 酸碱度检查所用的水是(　　)。

A. 自来水　　B. 新沸并放冷至室温的水

C. 新制备的纯化水　　D. 新沸后的热水

12. 试验用水,除另有规定外,均系指(　　)。

A. 饮用水　　B. 纯化水

C. 注射用水　　D. 灭菌注射用水

13. 药品质量标准中,收载外观、臭、味等内容的项目是(　　)。

A. 性状　　B. 鉴别　　C. 检查　　D. 含量测定

14. 薄膜过滤法中每片薄膜上的菌落数应不超过(　　)。

A. 400 cfu　　B. 300 cfu

C. 200 cfu　　D. 100 cfu

15.《中国药典》2025 年版规定,纯化水的电导率测定应采用在线或离线仪器。下列操作要求正确的是(　　)。

A. 直接读取常温下测得的电导率值,无须温度补偿

B. 若离线测定,需将样品温度恒定在 20 ℃±1 ℃后检测

C. 必须开启温度补偿功能,将读数换算为 25 ℃的电导率值

D. 使用普通铂电极,无须校准电极

16. 控制药物纯度的要求是(　　)。

A. 存在的杂质对人体健康无害

B. 药物中绝对不允许有害杂质存在

C. 比化学试剂纯度要求高

D. 药物中允许有少量的杂质存在,但不能超过限量

17. 常用相对标准差(RSD)来表示(　　)。

A. 纯度　　B. 准确度　　C. 相对误差　　D. 精密度

18. 总有机碳的英文缩写为(　　)。

A. TOC　　B. TC　　C. IC　　D. OC

19. 测定总有机碳的基本原理为将水溶液中的总有机碳氧化成(　　)。

A. 一氧化碳　　B. 二氧化碳　　C. 二氧化三碳　　D. 四氧化碳

20. 注射用水的质量要求不包括(　　)。

A. 热原检查　　B. 不挥发物检查

C. 刺激性检查　　D. 硝酸盐检查

(二) 判断题

1. 电导率是电阻的倒数。(　　)

2. 溶液电导率越大,其导电性能越强。(　　)

3. 电导率仪的校准需要用标准溶液进行,可以得到当前的电极常数。(　　)

4. 电导率的测试流程和设备结构与 pH 计类似,所以电导率测试的原理也是电位分析法。(　　)

5. 注射用水为纯化水经蒸馏所得的水。(　　)

6. 纯化水的电导率≥5.1 μS/cm(25 ℃)。(　　)

7. 微生物限度检测时,采用薄膜过滤法处理后,依法检查细菌、霉菌和酵母菌总数每 1 mL 不得超过 100 个。(　　)

8. 纯化水的性状应为无色液体,无臭,无味。(　　)

9. 纯化水是指经蒸馏法、离子交换法、反渗透法或其他适宜方法制备的供药用的水,不含任何附加剂。(　　)

10. 注射用水与纯化水的质量检查相比较,增加的检查项目是细菌内毒素。(　　)

(三) 简答题

1. 进行比色分析时,为什么有时要求显色后放置一段时间再比,而有些分析却要求在规定的时间内完成比色?

2. 什么是缓冲溶液?重金属检查需要什么缓冲溶液?如何配制?

3. 如何将溶液转移到容量瓶中?请叙述转移、稀释、摇匀中的操作要点。

项目二 可压性蔗糖的质量检验

项目目标

1. 能够查阅《中国药典》及辅料检验相关标准，独立设计可压性蔗糖的性状、鉴别、检查等关键质量指标的检验流程，规范记录实验方案，强化药用辅料质量控制的法规意识。

2. 能按照标准操作规程完成可压性蔗糖的取样、粉碎及前处理，熟练运用分析天平、干燥箱等设备完成干燥失重、炽灼残渣等理化检测，培养精准操作与实验数据复核的职业习惯。

3. 能结合检验数据判定可压性蔗糖质量等级，撰写符合《药品生产质量管理规范》(GMP)的检验报告，同步完成仪器清洁维护与危化品合规处置，形成全过程质量管理的责任观念。

项目概述

药品由原料药、药用辅料和药包材等组成。在药物制剂研发过程中，原料药是“主角”，发挥药效，起主要治疗作用；药用辅料、药包材是“配角”，其中药用辅料是保证药物制剂生产、发展和应用的重要物质基础，在制剂成型和生产过程中起着关键作用。

药用辅料系指生产药品和调配处方时使用的赋形剂和附加剂，是除活性成分或前体以外，在安全性方面已进行合理的评估，并一般包含在药物制剂中的物质。在作为非活性物质时，药用辅料除了赋形、充当载体、提高稳定性外，还具有增溶、助溶、调节释放等重要功能，是可能会影响到制剂的质量、安全性和有效性的重要成分。因此，应关注药用辅料本身的安全性和药物-辅料相互作用及其安全性。

药用辅料是药物制剂的物质基础和重要组成部分，是生产药品和调配制剂处方时添加的赋形剂或附加剂，没有药用辅料就没有药物制剂。药用辅料质量的优劣，所选用辅料配方的合理性和科学性等直接影响制剂的质量。因此，辅料的选择及生产工艺过程在很大程度上决定了药物制剂的质量及疗效的发挥。

药用辅料对制剂的关键质量指标具有极其重要的作用，优良的药用辅料不仅可以增强活性成分的稳定性、延长药品的有效期，而且可以更好地调控活性成分在体内外的溶出或释放行为。药用辅料的质量直接影响着药品的质量、安全性和有效性。因此，应重视和加强药用辅料质量控制的管理，在质量控制和药用辅料与药品相容性试验相关研究的基础上，确保药品的临床使用安全。原料药和药用辅料的应用现状对比见表 2-1。

表 2-1 原料药与药用辅料应用现状

原料药	药用辅料
只能在药厂生产	可在不同的工厂如化工厂、食品添加剂厂、药厂等生产
价值高，体积小	价值低，体积大

续表

原料药	药用辅料
很系统的法规	较少的法规
必须按照 GMP 生产	按 ISO 质量管理系统生产
批生产	连续和大批量生产
大多数是单分子，构效关系明确	大多数是复杂的混合物
用纯度控制安全性，通常检查杂质和有关物质	通过控制某些“必须但少量的物质”来保证功能，通过控制杂质来保证安全性
技术要求较全面	技术要求较少

药用辅料质量的有效监管和控制离不开统一、完善的药用辅料国家标准体系。药用辅料标准根据起草颁布的单位、用途、法定地位的不同，主要可以分为国家药用辅料标准、地方药用辅料标准、药用辅料行业标准、药用辅料企业标准等，国家法定药用辅料标准主要由《中国药典》、局(部)颁标准、注册标准组成。《中国药典》是我国药用辅料研发、生产、使用应遵循的规范，是我国药用辅料行业标准化发展的重要技术标准。自 1953 年，第一版《中国药典》编撰发行，经过 60 余年的发展，到 2015 年版《中国药典》药用辅料才与通则独立成一卷。

药用辅料的质量标准应建立在确定的生产工艺、生产条件及原材料的来源等基础上。上述任何影响因素发生变化，均应重新确认药用辅料标准的适用性。药用辅料标准的主要内容包括药用辅料质量的指标、检验方法及生产工艺等技术要求。

现在部门收到请验单(表 2－2)，请求对本企业辅料供应商的产品可压性蔗糖进行检验，请按照标准要求完成可压性蔗糖的质量检验。

表 2－2　原辅料、包材请验单

<table>
<tr><td colspan="2">样品名称：可压性蔗糖</td><td>请验部门：物料部</td></tr>
<tr><td colspan="2">包装规格：500 g/包</td><td>请验人：××××</td></tr>
<tr><td>批号：20230206</td><td>数量：10</td><td>请验日期：　　年　月　日</td></tr>
<tr><td colspan="2">厂家来源：×××药业</td><td rowspan="2">接单人：
年　月　日</td></tr>
<tr><td colspan="2">请验项目：全检</td></tr>
<tr><td colspan="3">备注：</td></tr>
</table>

第一联：请验部门备查
第二联：质量部门存档

项目资料

资料一：可压性蔗糖介绍

可压性蔗糖介绍见表 2－3。

表 2-3 可压性蔗糖介绍

<table>
<tr><td>中文名称</td><td>可压性蔗糖</td></tr>
<tr><td>英文名称</td><td>sugar, compressible</td></tr>
<tr><td>中文别名</td><td>可压糖</td></tr>
<tr><td>英文别名</td><td>direct compacting sucrose</td></tr>
<tr><td>分 子 式</td><td>含有 95.0%～98.0%蔗糖($C_{12}H_{22}O_{11}$)，还可含有淀粉、麦芽糊精、转化糖及适当的助流剂</td></tr>
<tr><td>分　　类</td><td>甜味剂;片剂与胶囊剂的稀释剂</td></tr>
<tr><td>一般性质</td><td>松密度:0.492 g/cm^3;
轻敲密度:0.6 g/cm^3;
含水量:0.57%;
粒度分布:商品 Di-Pac,3%不能通过 40 目(425 μm)筛,至少 75%能通过 100 目(150 μm)筛,最多 5%能通过 200 目(75 um)筛;
溶解度:蔗糖溶于水;
比表面积:0.13～0.14 m^2/g</td></tr>
<tr><td>用　　途</td><td>可压性蔗糖主要用于咀嚼片的直接压片,其中含水量的微小变化会影响片剂成形的性质

可压性蔗糖的用途
<table>
<tr><th>用途</th><th>用量/%</th></tr>
<tr><td>片剂处方中干黏合剂</td><td>5～20</td></tr>
<tr><td>咀嚼片填充剂</td><td>20～60</td></tr>
<tr><td>剪辑填充剂</td><td>20～60</td></tr>
<tr><td>咀嚼片中甜味剂</td><td>10～50</td></tr>
</table>
</td></tr>
<tr><td>储存条件</td><td>可压性蔗糖在室温、低湿度储存条件下稳定。应保存于密闭容器中,置阴凉、干燥处</td></tr>
<tr><td>禁　　忌</td><td>本品不能与稀酸共存,否则引起水解成为转化糖;与碱土金属氢氧化物反应能形成(蔗)糖合物</td></tr>
<tr><td>来源与制备</td><td>本品通过蔗糖与其他辅料如麦芽糊精共结晶制得,也可用干法制粒工艺制得</td></tr>
<tr><td>安 全 性</td><td>可压性蔗糖无毒、无刺激性</td></tr>
</table>

资料二:《中国药典》药用辅料标准的历史沿革

我国上市药品所执行的药用辅料标准比较多元化,既包括《中国药典》和国外药典,也包括局(部)颁标准、药品注册标准、地方标准等,还有正在执行的化工标准、食品级产品标准及企业内控标准等。《中国药典》中收载药用辅料品种正文的形式可大体分为三个阶段。

第一阶段:从第一版《中国药典》(1953 年版)开始,就收载了蒸馏水、盐酸、醋酸、硝酸、硫酸、浓氨溶液、蔗糖、淀粉、硬脂酸等药用辅料标准,这既体现了药用辅料标准对于药品质量控制的重要性,也充分说明了《中国药典》对于药用辅料高度关注由来已久。从第二版(1963 年版)起,《中国药典》分为一部和二部两部,药用辅料标准被纳入二部药典,与其他品

种混合编排，此种方式一直延续到2005年版。

第二阶段：从2005年版《中国药典》开始，药用辅料改为在二部中单独列出，称为“正文品种第二部分”，更便于检索查阅；该版药典共收载73个药用辅料标准。2010年版《中国药典》新增62个药用辅料标准，该版还首次收载了药用辅料的通则，扩充了药用辅料的药典标准体系。

第三阶段：自2015年版《中国药典》起，药用辅料标准与通则合并单独形成了《中国药典》第四部，新增138个药用辅料标准，并首次收载了9601“药用辅料功能性指标研究指导原则”，强化了药用辅料功能性相关指标在标准体系中的地位。2020年版《中国药典》继续扩大药用辅料品种标准的收载，新增65个，修订212个；新增药用辅料指导原则2个，修订药用辅料通则和指导原则各1个。2025年版《中国药典》对药用辅料标准进行了系统性修订，新增52个品种标准，总数已达387个，修订245个标准，全面覆盖功能性、安全性、环保性及国际协调性四大维度。此次修订不仅提升了标准的科学性和可操作性，更标志着我国药用辅料标准迈入国际先进行列。

资料三：药用辅料质量标准的组成

在制定药用辅料质量标准时既要考虑药用辅料自身的安全性，也要考虑影响制剂生产、质量、安全性和有效性的性质。药用辅料质量标准的内容主要包括两部分：

(1) 与生产工艺及安全性有关的常规试验，如性状、鉴别、检查、含量测定等项目；

(2) 影响制剂性能的功能性试验，如黏度等。

根据不同的生产工艺及用途，药用辅料的残留溶剂、微生物限度或无菌情况应符合要求；注射用药用辅料的热原或细菌内毒素、无菌情况等应符合要求。

任务一 研读标准——《中国药典》2025年版

逐字阅读质量标准，根据凡例和通则准确理解突出显示文字的正确含义或试剂配制方法。

可压性蔗糖

Keyaxing Zhetang

Compressible Sugar

本品系由蔗糖与其他辅料，如麦芽糊精共结晶制得；也可用干法制粒工艺制得。按干燥品计算，含蔗糖($C_{12}H_{22}O_{11}$)应为95.0%～98.0%。

本品可含有淀粉、麦芽糊精、转化糖以及适当的助流剂。

【性状】 本品为白色或类白色结晶性粉末或微小颗粒。

本品在水中极易溶解。

【鉴别】 (1)在含量测定项下，非转化溶液的比旋度不小于+62.6°，酸转化溶液为左旋。

(2) 本品红外光吸收图谱应与对照品的图谱一致(通则0402)。

【检查】 **氯化物** 取本品0.20 g，加水溶解使成25 mL，依法检查(通则0801)，与标准氯化钠溶液2.5 mL制成的对照液比较，不得更浓(0.012 5%)。

硫酸盐 取本品1.0 g，依法检查(通则0802)，与标准硫酸钾溶液1.0 mL制成的对照液比较，不得更浓(0.01%)。

干燥失重 取本品，在105℃干燥4小时，减失重量不得过1.0%（通则0831）。

炽灼残渣 取本品，依法检查（通则0841），遗留残渣不得过0.1%。

钙盐 取本品1.0 g，加水5 mL溶解，加草酸铵试液1 mL，1分钟内溶液应保持澄清。

重金属 取本品4.0 g，加水20 mL溶解，加0.1 mol/L盐酸溶液1 mL与水适量使成25 mL，依法检查（通则0821第一法），含重金属不得过百万分之五。

【含量测定】 取在105℃干燥4小时的本品约26 g，精密称定，置100 mL量瓶中，加饱和醋酸铅溶液0.3 mL和水90 mL，振摇使溶解，用水稀释至刻度，摇匀，用滤板上平铺硅藻土8 g的布氏漏斗，减压抽滤，弃去初滤液20 mL，精密量取续滤液25 mL两份，分别置两个50 mL量瓶中，取其中一瓶，缓缓加入盐酸溶液（1→2）6 mL，充分摇匀，再加水10 mL，摇匀后置60℃水浴，持续振摇3分钟，并继续加热7分钟，立即冷却至20℃，用水稀释至刻度，混匀；将另一瓶冷却至20℃，用水稀释至刻度，摇匀。将两个量瓶于20℃保持30分钟后，依法测定比旋度（通则0621），按式（2-1）计算：

$$蔗糖含量=\frac{\alpha_o-\alpha_i}{88.3}\times100\% \qquad (2-1)$$

式中，α_o和α_i分别为非转化和酸转化溶液的比旋度。

【类别】 稀释剂和甜味剂。

【贮藏】 密封保存。

任务二 完成可压性蔗糖的性状和鉴别检验

性状项下分别记述药用辅料的外观、一般稳定情况、溶解特性、物理常数（相对密度、馏程、熔点、凝点、比旋度、折光率、黏度、吸收系数、酸值、羟值、碘值、过氧化值、皂化值）等。

鉴别试验是指用理化或其他方法来反映已知药用辅料的某些物理、化学性质或其他特征，不完全代表对该辅料化学结构的确证，亦不是对未知物进行定性分析，因此只要求专属性强，灵敏度高，操作简便、快速等。常用方法有：化学鉴别反应，如呈色、沉淀、常见盐基或酸根的一般鉴别试验等；色谱法，如薄层色谱法（TLC）、高效液相色谱法（HPLC）、气相色谱法（GC）和电泳法等；光谱法，如紫外-可见分光光度法（UV-Vis）、红外分光光度法（IR）、X射线衍射法；此外，还有显微鉴别等。任务准备清单见表2-4。

表2-4 任务准备清单

<table>
<tr><td rowspan="4">检验资料</td><td colspan="2">名称</td><td>项目名称</td><td>准备情况</td></tr>
<tr><td colspan="2">药品质量标准</td><td></td><td>□齐全/□缺少</td></tr>
<tr><td colspan="2">标准操作规程</td><td></td><td>□齐全/□缺少</td></tr>
<tr><td colspan="2">检验原始记录</td><td></td><td>□齐全/□缺少</td></tr>
<tr><td rowspan="5">药品试剂
及耗材</td><td>名称</td><td>总耗量</td><td>领取人</td><td>剩余试剂量</td></tr>
<tr><td></td><td></td><td></td><td></td></tr>
<tr><td></td><td></td><td></td><td></td></tr>
<tr><td></td><td></td><td></td><td></td></tr>
<tr><td></td><td></td><td></td><td></td></tr>
</table>

续表

实验仪器	名称	型号	数量	准备情况
试液配制	试液	配制方法		配制人

一、性状

（一）外观性状

在外观性状中对于“色”的描述，一般直接描述药用辅料颜色，如“本品为白色疏松的粉末”。为避免因过渡颜色缺失而导致结果误判，如果两个色阶相邻可用“或”来描述，如“白色或类白色”。如果色阶之间相隔两个或以上颜色，应采用“至”来描述，如“白色至微黄色”。有色药用辅料应根据其应有的色泽加以叙述，如有其他外观特性，也可写在色泽之后，如“本品为白色、类白色或淡黄色粉末或颗粒；或为半透明的长条状物或片状物；在水中溶胀”。

外观性状检查标准操作规程

1. 目的

建立外观性状检查标准操作规程，保证正确操作。

2. 适用范围

适用于外观性状检查标准操作规程。

3. 职责

检验员负责本操作规程的执行。

4. 内容

4.1 概述

药物的性状系指药物在一定的条件下表现出来的物理特性，主要指药物的外观形态、表面特征及气味、溶解性能、熔点、吸收度等。外观性状系指药物在一定条件下表现出的外在特性，如形态、色泽、气味等。

4.2 仪器与用具

白纸（固体检查）、试管（液体检查）、载玻片、显微镜、研钵、剪刀、刀片。

4.3 操作方法

4.3.1 原料药:取固体样品适量,置于白纸上;取液体样品适量,置于试管中,需要检查结晶的样品是否置于载玻片上。肉眼观察、闻气味,显微镜下观察,判断是否与质量标准描述一致。

4.3.2 中药材:取检品适量,先观察其完整的形状,然后依次观察表面特性、色泽,闻其气味,最后再观察其断面的特性、色泽、纹理及气味等。

4.3.3 辅料:取检品适量,铺于白纸上,观察表面特征(结晶)、色泽、气味、挥发性及引湿性,结晶还应研细观察。

4.3.4 待包装产品和成品:取检品适量,置于白纸上,观察表面特性、色泽、气味等。

4.4 注意事项

4.4.1 除中药材外,不得用手直接接触药物。

4.4.2 白纸必须洁净干燥。

4.4.3 中药材必须观察横、纵切面时,应按有关规定做成切片。

(二)溶解度

溶解度在一定程度上反映了辅料的纯度,会因结晶溶剂的不同导致结果的差异性,一般不做硬性规定,酌情处理。一般采用《中国药典》凡例中分等级的方式(极易溶解、易溶、溶解、略溶、微溶、极微溶解、几乎不溶或不溶)。溶剂选择上,应尽量采用与药品溶解特性密切相关以及与精制、质量测定、制剂处方、工艺有关的溶剂,避免使用昂贵或不常用的溶剂。供试品在酸性或碱性溶液中的溶解度放在最后,所用酸性或碱性溶液要注明浓度。操作时,样品一定要研细。需进行此项检查时,应详细记录供试品的称量、溶剂及其用量、温度和溶解时的情况等,可参考原始记录表 2-J1。

溶解度检查法标准操作规程

1. 目的

建立溶解度检查法标准操作规程,确保检验人员正确操作。

2. 适用范围

适用于溶解度检查法的测定。

3. 职责

检验员负责本操作规程的执行。

4. 内容

4.1 概述

本法用于测定药物的溶解度。溶解度是药品的一种物理性质。各正文品种项下选用的部分溶剂及其在该溶剂中的溶解性能,可供精制或制备溶液时参考。

4.2 仪器和用具

具塞三角瓶、水浴锅、分析天平、研钵。

4.3 试液与试药

纯化水。

4.4 操作方法

取供试品适量，用研钵按同一方向研细，用分析天平称取研成细粉的供试品或量取液体供试品，精密称定质量并记录，加入具塞三角瓶中，用量筒加入在水浴锅中平衡至25±2℃的一定量的溶剂，并做好标记。每隔5分钟强力振摇30秒钟，观察30分钟内的溶解情况，看不见溶质颗粒或液滴时，即视为完全溶解。

4.5 结果判断

根据供试品完全溶解所需要的溶剂的体积，与"溶解度检查"概念项下不同溶解级别所需要的溶剂的体积进行比较，判断供试品的溶解情况。

4.6 溶解级别

4.6.1 极易溶解系指1 g(mL)能在不到1 mL溶剂中溶解。

4.6.2 易溶系指1 g(mL)能在1～<10 mL溶剂中溶解。

4.6.3 溶解系指1 g(mL)能在10～<30 mL溶剂中溶解。

4.6.4 略溶系指1 g(mL)能在30～<100 mL溶剂中溶解。

4.6.5 微溶系指1 g(mL)能在100～<1 000 mL溶剂中溶解。

4.6.6 极微溶解系指1 g(mL)能在1 000～<10 000 mL溶剂中溶解。

4.6.7 几乎不溶或不溶系指1 g(mL)在10 000 mL溶剂中不能完全溶解。

表2-J1 溶解度测定原始记录

第 页 共 页

日期： 温度/℃： 相对湿度/%：

样品编号		样品名称	
批　　号			
检验依据	□《中国药典》2025年版四部通则9023 □其他		
天平型号		天平编号	
试验方法			

续表

<table>
<tr><td rowspan="2">实测结果</td><td>溶剂名称</td><td>样品量/g(mL)</td><td>溶剂量/mL</td><td>溶解情况</td><td>溶解度</td></tr>
<tr><td></td><td></td><td></td><td></td><td></td></tr>
<tr><td>结　　论</td><td colspan="5">□(均)符合规定　　□(均)不符合规定</td></tr>
<tr><td colspan="2">检验者：
日　期：</td><td colspan="2">校对者：
日　期：</td><td colspan="2">审核者：
日　期：</td></tr>
</table>

二、红外光谱鉴别法

习惯上按红外光波长的不同，把红外光谱分为 3 个区域，即近红外区（12 800～4 000 cm^{-1}，0.78～2.5 μm）、中红外区（4 000～400 cm^{-1}，2.5～25 μm）和远红外区（400～10 cm^{-1}，25～1 000μm）。其中，中红外区是药品检测中最常用的区域。

当用红外光去照射样品时，此辐射不足以引起分子中电子能级的跃迁，但可以引起分子的振动和转动运动，从而导致对特定频率红外辐射的吸收，形成特征性很强的红外吸收光谱。在红外光谱区实际测得的图谱是分子的振动与转动运动的加和表现，因此红外光谱亦称为振转光谱。化合物的每个官能团都有几种振动形式，能够在中红外区产生相应的吸收峰，得到的光谱复杂、特征性强。除极个别化合物外，每个化合物都有其特征红外光谱，因而红外光谱是定性鉴别的有力手段。

用红外光谱鉴别时，《中国药典》采用标准图谱对照法，即按照药典指定的条件绘制供试品的红外光谱，然后与《药品红外光谱集》中的相应标准图谱进行对比，如果峰位、峰形及相对强度都一致，表示该项检查符合规定。无法采用对照光谱时，也可采用对照品和供试品同法制样、同法采集光谱，并进行光谱比对的方法。

红外分光光度计分为色散型和傅里叶变换型两种。色散型红外分光光度计主要由光源、单色器（通常为光栅）、样品室、检测器、记录仪、控制和数据处理系统组成。傅里叶变换型红外光谱仪由光源、干涉仪、样品室、检测器和数据处理系统组成，由干涉图变为红外光谱需经快速傅里叶变换。

在 20 世纪 80 年代以前，人们广泛应用的是光栅色散型红外分光光度计。傅里叶变换技术的引入，使红外光谱仪具有分析速度快、分辨率高、灵敏度高以及很好的波长精度等优点。但因价格、仪器体积及常常需要进行机械调节等问题，其在应用上受到一定程度的限制。近年来，因傅里叶变换光谱仪器体积减小，操作稳定、易行，该类型仪器已成为药品检验检测和药物研究分析中最常用的红外光谱仪。

鉴别所用红外分光光度计，应根据类型的不同分别按《色散型红外分光光度计检定规程》(JJG 681—2025)、《傅立叶变换红外光谱仪校准规范》(JJF 1319—2011)和《中国药典》2025 年版四部通则 0402 的规定，并参考仪器说明书，对仪器定期进行检定或校准。仪器检定或校准周期根据使用情况确定，建议不超过 1 年，如对仪器进行移动、维修、更换重要部件或对其性能有怀疑，应随时进行检定或校准。

红外分光光度计的校准遵照以下标准操作规程。

红外分光光度计校准标准操作规程

1. 目的

规范红外分光光度计校准标准操作，确保其精确度始终处于正常范围。

2. 适用范围

适用于红外分光光度计校准的操作。

3. 职责

检验员负责本操作规程的执行。

4. 内容

4.1　仪器与用具

可使用傅里叶变换红外光谱仪或色散型红外分光光度计。用聚苯乙烯薄膜(厚度约为 0.04 mm)校正仪器，绘制其光谱。

4.2　操作方法

4.2.1　波数准确度与波数重复性。

4.2.1.1　波数准确度与波数重复性要求：傅里叶变换红外光谱仪在 3 000 cm^{-1} 附近的波数误差应不大于±5 cm^{-1}，在 1 000 cm^{-1} 附近的波数误差应不大于±1 cm^{-1}；在 3 000 cm^{-1} 附近的波数重复性一般不大于2.5 cm^{-1}，在 1 000 cm^{-1} 附近的波数重复性一般不大于 0.5 cm^{-1}。

4.2.1.2　波数准确度与波数重复性测定方法：用聚苯乙烯薄膜(厚度约为 0.04 mm)校正仪器。扫描范围为 4 000～400 cm^{-1}，分辨率为 4.0 cm^{-1}，常规扫描速度，绘制聚苯乙烯薄膜红外光谱图。用 3 026 cm^{-1}、2 850 cm^{-1}、1 601 cm^{-1}、1 028 cm^{-1}、907 cm^{-1} 处的吸收峰对仪器的波数进行校正，见表 2-5。重复测量 3 次。按式(2-2)计算，取 Δ_γ 绝对值最大值为波数准确度；按式(2-3)计算，取 δ_γ 绝对值最大值为波数重复性。

$$\Delta_\gamma = \bar{\nu}_i - \nu \qquad (2-2)$$

$$\delta_\gamma = \nu_{max} - \nu_{min} \qquad (2-3)$$

式中，Δ_γ 为波数示值误差，cm^{-1}；δ_γ 为波数重复性，cm^{-1}；$\bar{\nu}_i$ 为第 i 峰值波数测量平

均值，cm^{-1}；ν 为第 i 峰值波数标准值，cm^{-1}；ν_{max} 为第 i 波数测量最大值，cm^{-1}；ν_{min} 为第 i 波数测量最小值，cm^{-1}。

表 2-5 聚苯乙烯标准物质红外吸收峰主要参考值

序号	波数/cm^{-1}	序号	波数/cm^{-1}	序号	波数/cm^{-1}
1	3082.2	6	1601.3	11	906.8
2	3060.0	7	1583.1	12	842.0
3	3026.4	8	1154.6	13	544.2
4	3001.4	9	1069.2		
5	2850.1	10	1028.4		

4.2.2 透射比重复性。

4.2.2.1 透射比重复性要求：透射比重复性一般不大于 0.5%。

4.2.2.2 透射比重复性测定方法：在 4.2.1 获得的测量谱图中，选取峰值透射比分别为 10%、20%、40%的主要吸收峰，读取峰值的透射比，按式(2-4)计算，取 R_T 绝对值最大值为透射比重复性。

$$R_T = T_{max} - T_{min} \quad (2-4)$$

式中，R_T 为透射比重复性，%；T_{max} 为聚苯乙烯峰值透射比最大值，%；T_{min} 为聚苯乙烯峰值透射比最小值，%。

4.2.3 分辨率：在 4.2.1 获得的测量谱图中，在 3 110～2 850 cm^{-1} 范围内，应能分辨出 7 个吸收带，其中峰 2 851 cm^{-1} 与谷 2 870 cm^{-1} 之间的分辨深度应不小于 18%透光率；峰 1 583 cm^{-1} 与谷 1 589 cm^{-1} 之间的分辨深度应不小于 12%透光率。仪器的标称分辨率，除另有规定外，应不低于 2 cm^{-1}。

4.2.4 本底光谱能量分布：按 4.2.1 的条件设定仪器参数。待傅里叶变换红外光谱仪稳定后，采集空气本底背景，分别测量本底光谱中能量最高点波数处的能量 E_{max} 和 4 000 cm^{-1} 处的能量 $E_{4\,000}$。按式(2-5)计算本底光谱能量分布，应不低于仪器的标称本底光谱能量分布。

$$\text{本底光谱能量分布} = E_{4\,000}/E_{max} \quad (2-5)$$

式中，$E_{4\,000}$ 为 4 000 cm^{-1} 处的能量；E_{max} 为能量最高点波数处的能量。

4.2.5 100%线的平直度：色散型红外仪调节 100%控制钮，使记录起始点位于 95%透光率处，以快速扫描速度扫描全波段，其 100%线的偏差应不大于 4%透光率。傅里叶变换红外光谱仪扫描范围为 4 000～400 cm^{-1}，分辨率为 4.0 cm^{-1}，常用扫描速度，扫描次数为 45；待傅里叶变换红外光谱仪稳定后，采集空气本底背景，扫描空气光谱；测量 3 200～2 800 cm^{-1}、2 200～1 900 cm^{-1}、800～500 cm^{-1} 波数范围内 100%的透射比变化量。按式(2-6)计算 100%线的平直度，3 200～2 800 cm^{-1} 内 100%线的平直度一般不大于 1%；

2 200～1 900 cm^{-1} 内 100%线的平直度一般不大于 1%；800～500 cm^{-1} 内 100%线的平直度一般不大于 4%。

$$T_{100}=T_{100max}-T_{100min} \tag{2-6}$$

式中，T_{100} 为 100%线的平直度，%；T_{100max} 为每段波数范围内透射比最大值，%；T_{100min} 为每段波数范围内透射比最小值，%。

4.2.6　噪声：色散型红外仪调节 100%控制钮，使记录起始点位于 95%透光率处，在 1 000 cm^{-1} 处定波数连续扫描 5 分钟，其最大噪声(峰-峰值)应不大于 1%透光率。傅里叶变换红外光谱仪在 4.2.4 获得的测量谱图中，手动测量计算 2 100～2 000 cm^{-1} 范围内噪声。按式(2-7)计算噪声，一般不大于 1%。

$$T_0=T_{0max}-T_{0min} \tag{2-7}$$

式中，T_0 为噪声，%；T_{0max} 为每段波数范围内透射比最大值，%；T_{0min} 为每段波数范围内透射比最小值，%。

4.3　其他色散型红外仪涉及杂散光水平和透光率准确度检查，因需要特殊器件，且对药品测定影响不大，故不作硬性要求。

可以参考表 2-J2，记录红外分光光度计的校准结果。

表 2-J2　红外分光光度计校准结果原始记录

第　　页　　共　　页

日期：　　　　　　温度/℃：　　　　　　相对湿度/%：

仪器名称		制造商	
仪器型号		仪器编号	
外观与初步检查	仪器的各种标识________；电源线及数据线紧固________；各开关均________		

波数准确度

波数/cm^{-1}	测得值/cm^{-1}				Δ_γ/cm^{-1}	结果
	一	二	三	平均值		
3027.1						
2850.7						
1944.0						
1801.6						
1601.4						
1583.1						
1154.3						
1028.0						
906.7						
结论：经检测，波数准确度________规定						

续表

<table>
<tr><td>透射比
重复性</td><td>
<table>
<tr><td rowspan="2">波数/
cm^{-1}</td><td colspan="3">测得值/%</td><td rowspan="2">R_T/%</td><td rowspan="2">结果</td></tr>
<tr><td>一</td><td>二</td><td>三</td></tr>
<tr><td></td><td></td><td></td><td></td><td></td><td></td></tr>
<tr><td></td><td></td><td></td><td></td><td></td><td></td></tr>
<tr><td></td><td></td><td></td><td></td><td></td><td></td></tr>
<tr><td></td><td></td><td></td><td></td><td></td><td></td></tr>
<tr><td></td><td></td><td></td><td></td><td></td><td></td></tr>
</table>
</td></tr>
<tr><td>分辨率</td><td></td></tr>
<tr><td>本底光谱能量分布</td><td>在 4 000 cm^{-1} 位置，本底光谱能量分布为________%(规定：35%)</td></tr>
<tr><td>100%线的平直度</td><td></td></tr>
<tr><td>噪声</td><td></td></tr>
<tr><td>结论</td><td>经按上述指标进行测试，结果________________</td></tr>
<tr><td colspan="2">检定者：　　　　　　　　　　　　　　　　核验者：
日　期：　　　　　　　　　　　　　　　　日　期：</td></tr>
</table>

任务拓展

参考《中国药典》和产品使用说明书，为红外分光光度计的操作撰写标准操作规程并制作使用说明视频。

任务三 利用物理常数的测定完成可压性蔗糖的鉴别和含量测定

物理常数包括相对密度、馏程、熔点、凝点、比旋度、折光率、黏度、吸收系数、碘值、皂化值和酸值等，其测定结果不仅对药用辅料或者药品具有鉴别意义，也可反映它们的纯度，是评价药用辅料或药品质量的主要指标之一。任务准备清单见表 2-6。

表 2-6 任务准备清单

	名称	项目名称	准备情况
检验资料	药品质量标准		□齐全/□缺少
	标准操作规程		□齐全/□缺少
	检验原始记录		□齐全/□缺少

续表

药品试剂及耗材	名称	总耗量	领取人	剩余试剂量
实验仪器	名称	型号	数量	准备情况
试液配制	试液	配制方法		配制人

一、相对密度测定法

相对密度系指在相同的温度、压力条件下，某物质的密度与水的密度之比。通常用 d_t^t 来表示，除另有规定外，均指 20 ℃时的比值，即 d_{20}^{20}。组成一定的药品具有一定的相对密度，当其组分或纯度变更，相对密度亦随之改变；因此，测定相对密度可以鉴别或检查药品的纯杂程度。本方法的相对密度仅指溶液型药品的相对密度。相对密度测定法有两种，即比重瓶法和韦氏比重秤法。液体药品的相对密度一般用比重瓶法，测定含挥发性液体的药品宜采用韦氏比重秤法。比重瓶和韦氏比重秤见图 2－1、图 2－2。

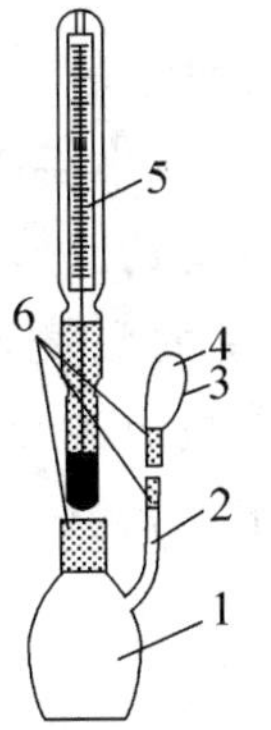

图 2－1　比重瓶

1. 比重瓶主体；2. 侧管；3. 侧孔；4. 罩；5. 温度计；6. 玻璃磨口。

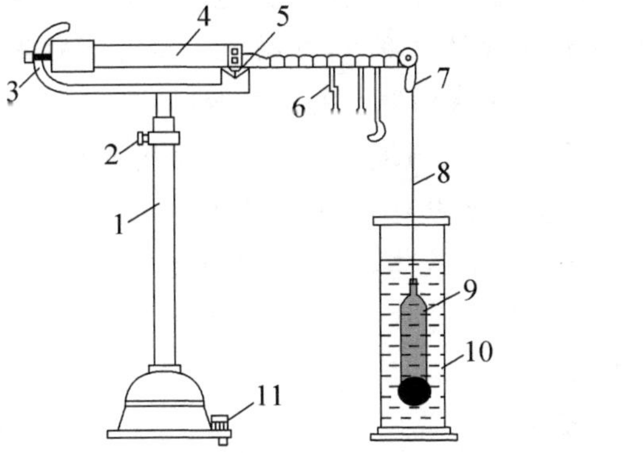

图 2－2　韦氏比重秤

1. 支架；2. 调节器；3. 指针；4. 横梁；5. 刀口；6. 游码；7. 小钩；8. 细铂丝；9. 玻璃锤；10. 玻璃圆筒；11. 调节螺丝。

相对密度测定法(比重瓶法)标准操作规程

1. 目的

建立相对密度测定法(比重瓶法)标准操作规程,确保检验人员正确操作。

2. 适用范围

适用于不易挥发液体药品相对密度的测定。

3. 职责

检验员负责本操作规程的执行。

4. 内容

4.1 定义

密度系指在规定的温度下,单位体积内所含物质的质量(重量)数,即质量(重量)与体积的比值;相对密度系指在相同的温度、压力条件下,某物质的密度与水的密度之比。除另有规定外,温度为20℃。

4.2 仪器和用具

4.2.1 比重瓶:常用规格有容量为5 mL、10 mL、25 mL、50 mL的比重瓶或附温度计的比重瓶。测定使用的比重瓶必须洁净、干燥。

4.2.2 恒温水浴。

4.3 试液与试药

新沸过的冷水。

4.4 操作方法

4.4.1 比重瓶重量的称定:将比重瓶洗净并干燥,称定其重量,准确至毫克(mg)数。

4.4.2 供试品重量的测定:取上述已称定重量的比重瓶,装满供试品(温度应低于20℃或各品种项下规定的温度)后,插入中心有毛细孔的瓶塞,用滤纸将从塞孔溢出的液体擦干,置20℃(或各品种项下规定的温度)的恒温水浴中,放置若干分钟,随着供试液温度的上升,过多的液体不断从塞孔溢出,随时用滤纸将瓶塞顶端擦干,待液体不再由塞孔溢出(此现象意味着温度已平衡),迅即将比重瓶自水浴中取出,再用滤纸擦干瓶壁外的水,迅速称定重量准确至毫克(mg)数。减去比重瓶的重量,即得供试品重量。

4.4.3 水重量的测定:按上述求得供试品重量后,将比重瓶中的供试品倾去,洗净比重瓶,装满新沸过的冷水,再照供试品重量的测定法测定同一温度时水的重量。

4.4.4 采用带温度计的比重瓶时,应在装满供试品(温度低于20℃或各品种项下规定的温度)后插入温度计(瓶中应无气泡),置20℃(或各品种项下规定的温度)的恒温水浴中放置若干分钟,使内容物的温度达到20℃(或各品种项下规定的温度),用滤纸擦去溢出侧管的液体,待液体不再由侧管溢出,立即盖上罩。将比重瓶自水浴中取出,用滤纸擦干瓶壁外的水,迅速称定重量准确至毫克(mg)数,减去比重瓶的重量,即得供试品重量。

4.5 记录与计算

应记录测定用比重瓶类型、天平型号、测定温度、室温、各项称量数据等。其计算公式为式(2-8):

$$\text{供试品的相对密度}=\frac{\text{供试品的重量}}{\text{水的重量}} \tag{2-8}$$

4.6　结果与判定

计算结果按各品种项下规定限度的精度要求，对测定值进行修约；再根据各品种项下规定限度的范围，判定“符合规定”或“不符合规定”。

4.7　注意事项

4.7.1　比重瓶必须洁净、干燥（所附温度计不能采用加温干燥），操作顺序为先称量空比重瓶重，再装供试品称重，最后装水称重。

4.7.2　装过供试品的比重瓶必须冲洗干净，如供试品为油剂，测定后应尽量倾去，连同瓶塞可先用石油醚和三氯甲烷冲洗数次，待油完全洗去，再以乙醇、水冲洗干净，再依法测定水重。

4.7.3　供试品及水装瓶时，应小心沿壁倒入比重瓶内，避免产生气泡，如有气泡，应稍放置待气泡消失后再调温称重。供试品如为糖浆剂、甘油等黏稠液体，装瓶时更应缓慢沿壁倒入，以免因黏稠度大使产生的气泡很难逸去而影响测定结果。

4.7.4　将比重瓶从水浴中取出时，应用手指拿住瓶颈，而不能拿瓶肚，以免液体因手温影响体积膨胀外溢。

4.7.5　测定有腐蚀性供试品时，为避免腐蚀天平盘，可在称量时用一表面皿放置在天平盘上，再放比重瓶称量。

4.7.6　当室温高于20℃（或各品种项下规定的温度）时，必须调节环境温度至略低于规定的温度。否则，易造成虽经规定温度下平衡，比重瓶内的液体在称重过程中因环境温度高于规定温度而膨胀外溢，从而导致误差。

温度对测定结果影响很大，在记录时需要注意。重量记录准确至0.001 g。记录表格参考表2-J3。

表2-J3　相对密度测定法（比重瓶法）原始记录

第　　页　　共　　页

日期：　　　　　　温度/℃：　　　　　　相对湿度/%：

样品编号		样品名称	
批　号			
检验依据	□《中国药典》2025年版四部通则0601 □其他		
仪器型号		仪器编号	
检验温度	□20 ℃　　　　□25 ℃		
比重瓶的重量 (W_0)/g		瓶+水的重量/g	
水的重量 (W_1)/g			

续表

测定编号	比重瓶+样品重量(W_2)/g	相对密度 ρ
计算公式	$\rho=(W_2-W_0)/W_1$	
标准规定		
结　论	□(均)符合规定　□(均)不符合规定	
检验者： 日　期：	校对者： 日　期：	审核者： 日　期：

二、熔点测定法

熔点系指一种物质按照规定的方法测定由固相熔化成液相时的温度或温度范围。依法测定熔点，可以鉴别或检查药品的纯杂程度。根据被测物质的不同性质，《中国药典》熔点测定法项下列有三种不同的测定方法，分别用于测定易粉碎的固体药品、不易粉碎的固体药品和凡士林及其类似物质。各品种项下未注明方法时，均系指第一法。由于测定方法、受热条件和判断标准的不同，测得的结果有明显的差异，因此在测定时必须根据各品种项下的规定选用方法，并严格遵照该方法中规定的操作条件和判定标准进行测定，才能获得准确的结果。第一法的标准操作规程如下。

熔点测定法(第一法)标准操作规程

1. 目的

建立熔点测定法(第一法)标准操作规程，确保检验人员正确操作。

2. 适用范围

适用于易粉碎的固体药物熔点的测定。

3. 职责

检验员负责本操作规程的执行。

4. 内容

4.1　定义

熔点系指一种物质按照规定的方法测定由固相熔化成液相时的温度或温度范围，是物质的一项物理常数。

4.2 仪器和用具

4.2.1 加热用容器：硬质高型玻璃烧杯，或可放入内热式加热器的大内径圆底玻璃管，供盛装传温液用。

4.2.2 搅拌器：电磁搅拌器，或用垂直搅拌的杯状玻璃搅拌棒，用于搅拌加热的传温液，使之温度均匀。

4.2.3 温度计：具有 0.5℃刻度的分浸型温度计，其分浸线的高度宜在 50 mm 至 80 mm 之间(分浸线低于 50 mm 的，因汞球距离液面太近，易受外界气温的影响；分浸线高于 80 mm 的，则毛细管容易漂浮，均不宜使用)，温度计的汞球宜短，汞球的直径宜与温度计柱身的粗细接近(便于毛细管装有供试品的部位能紧贴在温度计汞球上)。温度计除应符合国家质量技术监督局的规定外，还应经常采用药品检验用“熔点标准品”进行校正。

4.2.4 毛细管：系用洁净的中性硬质玻璃管拉制而成，内径为 0.9～1.1 mm，壁厚为 0.10～0.15 mm，分割成长 9 cm 以上，一端熔封；当所用温度计浸入传温液在 6 cm 以上时，管长应适当增加，使露出液面 3 cm 以上。也可将两端熔封，临用时再锯开其一端，以保证毛细管内洁净干燥。

4.3 试液与试药

4.3.1 传温液。

4.3.1.1 水：用于测定熔点在 80℃以下者。用前应先加热至沸使脱气，并放冷。

4.3.1.2 硅油：熔点介于 80～200℃之间者，用黏度不小于 50 mm^2/s 的硅油；熔点高于 200℃者，用黏度不小于 100 mm^2/s 的硅油。

4.3.2 药品检验用熔点标准品：由中国药品生物制品检定所分发，专供测定熔点校正温度计用，用前应在研钵中研细，并按所附说明书中规定的条件干燥后，置五氧化二磷干燥器中避光保存备用。

4.4 操作方法

4.4.1 供试品的预处理：取供试品，置研钵中研细，移置扁形称量瓶中，按该药品项下“干燥失重”的条件进行干燥。如该药品不检查干燥失重，则对熔点低限在 135℃以上而受热不分解的品种，可采用 105℃干燥；对熔点在 135℃以下或受热分解的品种，可在五氧化二磷干燥器中干燥过夜。

4.4.2 供试品的装入：将毛细管开口的一端插入上述供试品中，再反转毛细管，并将熔封一端轻叩桌面，使供试品落入管底，再借助长短适宜(约 60 cm)的洁净玻璃管，垂直放在表面皿或其他适宜的硬质物体上，将上述装有供试品的毛细管放入玻璃管上口使自由落下，反复数次，使供试品紧密集结于毛细管底部；装入供试品的高度应为 3 mm。

4.4.3 测定：将温度计垂直悬挂于加热用容器中，使温度计汞球的底端处于加热面(加热器)的上方 2.5 cm 以上；加入适量的传温液，使传温液液面约在温度计的分浸线处。加热传温液并不断搅拌，使温度上升至较规定的熔点低限尚低 10℃时，将装有供试品的毛细管浸入传温液，使贴附在温度计上(可用橡皮圈或毛细管夹固定)，要求毛细管的内容物在汞球中部，调节升温速度使每分钟上升 1.0～1.5℃，加热时须不断搅拌使传温液温度保持均匀，记录供试品在初熔(供试品在毛细管内开始局部液化出现明显液滴)至全熔(供试品全部液化)时的温度，重复测定 3 次，取其平均值，即得。

4.5 结果及判定

将结果与标准比较，一致则判为符合规定，否则判为不符合规定。

4.6 注意事项

4.6.1 传温液的升温速度，毛细管的内径和壁厚及其洁净与否，以及供试品装入毛细管内的高度及其紧密程度，均将影响测定结果，因此必须严格按照规定进行操作。

4.6.2 初熔之前，毛细管内的供试物可能出现“发毛”（毛细管内的柱状供试物因受热而在其表面呈现毛糙）、“收缩”（柱状供试物向其中心聚集紧缩，或贴在某一边壁上）、“软化”（柱状供试物在收缩后变软，而形成软质柱状物，并向下弯塌）、“出汗”（柱状供试物收缩后在毛细管内壁出现细微液滴，但尚未出现局部液化的明显液滴和持续的熔融过程）等现象，在未出现局部液化的明显液滴和持续熔融过程时，均不作初熔判断。

4.6.3 全熔时毛细管内的液体应完全澄清，个别药品在熔融成液体后会有小气泡停留在液体中，此时容易与未熔融的固体相混淆，应仔细辨别（图 2-3）。

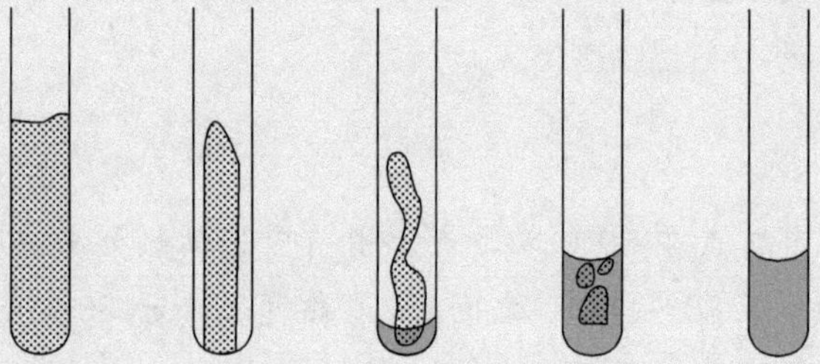

A. 润湿点 B. 烧结点 C. 塌陷点 D. 半月点 E. 全熔点

图 2-3 受热时供试品的变化过程示意图

A. 润湿点：供试品和玻璃壁表面形成均匀的小液滴的阶段；
B. 烧结点：供试品开始黏结，在玻璃内壁与供试品之间形成缝隙的阶段；
C. 塌陷点：供试品开始塌陷并熔到毛细管底部的阶段；
D. 半月点：塌陷的供试品有部分还留在液体内，液体上方形成完整的半月面的阶段；
E. 全熔点：固体供试品完全液化的阶段。

记录采用的方法、仪器型号或标准温度计的编号及其校正值、传温液名称、升温速度，以及供试品的干燥条件、初熔及全熔时的温度、初熔时是否有同时分解及异常情况等。每一供试品应至少测定 2 次，取其平均值，并加温度计的校正值。相应记录表见表 2-J4。

表 2-J4 熔点测定原始记录

第　页　共　页

日期：　　　　温度/℃：　　　　相对湿度/%：

样品编号		样品名称	
批　号		检验依据	
仪器型号		仪器编号	

续表

<table>
<tr><td>检验方法</td><td colspan="4">□《中国药典》2025 年版四部通则 0612 第一法
□《中国药典》2025 年版四部通则 0612 第二法
□《中国药典》2025 年版四部通则 0612 第三法
□其他方法</td></tr>
<tr><td>升温速率</td><td colspan="4"></td></tr>
<tr><td rowspan="3">仪器校正</td><td colspan="4">校正方法：□一点校正　　□其他：</td></tr>
<tr><td>熔点标准品名称</td><td></td><td>熔点理论值</td><td></td></tr>
<tr><td colspan="4">□一点校正：
熔点实测值(℃)：(1) ________　(2) ________　(3) ________
平均值：________　校正值 ：________
□其他：</td></tr>
<tr><td>样品处理</td><td colspan="4"></td></tr>
<tr><td rowspan="2">样品
实测结果</td><td>编号</td><td>实测值/℃</td><td>校正后值/℃</td><td>平均/℃</td></tr>
<tr><td></td><td></td><td></td><td></td></tr>
<tr><td>标准规定</td><td colspan="4"></td></tr>
<tr><td>结　　论</td><td colspan="4">□(均)符合规定　　□(均)不符合规定</td></tr>
<tr><td colspan="5">检验者：　　　　校对者：　　　　审核者：
日　期：　　　　日　期：　　　　日　期：</td></tr>
</table>

三、旋光度测定法

平面偏振光通过含有某些光学活性化合物的液体或溶液时，能引起旋光现象，使偏振光的平面向左或向右旋转。旋转的度数，称为旋光度。这种特性是由于物质分子中含有不对称元素(通常为不对称碳原子)所致。使偏振光向右旋转者(顺时针方向，朝光源观测)称为右旋物质，常以"＋"号表示；使偏振光向左旋转者则称为左旋物质，常以"－"号表示。影响物质旋光度的因素很多，除化合物的特性外，还与测定波长、使用的溶剂、偏振光通过的供试液浓度与液层的厚度以及测定时的温度有关。

在一定波长与温度下，偏振光透过每 1 mL 含有 1 g 旋光性物质的溶液且光路为 1 dm 长时，测得的旋光度称为比旋度，以 $[\alpha]_{\lambda}^{t}$ 表示。t 为测定时的温度，λ 为测定波长。通常测定温度为 20 ℃，使用钠光谱的 D 线(589.3 nm)，表示为 $[\alpha]_{D}^{20}$。比旋度为物质的物理常数，可以用来检查某些物质的光学活性和纯杂程度；旋光度在一定条件下与浓度呈线性关系，故还可以用来测定含量。

旋光度测定法，即测定药物的旋光度，通常用旋光计进行测定。除另有规定外，采用钠光谱的 D 线(589.3 nm)测定旋光度,测定管长为 1 dm,测定温度为 20 ℃。用读数至 0.01°并经过计量检定的旋光计。

旋光度测定法标准操作规程

1. 目的

建立旋光度测定法标准操作规程,确保检验人员正确操作。

2. 适用范围

适用于药品旋光度的测定。

3. 职责

检验员负责本操作规程的执行。

4. 内容

4.1 定义

在一定波长与温度下,偏振光透过每 1 mL 含有 1 g 旋光性物质的溶液且光路为 1 dm 长时,测得的旋光度称为比旋度。

4.2 仪器和用具

容量瓶、旋光仪、旋光管、分析天平(感量不低于 0.1 mg)、恒温水浴锅。

4.3 仪器的性能测试

自动旋光仪准确度的等级有三种:0.01、0.02、0.05,检定项目有准确度、重复性和稳定性,还有对测定管盖玻片内应力与长度误差等的检查。《中国药典》规定准确度可用标准石英旋光管(+5°或-5°两支)进行校准,方法可参照《旋光仪及旋光糖量计》(JJG 536—2015),在规定温度下,重复测定 6 次,两支标准石英旋光管的平均测定结果均不得超出示值±0.01°。测定管旋转不同角度与方向测定,结果均不得超出示值±0.04°。

4.4 操作方法

本法主要用于某些药品性状项下比旋度的测定,还用于杂质限度的检查和一些制剂的含量测定。

4.4.1 比旋度的测定。

4.4.1.1 开启旋光仪:钠光灯启动后至少 20 分钟后发光才能稳定,测定或读数时应在钠光灯稳定后读取。其他光源,如汞灯、氙灯、钨灯等,可按仪器使用说明书进行操作。

4.4.1.2 空白调零:纯液态样品测定时以干燥的空白测定管调节仪器零点,溶液样品则用空白溶剂调节仪器零点。每次旋光测定前应以溶剂作空白调零,测定后,再测定一次,以确定在测定时零点有无变动;如第二次测定时发现旋光度差值超过±0.01,表明零点有变动,则应重新调零。

4.4.1.3 旋光度测定:旋光度测定一般应在溶液配制 30 分钟内进行测定。测定时,用液态供试品或供试品溶液(按各品种项下的规定制备)将测定管冲洗数次,缓缓注入液态供试品或供试品溶液适量,注意勿产生气泡,如有气泡,应使其移至光路之外;两端的玻璃窗用滤纸吸干并用镜头纸擦拭干净。将旋光管置于旋光计内检测读数,即得供试液的旋光度。供试液与空白溶剂应用同一测定管,每次测定应保持测定管方向、位置不变。旋光度读数应重复3次，取其平均值，按规定公式计算比旋度。以干燥品（药品标准中检查干燥失重）或无水物（药品标准中检查水分）计算。

4.4.2 杂质限度的检查：按照各品种项下的规定进行操作，配制样品浓度尽量与要求的一致，其他同“比旋度的测定”。

4.4.3 含量的测定：按各品种项下的规定进行操作，配制2份供试品溶液，供试品浓度应尽量与要求的一致，其他同“比旋度的测定”。2份供试品溶液测定读数相差应在±0.02°以内，结果的相对偏差应在1%以内。

4.5 计算与结果判定

供试品的比旋度按式（2-9）、（2-10）计算：

液体供试品
$$[\alpha]_{\lambda}^{t}=\frac{\alpha}{ld} \tag{2-9}$$

固体供试品
$$[\alpha]_{\lambda}^{t}=\frac{100\alpha}{lc} \tag{2-10}$$

式中，$[\alpha]$为比旋度；λ为使用光源的波长，如使用钠光谱的D线可用D代替；t为测定时的温度，℃；l为测定管长度，dm；α为测得的旋光度；d为液体的相对密度；c为每100 mL溶液中含有被测物质的重量（按干燥品或无水物计算），g。

4.6 结果与判定

旋光法多用于比旋度测定，药典规定的比旋度多有上下限度或最低限度，可根据上述计算公式得出供试品的比旋度，判断样品是否合格。测定含量时，取2份供试品测定读数结果，其极差应在0.02°以内，否则应重做。杂质限度的检查按照各品种项下的限度判断。

4.7 注意事项

4.7.1 通电开机之前应取出仪器样品室内的物品，各示数开关应置于规定位置。先用交流供电使钠光灯预热启辉，启辉后光源稳定约20分钟后再进行测定，读数时应转换至直流供电。不读数时间如果较长，可置于交流供电，以延长钠光灯的寿命。连续使用时，仪器不宜经常开关。有的仪器测定波长可调，除钠光灯外，还装有其他光源，如卤素灯、汞灯、氙气灯、钨灯等，可按操作说明书进行操作。

4.7.2 温度对物质的旋光度有一定影响，测定时应注意环境温度，必要时应对供试液进行恒温处理后再进行测定（如使用带恒温循环水夹层的测定管）。

4.7.3 测定应使用规定的溶剂，使主药溶解完全。如辅料使供试液不澄清，应滤清后再用；加入测定管时，应先用供试液冲洗数次；如有气泡，应使其浮于测定管凸颈处；旋紧测试管螺帽时，用力不要过大；两端的玻璃窗应用滤纸与镜头纸擦拭干净。

4.7.4 测定管不可置干燥箱中加热干燥，因为玻璃管与两端的金属螺帽的线膨胀系数不同，加热易造成损坏，用后可晾干或用乙醇等有机溶剂处理后晾干。注意，使用酸碱溶剂或有机溶剂后，必须立刻洗涤晾干，以免造成金属腐蚀或使螺帽内的橡胶垫圈老化、变黏。仪器不用时，样品室内可放置硅胶以保持干燥。

4.7.5 按规定或根据读数精度配制浓度适当的供试品溶液，通常是读数误差小于1.0%。

如供试品溶解度小，可以使用 2 dm 的长测定管，以提高旋光度，减小测定误差。
4.7.6　供试液配制后应及时测定，对于已知易发生消旋或变旋的供试品，应注意严格控制操作与测定时间。

任务拓展

旋光度测定需要记录仪器型号、测定时的温度、供试品的称量及其干燥失重或水分、供试液的配制、旋光管的长度、零点和供试液旋光度的测定值各 3 次的读数、平均值及比旋度的计算等。

根据“旋光度测定法标准操作规程”设计相应的检验原始记录表，包括鉴别和含量测定项目。

任务四　完成可压性蔗糖的杂质检查

药用辅料的纯度直接影响药物制剂的质量、稳定性和安全性。其中杂质是影响药用辅料纯度的主要因素。杂质的存在会改变辅料的吸湿功能，可能导致吸潮、结块、流动性差，与药物不易混合均匀，从而影响药品的质量。另外，有些辅料杂质结构不明确，可能与药物有物理、化学和药理方面的配伍禁忌或本身存在着安全隐患，从而影响药品的稳定性、有效性和安全性。因此，控制药用辅料中的杂质种类和限量，是保证药物制剂质量的关键。

《中国药典》将任何影响药品纯度的物质均称为杂质。药品杂质通常分为有机杂质、无机杂质和残留溶剂。有机杂质可在药品的生产或贮存中引入，也可由药物与辅料或包装结构的相互作用产生，这些杂质可能是已鉴定或者未鉴定的、挥发性的或非挥发性的，包括起始物、副产物、中间体、降解产物、试剂、配位体和催化剂。其中化学结构与活性成分类似或具渊源关系的有机杂质，通常称为有关物质。无机杂质可能来源于生产过程，如反应试剂、配位体、催化剂、元素杂质、无机盐和其他物质（如过滤介质、活性炭等），一般是已知和确定的。药品中的残留溶剂系指在原料药或辅料的生产中，以及制剂制备过程中使用的，但在工艺操作过程中未能完全去除的有机溶剂，一般具有已知的毒性。

可压性蔗糖的检查项目主要涉及无机杂质。无机杂质在贮存过程中引入的可能性相对较小，大多是在生产过程引入的。在药品质量标准中，无机杂质的检查方法有三大类。

第一类是无机阴离子检查法，包括氯化物检查法、硫酸盐检查法、硫化物检查法、氟检查法、氰化物检查法等。

第二类是金属离子与重金属检查法，包括铁盐检查法、铵盐检查法、砷盐检查法、重金属检查法等。

第三类是炽灼残渣检查法。

此外，测定药品干燥后减失重量主要用干燥失重测定法。

任务准备清单见表 2-7。

表 2－7 任务准备清单

检验资料	名称		项目名称	准备情况
	药品质量标准			□齐全/□缺少
	标准操作规程			□齐全/□缺少
	检验原始记录			□齐全/□缺少
药品试剂及耗材	名称	总耗量	领取人	剩余试剂量
实验仪器	名称	型号	数量	准备情况
试液配制	试液	配制方法		配制人

一、氯化物检查法

药用辅料和药物在生产过程中一定会使用到水，而自来水在生产过程中会经过整个环节，并采用加氯的方法进行消毒。这样的话，水中必然会存在氯离子，因此药用辅料和药物中不可避免地存在氯离子。此外，由于药物在生产过程中需要用到盐酸或者会被制成盐酸盐的形式，在成品中也会引入氯化物等无机杂质。

氯化物检查法是检查药物在硝酸溶液中可以溶解的氯化物杂质。虽然微量氯化物对人体无害，但是它的存在会影响药物的纯度，可以作为考查药用辅料和药品纯度的一种“指示性杂质”，即信号杂质。信号杂质的含量多少可以反映出药用辅料和药物的纯度水平及生产过程是否正常。如果氯化物超标，则说明药物生产工艺中未能除去盐酸或盐酸盐，或药物已被污染。控制氯化物的限量，对于保证药用辅料和药品的纯度具有重要意义。

氯化物的控制方法是限量检查法中的对照法，需要注意平行原则，即供试品溶液和对照溶液应在完全相同的条件下反应，如加入的试剂、反应的温度、放置的时间等均应相同，这样检查结果才有可比性。

氯化物检查法标准操作规程

1. 目的

建立氯化物检查法标准操作规程，保证氯化物检查法的正确操作。

2. 适用范围

适用于氯化物检查法的测定。

3. 职责

检验员负责本操作规程的执行。

4. 内容

4.1 原理

本法的原理为微量氯化物在硝酸酸性溶液中与硝酸银作用生成氯化银浑浊液，与一定量的标准氯化钠溶液在同一条件下生成的氯化银浑浊液比较。

4.2 仪器与用具

50 mL 纳氏比色管 2 支，应选玻璃外表面无划痕、色泽一致、无瑕疵，管的内径和刻度线的高度均匀一致的质量好的玻璃比色管进行实验。

4.3 试药与试液

4.3.1 标准氯化钠溶液：称取氯化钠 0.165 g，置 1 000 mL 容量瓶中，加水适量使其溶解并稀释至刻度，摇匀，作为贮备液。临用前，精密量取贮备液 10 mL，置 100 mL 容量瓶中，加水稀释至刻度，摇匀，即得(每 1 mL 相当于 10 μg 的氯)。

4.3.2 硝酸银试液：取硝酸银 17.5 g，加水适量使溶解成 1 000 mL，摇匀。

4.3.3 稀硝酸：取硝酸 105 mL，加水稀释至 1 000 mL，即得(含 HNO_3 应为 9.5%～10.5%)。

4.4 操作方法

4.4.1 供试品溶液的配制：除另有规定外，取各品种项下规定量的供试品，置 50 mL 纳氏比色管中，加水溶解使成约 25 mL(蘸取一滴，滴于石蕊试纸，溶液如显碱性，可滴加硝酸使遇 pH 试纸显中性)，再加稀硝酸 10 mL；溶液如不澄清，应用去 Cl^- 滤纸或滤膜过滤(用 2%硝酸溶液通过滤纸或滤膜，弃初滤液若干毫升，取续滤液 50 mL，加硝酸银试液 1.0 mL，摇匀，浊度不得大于同体积水)；再加水使成约 40 mL，摇匀，即得。

4.4.2 对照溶液的配制：取该品种项下规定量的标准氯化钠溶液，置另一 50 mL 纳氏比色管中，加稀硝酸 10 mL，加水使成约 40 mL，摇匀，即得。

4.4.3 于供试品溶液与对照溶液中，分别加入硝酸银试液 1.0 mL，用水稀释使成 50 mL，摇匀，在暗处放置 5 分钟，同置黑色背景上，从比色管上方向下观察，比较所产生的浑浊。

4.4.4 供试品溶液如带颜色，除另有规定外，可取供试品溶液两份，分置 50 mL 纳氏比色管中，一份中加硝酸银试液 1.0 mL，摇匀，放置 10 分钟，如显浑浊，可反复滤过，至滤液完全澄清，再加规定量的标准氯化钠溶液与水适量使成 50 mL，摇匀，在暗处放置 5 分钟，作为对照溶液；另一份中加硝酸银试液 1.0 mL 与水适量使成 50 mL，摇匀，在暗处放置 5 分钟；与对照溶液同置黑色背景上，从比色管上方向下观察，比较所产生的浑浊。

4.5　记录与计算

记录实验时的室温、取样量、标准氯化钠溶液的浓度和所取毫升数，并比较所产生的浑浊的观察结果。

4.6　结果与判定

供试品管所产生的浑浊不浓于对照管产生的浑浊，判为符合规定；如供试品管所产生的浑浊浓于对照管产生的浑浊，则判为不符合规定。

4.7　注意事项

4.7.1　供试品溶液与对照溶液应同时操作，加入试剂的顺序应一致。

4.7.2　应注意按操作顺序进行，先制成 40 mL 的水溶液，再加入硝酸银试液 1.0 mL，以免在较高浓度的氯化物下局部产生浑浊，影响比浊。

4.7.3　供试品溶液与对照溶液在加入硝酸银试液后，应立即充分摇匀，以防止局部过浓而影响产生的浑浊；并应在暗处放置 5 分钟，避免光线直接照射。

4.7.4　供试品溶液如不澄清，可预先用含硝酸的水洗净滤纸中的氯化物，再滤过供试品溶液，使其澄清。

4.7.5　应将供试品管与对照管同时置黑色背景上，自上而下观察浊度，较易判断。必要时，可变换供试品管和对照管的位置后观察。

4.7.6　纳氏比色管应选择玻璃外表面无划痕、无瑕疵，管的内径和刻度线的高度均匀一致、透光度与色泽一致的玻璃比色管。

4.7.7　纳氏比色管用后应立即用水冲洗，不应用毛刷刷洗，以免划出条痕损伤比色管。

需要记录标准溶液的浓度和用量，供试品溶液的制备，比较结果。必要时应记录供试品溶液的前处理方法，记录参见表 2－J5。

表 2－J5　氯化物检查原始记录

第　页　共　页

日期：　　　　温度/℃：　　　　相对湿度/%：

样品编号		样品名称	
批　号			
检验依据	□《中国药典》2025 年版四部通则 0801 □其他		
天平型号		仪器编号	
操作步骤	标准氯化钠溶液：含氯 10 g/mL □称取供试品适量（见称量数据），加水溶解使成 25 mL（□溶液显碱性，滴加硝酸使成中性），再加稀硝酸 10 mL（□溶液不澄清，滤过）；置 50 mL 纳氏比色管中，加水使成约 40 mL，摇匀，即得供试溶液。另取标准氯化钠溶液________mL，置 50 mL 纳氏比色管中，加稀硝酸 10 mL，加水使成 40 mL，摇匀，即得对照溶液。于供试溶液与对照溶液中，分别加入硝酸银试液 1.0 mL，用水稀释使成 50 mL，摇匀，在暗处放置 5 分钟，同置黑色背景上，从比色管上方向下观察、比较，即得。		

续表

操作步骤	□供试溶液如带颜色，除另有规定外，可取供试溶液两份，分置 50 mL 纳氏比色管中，一份中加硝酸银试液 1.0 mL，摇匀，放置 10 分钟(□显浑浊，反复滤过，至滤液完全澄清)，再加规定量的标准氯化钠溶液与水适量使成 50 mL，摇匀，在暗处放置 5 分钟，作为对照溶液；另一份中加硝酸银试液 1.0 mL 与水适量使成 50 mL，摇匀，在暗处放置 5 分钟，按上述方法与对照溶液比较。 □其他方法
称量数据及供试品溶液制备	
实测结果	□供试品溶液所显的颜色________于对照溶液所显的颜色 □其他
标准规定	□供试品溶液所显的颜色应不深于对照溶液所显的颜色 □其他
结　　论	□(均)符合规定　　□(均)不符合规定
检验者： 日　期： 校对者： 日　期： 审核者： 日　期：	

二、硫酸盐检查法

硫酸盐是由硫酸根离子(SO_4^{2-})与其他金属离子组成的化合物，大多数溶于水。硫酸盐经常因存在于制药用水中而被引入药品中，其主要来源是地层矿物质的硫酸盐，多以硫酸钙、硫酸镁的形态存在。

硫酸盐检查法是检查药物在盐酸溶液中可以溶解的硫酸盐杂质。同氯化物检查类似，药品辅料和药物在生产过程中可能会使用硫酸或硫酸盐作为原料或催化剂，如果生产工艺中未能除去，则可能导致最终产品中残留硫酸盐。可压性蔗糖就会因生产工艺的局限性，导致硫酸盐含量超标。硫酸盐也是一种信号杂质。硫酸盐检查法的记录项目参见表 2 - J6。

硫酸盐检查法标准操作规程

1. 目的

建立硫酸盐检查法标准操作规程，保证硫酸盐检查法的正确操作。

2. 适用范围

适用于硫酸盐检查法的测定。

3. 职责

检验员负责本操作规程的执行。

4. 内容

4.1　原理

本法的原理为微量硫酸盐在盐酸酸性溶液中与氯化钡作用生成硫酸钡浑浊液，与一定量的标准硫酸钾溶液在同一操作条件下生成的浑浊液比较。

反应式：$Ba^{2+} + SO_4^{2-} \xlongequal{} BaSO_4 \downarrow$

4.2 仪器与用具

50 mL 纳氏比色管 2 支，应选玻璃外表面无划痕、色泽一致、无瑕疵，管的内径和刻度线的高度均匀一致的质量好的玻璃比色管进行实验。

4.3 试药与试液

4.3.1 稀盐酸（含 HCl 为 9.5%～10.5%）：用 500 mL 量筒量取盐酸 234 mL，倒入 1 000 mL 容量瓶中，加水稀释至刻度，用玻璃棒搅拌均匀，即得，装入试剂瓶中，贴上标签，备用。

4.3.2 25%氯化钡溶液：用托盘天平称取氯化钡 25 g 放在 150 mL 烧杯中，然后加 100 mL 水溶解，即得。如不澄清应滤过。

4.3.3 标准硫酸钾溶液：用电子天平精密称取在 105℃干燥至恒重的硫酸钾 0.181 g，放在 100 mL 烧杯中，先加少量水溶解，再转移到 1 000 mL 容量瓶中，并稀释至刻度，摇匀，即得（每 1 mL 相当于 100 μg SO_4^{2-}）。

4.4 操作方法

4.4.1 供试品溶液制备：除另有规定外，取各品种项下规定量的供试品，置 50 mL 纳氏比色管中，加水溶解使成约 40 mL（蘸取一滴，滴于石蕊试纸，溶液如显碱性，可滴加盐酸使遇 pH 试纸显中性）；溶液如不澄清，应滤过；加稀盐酸 2 mL，摇匀，即得供试品溶液。

4.4.2 对照溶液制备：取该品种项下规定量的标准硫酸钾溶液，置另一 50 mL 纳氏比色管中，加水使成约 40 mL，加稀盐酸 2 mL，摇匀，即得对照溶液。

4.4.3 比浊：于供试品溶液与对照溶液中，分别加入 25%氯化钡溶液 5 mL，用水稀释使成 50 mL，充分摇匀，放置 10 分钟，同置黑色背景上，从比色管上方向下观察，比较所产生的浑浊。

4.4.4 供试液如带颜色，除另有规定外，可取规定量的两份供试品分置 50 mL 纳氏比色管中，分别加水溶解使成约 40 mL，然后用 5 mL 量筒量取稀盐酸 2 mL 倒入纳氏比色管中，一份中加入 25%氯化钡溶液 5 mL，摇匀，放置 10 分钟，如显浑浊，滤过使溶液完全澄清，再加入规定量的标准硫酸钾溶液；另一份中加入用 5 mL 量筒量取的 25%氯化钡溶液 5 mL，分别加水使成 50 mL，摇匀，放置 10 分钟，按上法观察比较即得。

4.5 记录与计算

记录实验时的室温、取样量、标准硫酸钾溶液的浓度和所取毫升数，以及比较所产生浑浊的观察结果。

4.6 结果与判定

供试品管所产生的浑浊不浓于对照管产生的浑浊，判为符合规定；如供试品管所产生的浑浊浓于对照管产生的浑浊，则判为不符合规定。

4.7 注意事项

4.7.1 供试管与对照管应同时操作。

4.7.2 供试品溶液与对照溶液在加入25%氯化钡溶液后，应充分摇匀，以免影响浊度。
4.7.3 供试品溶液如需过滤，应预先用盐酸酸化的水洗净滤纸中可能带来的硫酸盐，再滤过供试品溶液，使其澄清。
4.7.4 25%氯化钡溶液存放时间过久，如有沉淀析出，即不能使用，应重新配制。
4.7.5 溶液的酸度对产生的浊度有影响，最终以pH值在1左右较好，稀盐酸加入量应准确。
4.7.6 环境温度会影响产生的浊度，温度低于10℃时产生浊度慢、少且不稳定，测定温度控制在25℃左右为宜。
4.7.7 应将供试品管与对照管同置黑色背景上，自上向下观察浊度，较易判断。必要时，可变换供试品管和对照管的位置后观察。
4.7.8 纳氏比色管应选择玻璃外表面无划痕、无瑕疵，管的内径和刻度线的高度均匀一致、透光度与色泽一致的玻璃比色管。
4.7.9 纳氏比色管用后应立即用水冲洗，不应用毛刷刷洗，以免划出条痕损伤比色管。

表2-J6 硫酸盐检查原始记录

第　页　共　页

日期：　　　　温度/℃：　　　　相对湿度/%：

样品编号		样品名称	
批　号			
检验依据	□《中国药典》2025年版四部通则0802 □其他		
天平型号		仪器型号	
操作步骤	标准硫酸钾溶液：含 SO_4^{2-} 100 μg/mL □称取供试品适量(见称量数据)，加水溶解使成40 mL(□溶液显碱性，滴加盐酸使成中性；□溶液不澄清，滤过)；置50 mL纳氏比色管中，加稀盐酸2 mL，摇匀，即得供试品溶液；另取标准硫酸钾溶液________mL，置50 mL纳氏比色管中，加水使成40 mL，加稀盐酸2 mL，摇匀，即得对照溶液。于供试品溶液与对照溶液中，分别加入25%氯化钡溶液5 mL，用水稀释至50 mL，充分摇匀，放置10分钟，同置黑色背景上，从比色管上方向下观察、比较。供试品溶液如带颜色，除另有规定外，可取供试品溶液两份，分置50 mL纳氏比色管中，一份中加25%氯化钡溶液5 mL，摇匀，放置10分钟(□显浑浊，反复滤过，至滤液完全澄清)，再加规定量的标准硫酸钾溶液与水适量使成50 mL，摇匀，放置10分钟，作为对照溶液；另一份中加25%氯化钡溶液5.0 mL与水适量使成50 mL，摇匀，放置10分钟，按上述方法与对照溶液比较。 □其他方法		
称量数据及供试品溶液制备			
实测结果	□供试品溶液所显的颜色________于对照溶液所显的颜色 □其他		

续表

标准规定	□供试品溶液所显的颜色应不得深于对照溶液所显的颜色 □其他
结　　论	□(均)符合规定　　□(均)不符合规定
检验者： 日　期：	校对者： 日　期：　　　　审核者： 日　期：

三、干燥失重测定法

干燥失重系指待测药品在规定的条件下经干燥后所减失重量，通常以百分率(%)表示。减失的组分主要为待测样品在规定条件下失去的水分，也包括其他可挥发性物质如溶剂化成分或残留溶剂等。

药用辅料中的水分可分为结晶水和附着水。药用辅料中水分含量的多少，对药品的含量、稳定性、理化性质和药理作用等均有影响。药用辅料中其他挥发性物质对药品质量的影响较为复杂，应视其他挥发性成分的物理、化学或生物学特性来评价。因此，对药用辅料中的水分及其他挥发性物质进行检查并控制其限度非常重要。除了适用于药用辅料外，干燥失重法主要适用于固体药品如化学原料药及制剂、中药材及中成药和少数生物制品等，不适用于液体药品。

干燥失重测定法的原理较为简单，即在常压或减压状态下，经加热或常温干燥一定时间，使药品中的挥发性物质(如水分、其他可挥发性物质等)挥发，测量干燥前后供试(药)品的恒定重量，即可计算出供试品的减失重量百分率。

因此，干燥失重测定法可分为常压干燥法和减压干燥法两种(减压有助于除去水分与挥发性物质)。常压干燥法和减压干燥法又可分别分为室温干燥法和恒温干燥法。恒温常压干燥法适用于对热较稳定的药品；恒温减压干燥法适用于对热较不稳定或其水分较难除尽的药品。此外，干燥器干燥法适用于不能加热干燥的药品。

干燥失重测定法标准操作规程

1. 目的

建立干燥失重测定法标准操作规程，规范干燥失重测定法检验操作，保证检验操作规范化。

2. 适用范围

适用于干燥失重测定法的检验操作。

3. 职责

检验员负责本操作规程的执行。

4. 内容

4.1　概述

本法(《中国药典》2025年版四部通则0831)中的“干燥失重”系指待测药品在规定条

件下进行干燥，测定药品在干燥过程中失去的吸附水、结晶水和挥发性物质的总量，通常以百分率表示。

4.2 仪器与用具

4.2.1 称量瓶，用于供试品的置放和称量，常为单层玻璃盖扁形称量瓶。

4.2.2 普通恒温干燥箱(烘箱)，控温精度±1℃，用于常压干燥法。

4.2.3 恒温减压干燥箱，用于室温或恒温减压干燥法。

4.2.4 (玻璃)减压干燥器，主要用于室温减压干燥法。

4.2.5 普通玻璃干燥器，用于平衡干燥后的称量瓶温度。

4.2.6 真空泵，用于减压干燥器或恒温减压干燥箱的真空减压。

4.2.7 分析天平，感量应不低于0.1 mg。

4.3 试药与试剂

4.3.1 五氧化二磷：吸水效力、吸水容量和吸水速度均较好，为减压干燥中常用的干燥剂。使用时，五氧化二磷应呈粉末状，如表面呈结皮现象或出现液滴，应进行更换。五氧化二磷具有腐蚀性，操作时应注意防护，切勿入口或触目。

4.3.2 无水氯化钙：吸水效力较差，吸水容量及吸水速度低于五氧化二磷，为玻璃干燥器中常用的干燥剂。由于无水氯化钙吸水后生成的水合物不十分稳定，温度升高时能释放出水分，因此样品在较高的温度下干燥后，如在置有氯化钙的干燥器中放冷，往往不易恒重，此时，建议使用其他干燥剂。

4.3.3 硅胶：硅胶的吸水效力仅次于五氧化二磷，为干燥器中常用的干燥剂。变色硅胶是加有氯化钴的硅胶，吸水后生成含2分子结晶水的氯化钴而呈红色，即应更换；吸水后，经140℃干燥后转变为无水氯化钴而呈蓝色，可继续使用。干燥时的温度不可超过140℃，以免裂成粉末而破坏毛细孔，影响吸水作用。干燥剂应及时更换，使其保持在有效状态。

4.4 操作方法

4.4.1 称样：取供试品，混合均匀(如为较大结晶，应先迅速捣碎使成2 mm以下的小粒)。称取约1 g或各品种项下所规定的重量，置于与供试品同样条件下干燥至恒重的扁形称量瓶中(供试品平铺厚度不可超过5 mm，如为疏松物质，厚度不可超过10 mm)，精密称定。

4.4.2 干燥：除另有规定外，照各品种项下规定的条件干燥。干燥时，应将瓶盖取下，置称量瓶旁，或将瓶盖半开。取出前须将称量瓶盖好。

4.4.3 称重

4.4.3.1 用干燥器干燥的供试品，干燥后即可称定重量。

4.4.3.2 置恒温干燥箱(烘箱)或恒温减压干燥箱内干燥的供试品，应在干燥后取出置干燥器中放冷至室温(一般需30～60分钟)，再称定重量。

4.4.4 恒重：称定后的供试品按4.4.2和4.4.3操作，直至恒重。

4.5 记录与计算

4.5.1 记录干燥时的温度、压力、干燥剂的种类、干燥与放冷至室温的时间，以及称量及恒重的数据、计算和结果(如做平行试验,取其平均值)等。

4.5.2　按式(2-11)计算干燥失重,%。

$$干燥失重(\%)=\frac{W_1+W_2-W_3}{W_1}\times 100\% \qquad (2-11)$$

式中,W_1 为供试品的重量,g;W_2 为称量瓶恒重的重量,g;W_3 为称量瓶与供试品恒重的重量,g。

4.6　结果与判定

计算结果按“有效数字和数值的修约及其运算”操作规范修约,使其与标准中规定限度的有效数位一致。其数值小于或等于限度值的,判为符合规定;大于限度值的,判为不符合规定。如规定为限度范围时,测得的数值在限度范围之内的,判为符合规定,不在限度范围之内的,判为不符合规定。

4.7　注意事项

4.7.1　当供试品的含量测定“按干燥品计算”时,应取未经干燥的供试品进行试验,测定后再按干燥品计算,因而干燥失重的数据将直接影响含量测定的结果。当供试品具有引湿性时,宜将干燥失重与含量测定的取样放在同一时间进行。

4.7.2　供试品如未达到规定的干燥温度即融化,除另有规定外,应先将供试品在低于熔点 5～10 ℃的温度下干燥至大部分水分除去后,再按规定条件干燥。

4.7.3　为防止干燥箱加热温度出现冲高现象,特别是对于干燥温度较低或干燥时间有明确要求的供试品,宜等干燥箱温度恒定后再放入待干燥的供试品,按规定条件进行干燥,同时记录干燥开始的时间。

4.7.4　当使用减压干燥器(通常为室温)或恒温减压干燥器(温度应按各品种项下规定设置,含糖颗粒一般在 80 ℃减压干燥)时,除另有规定外,压力应在 2.67 kPa(20 mmHg)以下,并宜选用单层玻璃盖的称量瓶。如用玻璃盖为双层中空,减压时称量瓶盖切勿放入减压干燥箱(器)内,应放在另一普通干燥器内。减压干燥器(箱)内部为负压,开启前应注意缓缓旋开进气阀,使干燥空气缓慢进入,并避免气流吹散供试品。

4.7.5　初次使用新的玻璃减压干燥器时,应先将外部用厚布包好或加适宜的外套,再行减压,以防破碎伤人。

4.7.6　称量瓶应编码标记,瓶盖与称量瓶应编码一致,以免混淆。称量瓶放入干燥箱内的位置、先后次序、在干燥器内的放冷时间、称量顺序以及称量用的电子天平,均应前后一致。同一干燥器内同时放置的称量瓶不宜过多,否则不易获得恒重。

4.7.7　称定扁形称量瓶和供试品以及干燥后的恒重,均应准确至 0.1 mg。

4.7.8　测定胶囊或片剂时,如为胶囊,应至少取 4 粒胶囊的内容物,混匀后取样;如为片剂,应至少取 4 片,研细混匀后取样。

4.7.9　五氧化二磷具有腐蚀性,对皮肤有刺激和灼烧作用,操作时应注意防护,切勿入口或触目。

4.7.10　恒重,除另有规定外,系指在规定条件下连续两次干燥后称重的差异在 0.3 mg 以下;干燥至恒重的第二次及以后各次称重均应在规定条件下继续干燥 1 小时后进行。

必须注意，干燥失重测定法测定药品中的水分或其他挥发性物质，此外，尽管干燥失重法通常用于测定水分，但其测定的仅是在规定条件下药品中可挥发的水分，不能测定所有形态的水分如某些结晶水。

小组讨论

如何检查药用辅料中的水分？水分测定法和干燥失重测定法有何区别？

干燥失重测定法的记录项目参见表 2－J7。

表 2－J7　干燥失重测定法原始记录

第　　页　　共　　页

日期：　　　　　　温度/℃：　　　　　　相对湿度/%：

样品编号			样品名称		
批　　号					
检验依据	□《中国药典》2025 年版四部通则 0831 □其他				
仪器型号			仪器编号		
天平型号			仪器编号		
干燥条件		干燥时间：□　　小时 □至恒重		压力：　　kPa	
称量瓶恒重					
恒重时间		供试品 1#		供试品 2#	
称量瓶首次恒重时间		称量瓶重量/g		称量瓶重量/g	
恒重时间		称量瓶重量/g		称量瓶重量/g	
加样称量					
称重时间		称量瓶+样品重量/g		称量瓶+样品重量/g	
样品干燥恒重					
样品首次恒重时间		恒重后总重量		恒重后总重量	
恒重时间		恒重后总重量		恒重后总重量	

续表

<table>
<tr><td colspan="4" align="center">结果计算与判定</td></tr>
<tr><td colspan="4">计算公式：干燥失重(%) $= \frac{m_1 - m_2}{m_1 - m_0}$
(式中，m_0 为恒重的称量瓶重量，g；m_1 为干燥前样品＋称量瓶重量，g；m_2 为干燥后样品＋称量瓶重量，g)</td></tr>
<tr><td colspan="4">标准要求：干燥失重限度值</td></tr>
<tr><td>供试品 1#
干燥失重</td><td></td><td>供试品 2#
干燥失重</td><td></td></tr>
<tr><td>结　　论</td><td colspan="3">□(均)符合规定　　□(均)不符合规定</td></tr>
<tr><td colspan="4">检验者：　　　　校对者：　　　　审核者：
日　期：　　　　日　期：　　　　日　期：</td></tr>
</table>

小组讨论

某化验员在进行干燥失重检查时，取来扁型称量瓶，精密称定后，取该品种项下规定重量的样品，平铺于称量瓶中，精密称定，在 105 ℃进行干燥(首次干燥 1 小时，第 2 次 0.5 小时)。干燥时，称量瓶盖半开，取出置干燥器中，放冷至室温约 30 分钟(第一次取出放于实验室，第二次放在天平旁边)，精密称定，计算干燥失重。请指出操作中有哪几处错误。

四、炽灼残渣检查法

炽灼残渣系指将有机药物经加热灼烧至完全炭化或无机药物加热分解后，再加适量硫酸湿润，于 700～800 ℃高温炽灼至灰化完全后遗留的无机杂质。美国、欧洲、日本等药典均收载炽灼残渣项，其中《欧洲药典》称为硫酸灰分。

在高温灼烧时，物质发生一系列物理和化学变化，最后有机成分挥发逸散，而无机成分则残留下来，这些残留物称为灰分，为各种矿物元素的氧化物。主要元素有 Ca、Mg、K、Na、Si、P、S、Fe、Al 等，此外尚有微量元素，总数不少于 60 种。

炽灼残渣通常用于有机药物中非挥发性无机杂质的检查与控制，一般规定限度为 0.1%。这样小量的污染一般不易用色谱检测，或从含量测定的结果中反映出来，因而用炽灼残渣来控制各种无机杂质，是一种简便的方法，属于纯度检查。

炽灼残渣检查法标准操作规程

1. 目的

建立炽灼残渣检查法标准操作规程，规范炽灼残渣检查法检验操作，保证检验操作规范化。

2. 适用范围

适用于炽灼残渣检查法的检验操作。

3. 职责

检验员负责本操作规程的执行。

4. 内容

4.1 概述

本法(《中国药典》2025年版四部通则0841)中的"炽灼残渣"系指将供试品置已炽灼至恒重的坩埚中,精密称定,缓缓炽灼至完全灰化,放冷;除另有规定外,加硫酸0.5～1 mL使湿润,低温加热至硫酸蒸气除尽后,在700～800 ℃炽灼使完全灰化,移至干燥器,放冷,精密称定,再在700～800 ℃炽灼至恒重,即得。

4.2 仪器与用具

高温炉(温度准确度及波动度均不得超过±25 ℃)、坩埚、坩埚钳、通风柜、分析天平(分度值0.1 mg)、加热设备、干燥器(内置干燥剂)。

4.3 试药与试剂

硫酸(分析纯)。

4.4 操作方法

4.4.1 空坩埚恒重:取洁净坩埚置高温炉内,将坩埚盖斜盖于坩埚上,加热至700～800 ℃炽灼30～60分钟,停止加热,待高温炉温度冷却至约300 ℃,取出坩埚,置适宜的干燥器内,盖好坩埚盖,放冷至室温(一般约需60分钟),精密称定坩埚重量(准确至0.1 mg)。再以同样条件重复操作,直至恒重,备用。

4.4.2 称取供试品:取供试品1.0～2.0 g或各品种项下规定的重量,置已炽灼至恒重的坩埚内,精密称定。

4.4.3 炭化:将盛有供试品的坩埚置电炉上缓缓灼烧(应避免供试品受热骤然膨胀或燃烧而逸出),炽灼至供试品全部炭化呈黑色,并不再冒烟,放冷至室温(以上操作应在通风柜内进行)。

4.4.4 灰化:除另有规定外,滴加硫酸0.5～1 mL,使炭化物全部湿润,继续在电炉上加热至硫酸蒸气除尽,白烟完全消失(以上操作应在通风柜内进行)。将坩埚置高温炉内,坩埚盖斜盖于坩埚上,在700～800 ℃炽灼约60分钟,使供试品完全灰化。

4.4.5 恒重:按操作方法4.4.1自"停止加热,待高温炉"起,依法操作,直至恒重。

4.5 记录与计算

4.5.1 记录:记录供试品的取用量,炽灼的温度、时间,以及坩埚及残渣的恒重数据、计算与结果等。

4.5.2 按式(2-12)计算炽灼残渣,%。

$$\text{炽灼残渣}(\%)=\frac{\text{残渣}+\text{坩埚恒重重量}-\text{空坩埚恒重重量}}{\text{供试品重量}}\times 100\% \qquad (2-12)$$

4.6 结果与判定

计算结果按"有效数字和数值的修约及其运算"修约,使其与标准中规定限度的有效数位一致。其数值小于或等于限度值时,判为符合规定(当限度规定≤0.1%,而实验结果符合规定时,报告数据应为"小于0.1%"或"为0.1%");其数值大于限度值时,则判为不符合规定。

4.7 注意事项

4.7.1 供试品在放入高温炉前的炽灼操作应在通风柜内进行，并注意遮挡气流防止坩埚内物质被吹出。供试品放入高温炉前，务必完全炭化并除尽硫酸蒸气。必要时，高温炉应加装排气管道。

4.7.2 供试品的取用量，除另有规定外，一般为 1.0～2.0 g（炽灼残渣限度为 0.1%～0.2%）。如有限度较高的品种，可调整供试品的取用量，使炽灼残渣的量为 1～2 mg。

4.7.3 坩埚应编码标记，盖子与坩埚应编码一致。从高温炉中取出时的温度、先后次序、在干燥器内的放冷时间以及称量顺序，均应前后一致；同一干燥器内同时放置的坩埚不宜过多，否则不易达到恒重。

4.7.4 坩埚放冷后干燥器内易形成负压，应小心开启干燥器，以免吹散坩埚内的轻质残渣。

4.7.5 炽灼残渣如需留作重金属检查，炽灼温度必须控制在 550 ℃±50 ℃。

4.7.6 如供试品中含有碱金属或氟元素，可腐蚀瓷坩埚，应使用铂坩埚。在高温条件下夹取热铂坩埚时，宜用钳头包有铂层的坩埚钳。

4.7.7 开关炉门时，应注意勿损坏耐火绝缘层。

4.7.8 炽灼至恒重，除另有规定外，系指在规定温度下连续两次炽灼后的重量差异在 0.3 mg 以下，炽灼至恒重的第二次称重应在继续炽灼 30 分钟后进行。

炽灼残渣检查法需要记录坩埚信息、空坩埚恒重数据、供试品称样量、炭化阶段描述、硫酸处理参数、灰化条件、结果计算与复核，记录项目参见表 2-J8。

表 2-J8 炽灼残渣检查法原始记录

第　页　共　页

日期：　　温度/℃：　　相对湿度/%：

<table>
<tr><td colspan="2">样品编号</td><td colspan="2"></td><td>样品名称</td><td></td></tr>
<tr><td colspan="2">批　号</td><td colspan="4"></td></tr>
<tr><td colspan="2">检验依据</td><td colspan="4">□《中国药典》2025 年版四部通则 0841
□其他</td></tr>
<tr><td colspan="2">仪器型号</td><td colspan="2"></td><td>仪器编号</td><td></td></tr>
<tr><td colspan="2">天平型号</td><td colspan="2"></td><td>天平编号</td><td></td></tr>
<tr><td colspan="2">炽灼温度</td><td colspan="2"></td><td>硫酸批号</td><td></td></tr>
<tr><td colspan="6">空坩埚恒重</td></tr>
<tr><td colspan="2">炽灼时间</td><td colspan="2">供试品 1#</td><td colspan="2">供试品 2#</td></tr>
<tr><td>坩埚首次炽灼时间</td><td></td><td>空坩埚重量/g</td><td></td><td>空坩埚重量/g</td><td></td></tr>
</table>

续表

<table>
<tr><td>恒重
时间</td><td></td><td>空坩埚
重量/g</td><td></td><td>空坩埚
重量/g</td><td></td></tr>
<tr><td colspan="6">加样称量</td></tr>
<tr><td>称重
时间</td><td></td><td>空坩埚+
样品重量/g</td><td></td><td>空坩埚+
样品重量/g</td><td></td></tr>
<tr><td colspan="6">样品炽灼</td></tr>
<tr><td>样品首次炽灼
时间</td><td></td><td>炽灼后
总重量</td><td></td><td>炽灼后
总重量</td><td></td></tr>
<tr><td>恒重
时间</td><td></td><td>炽灼后
总重量</td><td></td><td>炽灼后
总重量</td><td></td></tr>
<tr><td colspan="6">结果计算与判定</td></tr>
<tr><td colspan="6">计算公式：炽灼残渣% $=\dfrac{M_2-M_S}{M_1-M_S}\times100\%$
（式中，M_S 为恒重的坩埚重量，g；M_1 为炽灼前坩埚与样品的重量，g；M_2 为炽灼后坩埚与样品的重量，g）</td></tr>
<tr><td colspan="6">标准要求：炽灼残渣限度值</td></tr>
<tr><td>供试品 1#
炽灼残渣</td><td colspan="2"></td><td>供试品 2#
炽灼残渣</td><td colspan="2"></td></tr>
<tr><td>结　　论</td><td colspan="5">□(均)符合规定　　□(均)不符合规定</td></tr>
<tr><td colspan="2">检验者：
日　期：</td><td colspan="2">校对者：
日　期：</td><td colspan="2">审核者：
日　期：</td></tr>
</table>

五、钙盐和重金属检查法

辅料中残留的钙盐超标可能会与药物中其他成分发生相互作用，也可能导致药物降解，影响药物的效果或产生不良反应。供试品中微量钙盐在溶液中能与草酸铵试液作用，生成草酸钙变浑浊，判定供试品中是否含有钙盐。

辅料中重金属含量超标会直接影响最后制剂中重金属的含量，药品含有重金属不但会影响药效，还会对人体健康造成威胁，要严格按照标准控制药品中重金属的含量。所以，药用辅料中重金属的检测是药品检验中常见项目，检测元素种类包括铜、铅、铬、镍、锡等。具体方法参考“项目一　纯化水的质量检验”相关部分。

任务五　撰写可压性蔗糖的检验报告书

可压性蔗糖检验报告书见表 2-8。

表 2-8　可压性蔗糖检验报告书

检品名称：	检品编号：	检验目的：
批号：	规格：	检验项目：
生产单位：	供样单位：	检验日期：
检验依据：	报告日期：	
检验项目	标准规定	检验结果
[性状]	应为白色或类白色结晶性粉末或微小颗粒	
[鉴别]		
(1) 比旋度	应不小于+62.6°	
(2) 红外光谱	应与对照品的图谱一致	
[检查]		
氯化物	不得更浓(0.012 5%)	
硫酸盐	不得更浓(0.01%)	
干燥失重	不得超过 1.0%	
炽灼残渣	不得超过 0.1%	
钙盐	应保持澄清	
重金属	不得超过百万分之五	
[含量测定]	含蔗糖($C_{12}H_{22}O_{11}$)应为 95.0%～98.0%	
结论：		

检验人：　　　　复核人：　　　　负责人：

任务六　项目总结与评价

一、画出本项目的流程

二、项目评价标准

可压性蔗糖的质量检验考核表见表 2－9。

表 2－9　可压性蔗糖的质量检验考核表

班级：　　　　　　　　　　　学号：　　　　　　　　　　姓名：

指标属性及配分	序号	评价指标要素	评价依据	分值	考评记录		
					学生自评	小组互评	教师评价
预习 10 分	1	阅读项目相关材料		5			
	2	积极参加讨论，完成小组任务		5			
准备 20 分	3	实验室安全	遵守实验室安全规则制度	3			
	4	文件准备	准备项目的标准操作规程和原始记录	5			
	5	试剂准备	正确选择试药、试剂	3			
	6	试液配制	按照规定正确、规范地配制试液	5			
	7	仪器准备	保证仪器选择正确，能正常使用	4			
专业能力 50 分	8	方案准备	完成任务前认真预习	3			
	9	标准解读	标准解读正确、规范	5			
	10	仪器洗涤	仪器的洗涤方法正确	2			
	11	称量操作	药品的称量操作符合要求、规范	3			
	12	药品的溶解	符合要求、规范	2			
	13	样品配制	样品和流动性配制处理得当	5			
	14	实验操作	符合要求、规范	20			
	15	资料规范填写	原始记录、仪器使用记录及时、规范填写	5			
	16	结果判定	结果的比较方法、结论正确	2			
	17	检验报告单	检验报告单填写规范	3			
职业素养 15 分	18	实验防护	实验过程中通风橱、护目镜及防护手套使用及时、规范	3			
	19	标识记录	操作过程中及时做好各种标识，防止混淆	2			
	20	职业习惯	操作过程系统条理，质量意识、环保意识、无菌意识强	5			
	21	实验整理与清洁	操作过程中台面整洁，仪器等洗刷干净并及时归位，废液与废纸的处理符合规范	3			
	22	诚实可信	实验测定中无作弊等行为	2			

续表

指标属性及配分	序号	评价指标要素	评价依据	分值	考评记录		
					学生自评	小组互评	教师评价
劳动意识5分	23	检验完毕后，自主清理实验台，打扫实验室卫生		4			
	24	操作中爱护仪器、沉着细心		1			
考评小计				100			

三、项目考核

（一）单项选择题

1. 下列关于药物杂质的叙述正确的是（　　）。

A. 杂质可以完全除尽

B. 杂质也具有一定的治疗作用

C. 杂质的存在影响药物的纯度，但不会影响其稳定性

D. 杂质的引入在药物生产与贮藏过程中不可避免

2. 下列描述中哪一个是正确的比色方法（　　）。

A. 供试管与对照管同置白色背景下，从比色管上方向下观察

B. 供试管与对照管同置白色背景下，从水平方向观察

C. 供试管与对照管同置黑色背景下，从比色管上方向下观察

D. 供试管与对照管同置白色背景下，从比色管下方向上观察

3. 对干燥失重法的描述不正确的是（　　）。

A. 硅胶为常用的干燥剂

B. 对受热不稳定的药物可采用减压干燥法

C. 五氧化二磷可重复使用

D. 硅胶可重复使用

4. 用硝酸银试液作沉淀剂，进行药物中氯化物的检查时，为了调整溶液适宜的酸度使用（　　）。

A. 稀 HNO_3　　B. NaOH 试液

C. 稀 H_2SO_4　　D. 稀 HCl

5. 检查重金属时，若以硫代乙酰胺为显色剂，所用缓冲液及其 pH 为（　　）。

A. 磷酸盐缓冲液，pH＝2.5　　B. 醋酸盐缓冲液，pH＝3.5

C. 醋酸盐缓冲液，pH＝4.5　　D. 醋酸盐缓冲液，pH＝5.5

6. 检查重金属时，为消除供试液颜色的干扰，可加入（　　）。

A. 稀焦糖溶液　　B. 维生素 C　　C. 氯化钠　　D. 稀盐酸

7. 不属于一般杂质检查项目的是（　　）。

A. 氯化物　　B. 重金属　　C. 崩解时限　　D. 砷盐

8. 干燥剂干燥法适用于哪种类型的药物(　　)。

A. 水分很难赶除的药物　　B. 受热较稳定的药物

C. 熔点低的药物　　D. 易升华的药物

9. 药物中的重金属是指(　　)。

A. 能与金属络合剂反应的金属　　B. 能与硫代乙酰胺试液反应显色的金属

C. 碱金属　　D. 密度较大的金属

10. 干燥失重主要是检查药物中(　　)。

A. 遇硫酸呈色的有机杂质　　B. 水分及其他挥发性物质

C. 表面水　　D. 结晶水

11. 若炽灼残渣留作重金属检查,则炽灼温度应在(　　)。

A. 400～500 ℃　　B. 350～450 ℃

C. 500～600 ℃　　D. 700～800 ℃

12. 氯化物检查的意义为(　　)。

A. 考查对有效物质的影响

B. 考查对药物疗效有不利影响的杂质

C. 考查对人体健康有害的物质

D. 可以考核生产工艺是否正常和反映药物的纯度水平

13. 可以和硝酸银试剂反应生成白色沉淀的杂质是(　　)。

A. 重金属　　B. 砷盐　　C. 硫酸盐　　D. 氯化物

14. 下列叙述中不准确的说法是(　　)。

A. 鉴别反应完成需要一定时间　　B. 鉴别反应不必考虑“量”的问题

C. 鉴别反应要有一定专属性　　D. 鉴别反应须在一定条件下进行

15. 红外吸收光谱的产生是由于(　　)。

A. 分子外层电子、振动、转动能级的跃迁

B. 原子外层电子、振动、转动能级的跃迁

C. 分子振动-转动能级的跃迁

D. 分子外层电子的能级跃迁

16. 红外光谱法,试样状态可以为(　　)。

A. 气体状态　　B. 固体、液体状态

C. 固体状态　　D. 气体、液体、固体状态

17. 能作为色散型红外光谱仪色散元件的材料为(　　)。

A. 玻璃　　B. 石英

C. 卤化物晶体　　D. 有机玻璃

18. 测定旋光度过程中,溶液配制与测定时温度应调节至(　　)。

A. 10 ℃　　B. 20 ℃±0.5 ℃

C. 25 ℃±0.1 ℃　　D. 室温

19. 测定旋光度的药物分子结构特点是(　　)。

A. 饱和结构　　B. 不饱和结构

C. 具有光学活性(含不对称碳原子)　　D. 共轭结构

20. 熔点是指一种物质按照规定方法测定(　　)。

A. 初熔时的温度　　B. 全熔时的温度

C. 自初熔至全熔的一段温度　　D. 自初熔至全熔的中间温度

(二) 多项选择题

1. 下面哪些是“信号杂质”(　　)。

A. 氯化物　　B. 残留溶剂　　C. 重金属　　D. 硫酸盐

E. 砷盐

2. 干燥失重测定常用的干燥方法有(　　)。

A. 恒温干燥　　B. 干燥剂干燥

C. 减压恒温干燥　　D. 减压室温干燥

E. 冷冻干燥

3. 干燥剂法常用的干燥剂有(　　)。

A. 硝酸　　B. 硫酸　　C. 五氧化二磷　　D. 醋酸

E. 硅胶

4. 在《中国药典》2025年版收录的“残留溶剂测定法”中,对第一类溶剂的描述正确的是(　　)。

A. 毒性较大　　B. 对环境有害

C. 尚无足够的毒理学资料　　D. 尽量避免使用

E. 具有致癌作用

5. 杂质限量常用的表示方法有(　　)。

A. mol/L　　B. 百分之几

C. %　　D. 百万分之几

E. μg

6. 在药物的杂质限量计算公式 $L=\frac{V\times C}{S}\times 100\%$ 中(　　)。

A. $V\times C$ 和 S 的计量单位可以都是 mg

B. $V\times C$ 和 S 的计量单位可以都是 g

C. V、C 和 S 的计量单位可以依次是 mL、mg/mL 和 g

D. V、C 和 S 的计量单位可以依次是 mL、μg/mL 和 μg

E. V、C 和 S 的计量单位可以依次是 mL、mg/mL 和 mg

7. 在药物的一般杂质中必须严格控制限量的是(　　)。

A. 氯化物　　B. 铁盐

C. 砷盐　　D. 以铅为主的重金属

E. 硫化物

8. 《中国药典》收载的药品质量标准的检查项下包括(　　)。

A. 外观的检查　　B. 安全性的检查

C. 纯度的检查　　D. 有效性的检查

E. 物理常数的检查

9. 杂质来源于(　　)。

A. 中间体、副产物　　B. 生产所用器皿

C. 药物氧化、分解产物　　D. 异构体

E. 试剂、催化剂等

10. 氯化物检查时,若溶液浑浊,可采取(　　)。

A. 过滤后再测定

B. 用含有硝酸的水洗净滤纸中 Cl^- 后过滤样品,再测定

C. 用含有盐酸的水洗净滤纸中 SO_4^{2-} 后过滤样品,再测定

D. 用干燥垂熔漏斗过滤后再测定

E. 用蒸馏水洗净滤纸后过滤样品,再测定

(三) 简答题

1.《中国药典》采用红外光谱法鉴别时,试样制备方法有哪些?

2. 简述杂质的来源和杂质检查的意义。

3. 试述氯化物、硫酸盐、重金属的检查原理,反应条件、标准溶液及最适宜的浓度范围。

4. 什么叫干燥失重?常用干燥失重测定法有哪些?“干燥失重”与“水分”有何区别?

5. “炽灼残渣”指什么?检查时需注意什么问题?

6. 测定旋光度时为什么样品管内不能有气泡?如有气泡如何处理?

7. 如果某药品溶液浓度为 5.1 mg/mL,旋光管的长度为 2 dm,测得旋光度的读数为 +1.54°、+1.55°、+1.56°,供试品的比旋度为多少?

项目三 阿司匹林原料药的质量检验

项目目标

1. 依据《中国药典》要求，完成阿司匹林的化学鉴别及仪器鉴别，规范记录特征吸收峰与反应现象，培养药典标准解读与基础检验能力。

2. 按药典通则完成阿司匹林原料药的检查，掌握比浊法、紫外分光光度法等操作，强化杂质风险控制意识。

3. 通过酸碱滴定测定阿司匹林含量，独立完成滴定液标定、平行试验及数据修约，分析操作误差来源并提出优化建议。

4. 整合鉴别、检查与含量测定结果，形成完整检验报告；遵守腐蚀性试剂及有毒溶剂的防护规程，树立从原料药质量检验的全局质量管理观念。

医药故事

一个百年良药，一个害人毒品：均始于乙酰基

1897 年，德国化学家费利克斯·霍夫曼在拜耳实验室完成了一项改写医学史的化学试验：他将水杨酸的羟基进行乙酰化反应，并结晶出能够医用的纯化乙酰水杨酸。这一成果不仅保留了水杨酸的抗炎特性，更显著降低了其对消化道的刺激性损伤。该化合物被命名为“阿司匹林”，成为人类历史上首个通过化学修饰天然产物实现毒副作用可控的合成药物，开创了非甾体抗炎药的先河。

然而，这一成功却埋下了意想不到的伏笔。霍夫曼受乙酰化策略启发，试图通过类似结构修饰解决另一难题——将吗啡的苯环羟基进行双乙酰化以降低其成瘾性。1898 年诞生的二乙酰吗啡被命名为“海洛因”，拜耳公司以“非成瘾性止咳药”为卖点大规模推广。但后续研究揭示，双乙酰基的引入大幅提升药物脂溶性，使其穿透血脑屏障的效率较吗啡提升 300%，在脑内快速水解为强效阿片受体激动剂，最终导致海洛因的成瘾强度达到吗啡的 10 倍。

同样是对天然成分的化学改造，阿司匹林因严格检测杂质成为救人良药，而海洛因却因忽视代谢风险（未发现它在体内会转化成致命毒素）沦为“世纪灾难”。这揭示了一个铁律——药物研发不能只盯着效果，更要同步升级安全检测手段。从早期简单测纯度，到如今用人工智能预测毒性、用高精度仪器追踪药物在体内的变化，科技的进步让药品从实验室到药柜的每一步都有“安全锁”。药片背后的每一次突破，既是对科学的挑战，更是对生命责任的考验。只有让检测技术跑在创新的前面，才能让治病救人的初衷不被未知风险吞噬。

项目概述

原料药作为制剂的重要成分，其质量是至关重要的。原料药的质量如果不能得到保证，后续药物的质量将受到直接影响。药品生产企业应按照有关要求、产品的特性和工艺

的要求等制定物料的质量标准并检验、放行。对入厂的物料进行全项检验还是部分检验，应基于风险管理的原则，结合物料在产品中的作用、供应商质量等情况进行综合评估。

用于原料药生产的物料，根据《药品生产质量管理规范》附录 2 原料药第十五条的规定，生产企业“应当对每批物料至少做一项鉴别试验。如原料药生产企业有供应商审计系统时，供应商的检验报告可以用来替代其他项目的测试”。同时第十七条规定，企业“应当对首次采购的最初三批物料全检合格后，方可对后续批次进行部分项目的检验，但应当定期进行全检，并与供应商的检验报告比较。应当定期评估供应商检验报告的可靠性、准确性”。第十六条还规定，“工艺助剂、有害或有剧毒的原料、其他特殊物料或转移到本企业另一生产场地的物料可以免检，但必须取得供应商的检验报告，且检验报告显示这些物料符合规定的质量标准，还应当对其容器、标签和批号进行目检予以确认。免检应当说明理由并有正式记录”。

现在部门收到请验单(表 3 - 1)，请求对本企业新原料药供应商的产品阿司匹林进行检验。

表 3 - 1　原辅料、包材请验单

样品名称:阿司匹林		请验部门:物料部
包装规格:500 g/袋		请验人:××××
批号:20230220	数量:10	请验日期:　　　年　　月　　日
厂家来源:×××药业		接单人: 年　　月　　日
请验项目:全检		
备注:		

第一联:请验部门备查
第二联:质量部门存档

项目资料

资料一:阿司匹林的结构式

阿司匹林的结构式如图 3 - 1 所示。

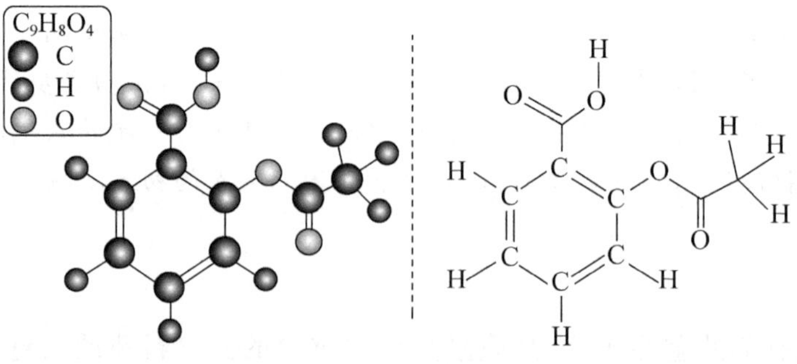

图 3 - 1　阿司匹林的结构式

资料二：阿司匹林的性质

阿司匹林的性质见表 3－2。

表 3－2　阿司匹林的性质

化学式	$C_9H_8O_4$
分子量/摩尔质量	180.16 g/mol
密度	1.35 g/cm^3
熔点	136～140 ℃
沸点	321.4 ℃

资料三：阿司匹林的健康风险

接触途径——皮肤或眼睛接触、摄入和吸入。

症状：眼睛、上呼吸道系统、皮肤刺激，凝血时间延长，呕吐和恶心。

阿司匹林通常不推荐用于 16 岁以下的儿童，因为它会增加患雷氏综合征的风险。雷氏综合征可由咳嗽、流感或水痘等引发，它可能会导致永久性的脑损伤甚至死亡。

任务一　研读标准——《中国药典》2025 年版

阿司匹林

Asipilin

Aspirin

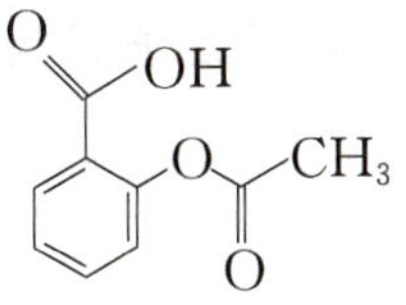

$C_9H_8O_4$　180.16

逐字阅读质量标准，根据凡例和通则准确理解突出显示文字的正确含义或试剂配制方法。

本品为 2－(乙酰氧基)苯甲酸。按干燥品计算，含 $C_9H_8O_4$ 不得少于 99.5%。

【性状】 本品为白色结晶或结晶性粉末；无臭或微带醋酸臭；遇湿气即缓缓水解。本品在乙醇中易溶，在乙醚中溶解，在水或无水乙醚中微溶；在氢氧化钠溶液或碳酸钠溶液中溶解，但同时分解。

【鉴别】 (1) 取本品约 0.1 g，加水 10 mL，煮沸，放冷，加三氯化铁试液 1 滴，即显紫堇色。

(2) 取本品约 0.5 g，加碳酸钠试液 10 mL，煮沸 2 分钟后，放冷，加过量的稀硫酸，即析出白色沉淀，并发出醋酸的臭气。

(3) 本品的红外光吸收图谱应与对照的图谱一致。

【检查】 **溶液的澄清度**　取本品 0.50 g，加温热至约 45 ℃的碳酸钠试液 10 mL 溶解后，溶液应澄清。

游离水杨酸　照高效液相色谱法(通则 0512)测定。临用新制。

溶剂　1%冰醋酸的甲醇溶液。

供试品溶液　取本品约 0.1 g,精密称定,置 10 mL 量瓶中,加溶剂适量,振摇使溶解并稀释至刻度,摇匀。

对照品溶液　取水杨酸对照品约 10 mg,精密称定,置 100 mL 量瓶中,加溶剂适量使溶解并稀释至刻度,摇匀,精密量取 5 mL,置 50 mL 量瓶中,用溶剂稀释至刻度,摇匀。

色谱条件　用十八烷基硅烷键合硅胶为填充剂;以乙腈-四氢呋喃-冰醋酸-水(20∶5∶5∶70)为流动相;检测波长为 303 nm;进样体积 10 μL。

系统适用性要求　理论板数按水杨酸峰计算不低于 5 000。阿司匹林峰与水杨酸峰之间的分离度应符合要求。

测定法　精密量取供试品溶液与对照品溶液,分别注入液相色谱仪,记录色谱图。

限度　供试品溶液色谱图中如有与水杨酸峰保留时间一致的色谱峰,按外标法以峰面积计算,不得过 0.1%。

易炭化物　取本品 0.50 g,依法检查(通则 0842),与对照液(取比色用氯化钴液 0.25 mL、比色用重铬酸钾液 0.25 mL、比色用硫酸铜液 0.40 mL,加水使成 5 mL)比较,不得更深。

有关物质　照高效液相色谱法(通则 0512)测定。

溶剂　1%冰醋酸的甲醇溶液。

供试品溶液　取本品约 0.1 g,置 10 mL 量瓶中,加溶剂适量,振摇使溶解并稀释至刻度,摇匀。

对照溶液　精密量取供试品溶液 1 mL,置 200 mL 量瓶中,用溶剂稀释至刻度,摇匀。

水杨酸对照品溶液　见游离水杨酸项下对照品溶液。

灵敏度溶液　精密量取对照溶液 1 mL,置 10 mL 量瓶中,用溶剂稀释至刻度,摇匀。

色谱条件　用十八烷基硅烷键合硅胶为填充剂;以乙腈-四氢呋喃-冰醋酸-水(20∶5∶5∶70)为流动相 A,乙腈为流动相 B,按表 3-3 进行梯度洗脱;检测波长为 276 nm;进样体积 10 μL。

表 3-3　色谱梯度洗脱表

时间/min	流动相 A/%	流动相 B/%
0	100	0
60	20	80

系统适用性要求　阿司匹林峰的保留时间约为 8 分钟,阿司匹林峰与水杨酸峰之间的分离度应符合要求。灵敏度溶液色谱图中主成分峰高的信噪比应大于 10。

测定法　精密量取供试品溶液、对照溶液、灵敏度溶液与水杨酸对照品溶液,分别注入液相色谱仪,记录色谱图。

限度　供试品溶液色谱图中如有杂质峰,除水杨酸峰外,其他各杂质峰面积的和不得大于对照溶液主峰面积(0.5%),小于灵敏度溶液主峰面积的色谱峰忽略不计。

干燥失重　取本品,置五氧化二磷为干燥剂的干燥器中,在 60 ℃减压干燥至恒重,减失重量不得过 0.5%(通则 0831)。

炽灼残渣 不得过 0.1%(通则 0841)。

重金属 取本品 1.0 g,加乙醇 23 mL 溶解后,加醋酸盐缓冲液(pH 3.5)2 mL,依法检查(通则 0821 第一法),含重金属不得过百万分之十。

【含量测定】 取本品约 0.4 g,精密称定,加中性乙醇(对酚酞指示液显中性)20 mL 溶解后,加酚酞指示液 3 滴,用氢氧化钠滴定液(0.1 mol/L)滴定。每 1 mL 氢氧化钠滴定液(0.1 mol/L)相当于 18.02 mg 的 $C_9H_8O_4$。

【类别】 解热镇痛、非甾体抗炎药,抗血小板聚集药。

【贮藏】 密封,在干燥处保存。

【制剂】 (1)阿司匹林片;(2)阿司匹林肠溶片;(3)阿司匹林肠溶胶囊;(4)阿司匹林泡腾片;(5)阿司匹林栓。

任务二 完成阿司匹林的性状和鉴别试验

药物的鉴别试验是根据药物的分子结构、理化性质,利用物理、化学或生物学等方法来判断药物真伪的分析方法。药物鉴别是药品质量控制的一个重要环节,鉴别药物的真伪是保证药品安全、有效的前提条件,是药品检验中的首要任务。鉴别试验方法是用来证实贮藏在有标签容器中的药物是否为其所标示的药物,而不是对未知物进行定性分析。

鉴别项下规定的试验方法,仅适用于鉴别药物的真伪,对于原料药,还应结合性状项下的外观和物理常数进行确认。药物鉴别的方法主要有化学鉴别法、光谱法、色谱法和生物学方法等。任务准备清单见表 3-4。

表 3-4 任务准备清单

检验资料	名称		项目名称	准备情况
	药品质量标准			□齐全/□缺少
	标准操作规程			□齐全/□缺少
	检验原始记录			□齐全/□缺少
药品试剂及耗材	名称	总耗量	领取人	剩余试剂量
实验仪器	名称	型号	数量	准备情况

续表

试液配制	试液	配制方法	配制人

一、性状

阿司匹林原料药的性状应根据检验中观察到的情况如实描述药品的外观，不可照抄标准上的规定。标准中的臭、味和引湿性（或风化性）等，一般可不予记录，但遇异常时，应详细描述。此项一般不作为必须检验的项目，但遇有异常需进行此项检查时，应详细记录供试品的称量、溶剂及其用量、温度和溶解时的情况等，可参考“项目二　可压性蔗糖的质量检验”相关部分。

二、化学鉴别法

化学鉴别法系指根据药物与化学试剂在一定条件下发生离子反应或官能团反应，产生不同颜色、生成不同沉淀、呈现不同荧光或放出不同气体等现象，从而作出定性检测结论。如果供试品的鉴别试验结果与质量标准中的相符，则可认为该项鉴别试验符合规定，或称为“阳性反应”。化学鉴别法是药物检测中最常用的鉴别方法，包括一般鉴别试验和专属鉴别试验。

阿司匹林的鉴别中，化学鉴别法有：

(1) 取本品约 0.1 g，加水 10 mL，煮沸，放冷，加三氯化铁试液 1 滴，即显紫堇色。

(2) 取本品约 0.5 g，加碳酸钠试液 10 mL，煮沸 2 分钟后，放冷，加过量的稀硫酸，即析出白色沉淀，并发出醋酸的臭气。

化学鉴别试验标准操作规程

1. 目的

建立化学鉴别试验标准操作规程，保证正确操作。

2. 适用范围

适用于药品的化学鉴别试验操作。

3. 职责

检验员负责本操作规程的执行。

4. 内容

4.1　概述

化学鉴别试验是通过化学反应试验来证明药品中含有某一离子或基因，而不是对未知物进行定性分析，应结合其他鉴别试验和性状项下的描述，才能证实供试品的真实性。

4.2 仪器与用具

所有仪器与用具要求洁净，以免干扰化学反应。

4.3 试药与试剂

4.3.1 试药应符合《中国药典》2025 年版四部通则 8001 的要求，使用时应研成粉末或配成试液。

4.3.2 试液除另有规定外均应按《中国药典》2025 年版四部通则 8002 试液项下的方法进行配制和贮藏，要求新配制的，必须临用新制。

4.4 操作方法

同药品质量标准下规定。

4.5 注意事项

4.5.1 供试品和供试液的取用量应按各品种项下的规定，固体供试品应研成细粉；液体供试品如果太稀可浓缩，如果太浓可稀释。

4.5.2 试药和试液的加入量、方法和顺序均应按各试验项下的规定操作；如未作规定，试液应逐滴加入，边加边振摇，并注意观察反应现象。

4.5.3 试验在试管或离心管中进行，如需加热，应小心仔细，并使用试管夹，边加热边振摇，试管口不要对着试验操作者。

4.5.4 试验中需要蒸发时，应置于玻璃蒸发皿或瓷蒸发皿中，在水浴上进行。

4.5.5 沉淀反应：有色沉淀反应宜在白色点滴板上进行，白色沉淀反应宜在黑色或蓝色点滴板上进行，也可在试管或离心管中进行；如沉淀少不易观察时，可加入适量的某种与水互不混溶的有机溶剂，使原来悬浮在水中的沉淀集中于两液层之间，以便观察。

4.5.6 试验中需分离沉淀时，采用离心机分离，经离心沉降后，用吸出法或倾泻法分离沉淀。

4.5.7 颜色反应须在玻璃试管中进行，并注意观察颜色的变化。

4.5.8 试验温度一般上升 1℃，可使反应速度增加 2～4 倍，应按各试验项下规定的温度进行试验，若达不到时，可适当加温。

4.5.9 反应灵敏度极高的试验，必须保证试剂的纯度和仪器的洁净，同时应进行空白试验。

4.5.10 反应不够灵敏、试验条件不易掌握的试验，可用对照品进行对照试验。

记录简要的操作过程、供试品的取用量、所加试剂的名称与用量及反应结果（包括生成物的颜色、气体的产生或异臭、沉淀物的颜色或沉淀物的溶解等）。采用药典附录中未收载的试液时，应记录其配制方法或出处。多批号供试品同时进行检验时，如结果相同，可只详细记录一个批号的情况，其余批号可记为同编号×××的情况与结论；遇有结果不同时，则应分别记录。记录项目可参考表 3-J1。

表 3-J1 化学鉴别检验原始记录

样品名称		批号		样品编号	
规格		数量		检验日期	
温度		相对湿度		报告日期	

续表

检验依据	□《中国药典》2025 年版 □其他
供试品处理	
检验结果	
标准规定	应该呈正反应
结　　论	□(均)符合规定　　□(均)不符合规定
检验者： 日　期：	校对者： 日　期：　　　审核者： 日　期：

三、红外光谱鉴别法

红外光谱法是鉴别物质和分析物质化学结构的有效手段，已被广泛应用于物质的定性鉴别、物相分析和定量测定，并用于研究分子间和分子内部的相互作用。由于红外光谱的高度专属性，在药品检验检测工作中，红外光谱法常与其他理化方法联合使用，作为有机药品特别是原料药的鉴别手段。尤其是鉴于有机药品品种不断增加，许多药品化学结构比较复杂或相互间化学结构差异较小，用颜色反应、沉淀、结晶形成或紫外-可见分光光度法等常用方法不足以区分时，采用红外分光光度法常可以有效地解决上述问题。在国内外药典中，几乎所有原料药都把红外光谱作为其必不可少的鉴别方法之一。利用红外光谱的专属性还可对药物存在的多晶型现象进行研究分析。此外，由于红外光吸收与物质浓度的关系在一定范围内服从于朗伯-比尔定律（Lambert-Beer Law），因而可采用红外分光光度法对药品进行定量分析。

作为药物鉴别的方法之一，红外光谱法有其独特的优势：专属性强，几乎所有的药物都有自己特征的红外光谱；突出整体性，红外光谱提供整个药物的结构信息，而化学鉴别只针对某一类药物或某一种药物的某一功能基团；应用范围广，适用于固体、液体和气体药物；多种制备方法，压片法、糊法、膜法、溶液法、衰减全反射法等；符合药物鉴别仪器化、专属性、简便快速的发展方向；仪器普及率高，操作简单快速。

1. 原料药鉴别　除另有规定外，应按照国家药典委员会编订的《药品红外光谱集》各卷收载的各光谱图所规定的方法制备样品。具体操作技术参见《药品红外光谱集》的说明。

采用固体制样技术时，最常碰到的问题是多晶现象，固体样品的晶型不同，其红外光谱往往也会产生差异。当供试品的实测光谱与《药品红外光谱集》所收载的标准光谱不一致时，在排除各种可能影响光谱的外在或人为因素后，应按该药品光谱图中备注的方法或各品种项下规定的方法进行预处理，再绘制光谱、比对。如未规定该品种供药用的晶型或预处理方法，则可使用对照品，并采用适当的溶剂在相同的条件下对供试品和对照品同时进行重结晶，然后依法绘制光谱比对。如已规定特定的药用晶型，则应采用相应晶型的对照品依法比对。

当采用固体制样技术不能满足鉴别需要时，可改用溶液法绘制光谱后与对照品在相同条件下绘制的光谱进行比对。

2. 制剂鉴别　品种鉴别项下应明确规定制剂的前处理方法，通常采用溶剂提取法。提取时应选择适宜的溶剂，以尽可能减少辅料的干扰，避免导致可能的晶型转变。提取的样品再经适当干燥后依法进行红外光谱鉴别。

3. 多组分原料药鉴别　不能采用全光谱比对，选择主要成分的若干个特征谱带，用于组成相对稳定的多组分原料药的鉴别。

4. 晶型、异构体限度检查或含量测定　供试品制备和具体测定方法均按各品种项下有关规定操作。

通过查询《药品红外光谱集》2023 年版第一卷可知，阿司匹林使用的试样制备方法是 KBr 压片法。此法是固体样品红外光谱分析中最常用的制样方法，凡是易于粉碎的固体样品都可以采用此法。阿司匹林红外光谱图见图 3－2。

中文名：阿司匹林
英文名：Aspirin（Acetylsalicylic acid）
分子式：$C_9H_5O_4$
试样制备：KBr 压片法

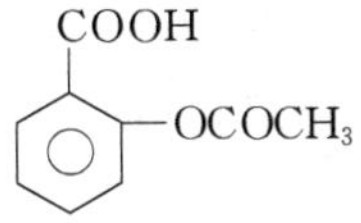

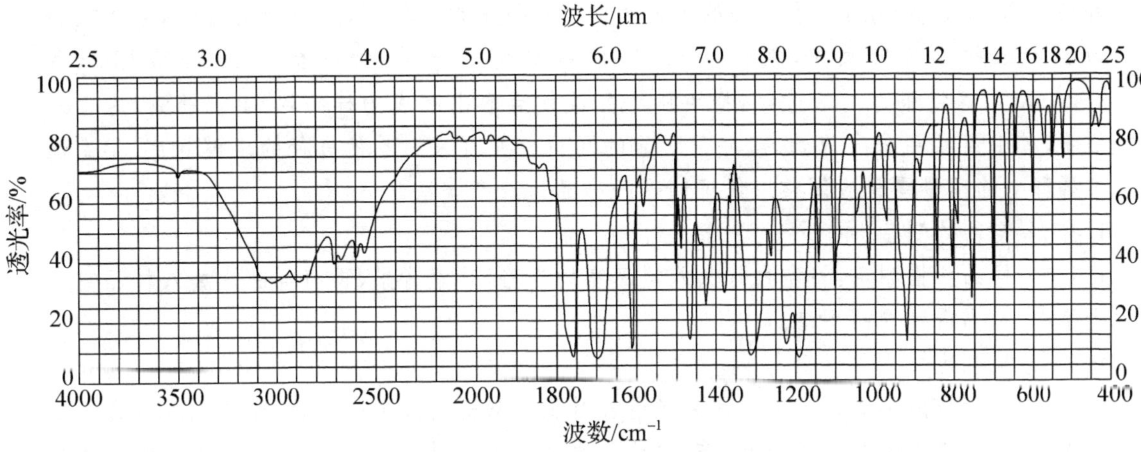

图 3－2　阿司匹林红外光谱图

红外分光光度法标准操作规程

1. 目的

建立红外分光光度法标准操作规程，保证操作规范、准确。

2. 适用范围

适用于红外分光光度法的操作。

3. 职责

检验员负责本操作规程的执行。

4. 内容

4.1　概述

红外分光光度法是在 4 000～400 cm^{-1} 波数范围内测定物质的吸收光谱，用于化合物的鉴别、检查或含量测定的方法。除部分立体异构体及长链烷烃同系物外，几乎没有两个化合物具有相同的红外光谱，据此可以对化合物进行定性和结构分析；化合物对红外辐射的吸收程度与其浓度的关系符合朗伯-比尔定律，是红外分光光度法定量分析的依据。

4.2　仪器与用具

4.2.1　红外光谱仪：可使用傅里叶变换红外光谱仪或色散型红外分光光度计。

4.2.2　电子天平：感量不低于 0.1 mg。

4.2.3　药匙：用于取用药物粉末或者小颗粒状的固体试剂。

4.2.4　玛瑙研钵：由天然玛瑙制作而成，本身硬度大，把样品研细的同时，不会污染样品。

4.2.5　压片机。

4.3　试药与试剂

溴化钾 KBr(光谱纯)、待检药品。

4.4　操作方法

4.4.1　开机设定参数：开机，预热 30 分钟，开启电脑，运行操作软件，设定适当的操作参数。

4.4.2　样品制备：取供试品 1～1.5 mg，置玛瑙研钵中，研细，加入干燥的溴化钾或氯化钾细粉 200～300 mg(与供试品的比约为 200 ∶ 1)作为稀释剂，充分研磨混匀，置于直径为 13 mm 的压片模具中，使铺展均匀，抽真空约 2 分钟，加压至 0. 810～6 kPa(约 8 T/cm^2)，保持压力约 2 分钟，撤去压力并放气后取出制成的样品片，目视检测，应呈透明状，其中供试品分布应均匀，并无明显的颗粒。亦可采用其他直径的压模制片，供试品与稀释剂的用量需相应调整以保证制得的样品片浓度合适。

4.4.3　空白片制备。

4.4.4　样品扫描测定：将空白片放入样品室的光路，采集背景，再将样品片放入样品室的光路中，扫描得到样品图谱。

4.5　结果判定

定性鉴别时，主要着眼于供试品光谱与对照光谱全谱谱形的比较，即首先是谱带的有与无，然后是各谱带的相对强弱。若供试品的光谱图与对照光谱图一致，通常可判定两化合物为同一物质。若两光谱图不同，则可判定两化合物不同。但下此结论时，须考虑供试品是否存在多晶现象，纯度如何，以及其他外界因素的干扰。采用固体样品制备法，如遇多晶现象造成的实测光谱与对照光谱有差异时，一般可按照《药品红外光谱集》中所载重结晶处理法或与对照品平行处理后测定。但如对药用晶型有规定时，则不能自行重结晶。

其他影响常可通过修改制样技术而解决。由于各种型号的仪器性能不同，试样制备时研磨程度的差异或吸水程度不同等原因，均会影响光谱的形状。因此，进行光谱比对时，应考虑各种因素可能造成的影响。

4.6　注意事项

4.6.1　环境条件：红外实验室的室温应控制在15～30℃，相对湿度应小于65%，适当通风换气，以避免积聚过量的二氧化碳、水蒸气和有机溶剂蒸气。

4.6.2　采用压片法时，以溴化钾最常用。若供试品为盐酸盐，可先比较氯化钾压片法和溴化钾压片法的红外光谱图，若二者没有区别，则使用溴化钾。所使用的溴化钾或氯化钾在中红外区应无明显的干扰吸收；应预先研细，过200目筛，并在120℃干燥4小时后分装，在干燥器中保存备用。若发现结块，则须重新干燥。

4.6.3　供试品研磨应适度，通常以粒度2～5 μm为宜。供试品过度研磨有时会导致晶格结构的破坏或晶型的转化。粒度不够细则易引起光散射能量损失，使整个光谱基线倾斜，甚至严重变形。

4.6.4　压片法制成的片厚在0.5 mm左右时，常可在光谱上观察到干涉条纹，对供试品光谱产生干扰。一般将片厚调节至0.5 mm以下即可减弱或避免。也可用砂纸将片稍微打毛以去除干扰。

4.6.5　测定样品时的扫描速度应与波长校正时的条件一致(快速扫描将使波长滞后)。制成图谱的最强吸收峰透光率应在10%以下，图谱的质量应符合《药品红外光谱集》的要求。

4.6.6　使用预先印制标尺记录纸的色散型仪器，在制图时应注意记录笔在纸上纵横坐标的位置与仪器示值是否相符，以避免因图纸对准不良而引起的误差。

4.6.7　压片模具及液体吸收池等红外附件，使用完后应及时擦拭干净，必要时清洗，保存在干燥器中，以免锈蚀。

4.6.8　关于样品的纯度，提取后活性成分的纯度在90%～95%的范围内就能基本满足制剂红外鉴别的要求。

傅里叶变换红外分光光度计的使用遵照以下标准操作规程。

傅里叶变换红外分光光度计标准操作规程

1. 目的

建立傅里叶变换红外分光光度计标准操作规程，规范仪器操作。

2. 适用范围

适用于傅里叶变换红外分光光度计的操作。

3. 职责

质检员、质量控制(QC)主任对本操作规程的实施负责。

4. 内容

4.1　仪器日常使用

4.1.1　按仪器后侧的电源开关，开启仪器，加电后，开始自检过程，约30秒。仪器加电后至少要等待15分钟，等电子部分和光源部分稳定后，才能进行测量。

4.1.2　开启电脑，运行操作软件。

4.1.3 红外光谱仪器每天使用前要进行校正，检查仪器工作是否正常，若不正常需要查找原因并进行相应的处理，待其正常后方可进行测量。
4.1.4 仪器稳定后，进行测量。
4.1.5 根据药品检测要求进行样品的处理，再根据样品实验要求设置试验参数。
4.1.6 采集背景：单击“采集”菜单下的“采集背景”，出现采集背景提示框，把样品从样品室中取出，将空白片插进去，单击“确定”开始采集背景。
4.1.7 采集样品：单击“采集”菜单下的“采集样品”，出现采集样品提示框，把空白片从样品室中取出，将样品插进去。单击“确定”开始采集样品。
4.1.8 采集结束后，计算机会自动扣除背景，最后在光谱窗上显示样品的红外光谱图。
4.1.9 样品测定完毕，须保持红外光谱仪器和模具的清洁，并将样品移出样品仓(如有需要可将样品放入干燥器内保存)，关好仪器、电脑及水、电、门窗等。
4.2 清洁、维护保养
4.2.1 样品分析前应确保样品室内硅胶干燥，无上批残留的样品粉末；进行样品分析时应避免样品粉尘污染仪器；样品分析结束后，用软纸清洁样品室，确保无粉尘或液体污染，用软纸清洁仪器外表，确保无污渍或粉尘。
4.2.2 压片模具用完后，应先用软纸擦掉残留的固体，再用相溶的溶剂清洗(如样品易溶于水，则用水清洗；如样品易溶于有机溶液，则用乙醇或甲苯清洗)，肉眼观察已无固体残留后再用蒸馏水冲洗三次。清洁完的模具放于红外灯下照射干燥 1 小时，然后放入干燥器内保存。
4.2.3 当位于仪器上的湿度指示卡变成粉色时，应该立即更换干燥剂，包括位于光谱仪仓内的干燥剂。若仪器长时间不用，则必须至少每两星期更换一次干燥剂，并且每周至少开启主机一次，每次开机时间不低于 4 小时。
4.2.4 严格遵守操作规程，如仪器出现故障，须立即退出检测状态，并向保管人或科室负责人报告，查明原因，及时处理，不得擅自“修理”，同时做好仪器使用和故障情况登记及实验室记录。

记录仪器型号、环境温度与湿度、供试品的预处理和试样的制备方法，对照图谱的来源(或对照品的图谱)，并附供试品的红外光吸收图谱，参考表 3 - J2。

表 3 - J2 红外光谱鉴别原始记录

第　　页　　共　　页

日期：　　　　　　温度/℃：　　　　　　相对湿度/%：

样品编号		样品名称	
批　　号			
检验依据	□《中国药典》2025 年版四部通则 0402 □其他		
仪器型号		仪器编号	

续表

扫描次数	
前处理	
试样制备方法	□压片法(□溴化钾　□氯化钾)　□糊法　□膜法 □溶液法:溶剂________池厚________ mm
实验结果	□____________红外光谱图____与《药品红外光谱集》第____卷(　　)收载的____________________的红外光谱图基本一致 □____________红外光谱图____与____________________的红外光谱图基本一致 附页
标准规定	□________红外光谱图____应与《药品红外光谱集》第____卷(　　)收载的____________________的红外光谱图基本一致 □________红外光谱图____与____________________的红外光谱图基本一致
结　　论	□(均)符合规定　　□(均)不符合规定
检验者: 日　期:	校对者:　　　　　　　　审核者: 日　期:　　　　　　　　日　期:

任务拓展

除了化学鉴别法和红外光谱鉴别法,化学原料药还有哪些常用的鉴别方法?能否试着撰写标准操作规程和原始记录?

任务三　完成阿司匹林的检查

在药物的研究、生产、供应和临床使用等方面,必须保证药物的纯度即药物的纯净程度,从而保证药物的安全性和有效性。通常可将药物的结构、外观性状、理化常数、杂质检查和含量测定等方面作为一个有联系的整体来表明和评定药物的纯度,所以在药物的质量标准中就规定了药物的纯度要求。

药物中含有杂质是影响纯度的主要因素,如药物中含有超过限量的杂质,就有可能使理化常数变动、外观性状产生变异,并影响药物的稳定性。杂质增多也使含量明显偏低或活性降低,毒副作用显著增加。因此,药物的杂质检查是控制药物纯度的一个非常重要的方面,药物的杂质检查也可称为纯度检查。

《中国药典》中规定的杂质检查均为限量检查。杂质限量是指药物中所含杂质的最大允许量,通常用百分之几或百万分之几(ppm)来表示。药典中规定的各种杂质检查项目,系指该药品在按既定工艺进行生产和正常贮藏过程中可能含有或产生并需要控制的杂质。凡药典未规定检查的杂质,一般不需要检查。对危害人体健康、影响药物稳定性的杂质,必须严格控制其限量。

在药典检查项下除杂质检查外，还包括有效性、安全性两个方面。有效性试验是指针对某些药物的药效需进行的特定的项目检查，如药物的制酸力、吸着力、疏松度、凝冻度、粒度、结晶度等。安全试验是指某些药物需进行异常毒性、热原、降压物质和无菌等项目的检查。任务准备清单见表 3－5。

表 3－5　任务准备清单

<table>
<tr><td rowspan="4">检验资料</td><td colspan="2">名称</td><td>项目名称</td><td>准备情况</td></tr>
<tr><td colspan="2">药品质量标准</td><td></td><td>□齐全/□缺少</td></tr>
<tr><td colspan="2">标准操作规程</td><td></td><td>□齐全/□缺少</td></tr>
<tr><td colspan="2">检验原始记录</td><td></td><td>□齐全/□缺少</td></tr>
<tr><td rowspan="5">药品试剂及耗材</td><td>名称</td><td>总耗量</td><td>领取人</td><td>剩余试剂量</td></tr>
<tr><td></td><td></td><td></td><td></td></tr>
<tr><td></td><td></td><td></td><td></td></tr>
<tr><td></td><td></td><td></td><td></td></tr>
<tr><td></td><td></td><td></td><td></td></tr>
<tr><td rowspan="5">实验仪器</td><td>名称</td><td>型号</td><td>数量</td><td>准备情况</td></tr>
<tr><td></td><td></td><td></td><td></td></tr>
<tr><td></td><td></td><td></td><td></td></tr>
<tr><td></td><td></td><td></td><td></td></tr>
<tr><td></td><td></td><td></td><td></td></tr>
<tr><td rowspan="5">试液配制</td><td>试液</td><td colspan="2">配制方法</td><td>配制人</td></tr>
<tr><td></td><td colspan="2"></td><td></td></tr>
<tr><td></td><td colspan="2"></td><td></td></tr>
<tr><td></td><td colspan="2"></td><td></td></tr>
<tr><td></td><td colspan="2"></td><td></td></tr>
</table>

一、溶液的澄清度检查

澄清度检查法系将药品溶液与规定的浊度标准液相比较，用以检查溶液的澄清程度，是利用药物与杂质在特定溶剂中溶解性能的差异而设计的检查项目，主要用于原料药与注射剂的质量控制。药品溶液中如存在细微颗粒，当直射光通过溶液时，可产生光散射和光吸收的现象，致使溶液微显浑浊，所以澄清度可在一定程度上反映药品的质量和生产工艺。

《中国药典》2025 年版澄清度检查法包含第一法目视法和第二法浊度仪法，除另有规定外，应采用第一法进行检测，当第一法无法准确判断两者的澄清度差异时，改用第二法进行测定并以其测定结果进行判定。

品种项下规定的“澄清”，系指供试品溶液的澄清度与所用溶剂相同，或不超过 0.5 号浊度标准液的浊度。“几乎澄清”，系指供试品溶液的浊度介于 0.5 号至 1 号浊度标准液的浊度之间。

澄清度检查法标准操作规程

1. 目的

建立澄清度检查法标准操作规程，确保检验人员正确操作。

2. 适用范围

适用于澄清度检查法的操作。

3. 职责

检验员负责本操作规程的执行。

4. 内容

4.1　概述

本法为目视法，是将供试品溶液与规定级号的浊度标准液相比较，以判定药品溶液的澄清度。

4.2　仪器与用具

4.2.1　比浊用玻璃管内径 15～16 mm，平底，具塞，以无色、透明、中性硬质玻璃制成，要求供试品管与标准管的内径、标线刻度(距管底为 40 mm)一致。

4.2.2　伞棚灯采用“可见异物检查法标准操作规范”中第一法灯检法项下的检查装置。

4.3　试药与试液

4.3.1　浊度标准贮备液的制备：称取于 105 ℃干燥至恒重的硫酸肼 1.00 g 置 100 mL 容量瓶中，加水适量使溶解，必要时可在 40 ℃的水浴中温热溶解，并用水稀释至刻度，摇匀，放置 4～6 小时；取此溶液与等容量的 10 %乌洛托品溶液混合，摇匀，于 25 ℃避光静置 24 小时，即得。本液置冷处避光保存，可在 2 个月内使用，用前摇匀。

4.3.2　浊度标准原液的制备：取浊度标准贮备液 15.0 mL，置 1 000 mL 容量瓶中，加水稀释至刻度，摇匀，取适量、置 1 cm 吸收池中，按照紫外-可见分光光度法在 550 nm 的波长处测定，其吸光度应在 0.12～0.15 范围内。本液应在 48 小时内使用，用前摇匀。

4.3.3　浊度标准液的制备：取浊度标准原液与水，按表 3-6 配制，即得。本液应临用新制，用前摇匀。

表 3-6　浊度标准液制备表

级号	0.5	1	2	3	4
浊度标准原液/mL	2.5	5.0	10.0	30.0	50.0
水/mL	97.5	95.0	90.0	70.0	50.0

4.4　操作方法

4.4.1　除另有规定外，将一定浓度的供试品溶液与该品种项下规定的浊度标准液，分别置于配对的比浊用玻璃管中，液面高度为 40 mm，在浊度标准液制备 5 分钟后，于暗室内垂直同置于伞棚灯下，照度为 1 000 lx，从水平方向观察比较，用以检查溶液的澄清度或其浑浊程度。

4.4.2　在进行比较时，如供试品溶液管的浊度接近标准管，应将比浊管交换位置后再观察。

4.5　记录

原始记录应至少包含供试品溶液的制备方法、浊度标准原液的吸光度值、浊度标准液的级号、比较结果等信息。

4.6　结果与判定

比较结果，如供试品溶液管的浊度浅于或等于 0.5 级号的浊度标准液，即为澄清；如浅于或等于该品种项下规定级号的浊度标准液，判为符合规定；如浓于规定级号的浊度标准液，则判定为不符合规定。第一法无法准确判定两者的澄清度差异时，改用第二法进行测定并以其测定结果进行判定。

4.7　注意事项

4.7.1　制备澄清度检查用的浊度标准贮备液、浊度标准原液和浊度标准液，均应用澄清的水（可用孔径为 0.45 μm 的滤膜或 G5 垂熔玻璃漏斗滤过而得）。

4.7.2　浊度标准贮备液、浊度标准原液和浊度标准液均应按规定制备、使用，否则影响结果。

4.7.3　温度对浊度标准贮备液的制备影响显著，因此规定两液混合时的反应温度应保持在 25 ℃±1 ℃。

4.7.4　用于配制供试品溶液的水，均应为注射用水或新沸放冷的澄清水。

4.7.5　除另有规定外，按各品种项下规定的浓度要求，在室温条件下用水或适宜溶剂配制一定浓度的供试品溶液，一般采用振摇方式处理，确保供试品溶解完全。同时平行配制相应的浊度标准液，供试品溶液溶解后应立即检视。

4.7.6　比浊用玻璃管应无磨损，并采用检定合格的照度计控制伞棚灯照度，偏低或偏高的照度均会造成对澄清度检查的干扰。

4.7.7　目视法由于操作简便快捷可作为首选方法，同时可以进行有色供试品溶液的浊度判断。

需要记录供试品溶液的制备、浊度标准液的级号、标准比色液的色调与色号或所用分光光度计的型号和测定波长，比较（或测定）结果，记录项目参考表 3－J3。

表 3－J3　澄清度检查原始记录

第　　页　　共　　页

日期：　　　　　　　　温度/℃：　　　　　　　　相对湿度/%：

样品编号		样品名称	
批　　号			
检验依据	□《中国药典》2025 年版四部通则 0902 □其他		

续表

供试液制备	□检品为液体，直接取________mL 作为供试品 □检品为固体，取________g 用超纯水溶解至________mL 后作为供试品
实验结果	供试品溶液浓度： 是否澄清无色：□是　　□否 如显浑浊，与浊度标准液________号比较： 供试品溶液浑浊度________(________)号浊度标准液
标准规定	如供试品溶液管的浊度浅于或等于 0.5 级号的浊度标准液，即为澄清；如浅于或等于该品种项下规定级号的浊度标准液，判为符合规定
结　论	□(均)符合规定　□(均)不符合规定
检验者： 日　期：	校对者：　　　审核者： 日　期：　　　日　期：

二、游离水杨酸和有关物质检查

阿司匹林生产过程中乙酰化不完全或贮藏过程中水解均会产生水杨酸。水杨酸有毒性，而且易被空气氧化成一系列红棕色甚至深棕色醌型有色物质，使阿司匹林成品变色。

有关物质是与药物主成分结构存在渊源关系的杂质，包括用于直接或间接形成目标物质结构的物质(起始物料、中间体)，或是同步反应的其他产物(副反应产物、异构体)，或是主成分的衍生产物如降解杂质。阿司匹林中的“有关物质”系指除游离水杨酸外的合成原料药苯酚及其他合成副产物，如醋酸苯酯、水杨酸苯酯、水杨酸酐、乙酰水杨酸苯酯等杂质。

游离水杨酸和有关物质检查均按照高效液相色谱法(通则 0512)测定。高效液相色谱法系采用高压输液泵将规定的流动相泵入装有填充剂的色谱柱，对供试品进行分离测定的色谱方法。注入的供试品由流动相带入色谱柱内，各组分在柱内被分离，并进入检测器检测，由积分仪或数据处理系统记录和处理色谱信号。

(一) 仪器

所用仪器为高效液相色谱仪或超高效液相色谱仪。高效液相色谱仪由高压输液泵、进样器、色谱柱、检测器、积分仪或数据处理系统组成。超高效液相色谱仪是适应小粒径(约 2 μm)填充剂的耐超高压、小进样量、低死体积、高灵敏度检测的高效液相色谱仪，仪器组成与高效液相色谱仪基本一致。

(二) 色谱柱

(1) 反相色谱柱：以键合非极性基团的载体为填充剂填充而成的色谱柱。常见的载体有硅胶、聚合物复合硅胶和聚合物等；常用的填充剂有十八烷基硅烷键合硅胶、辛基硅烷键合硅胶和苯基硅烷键合硅胶等。

(2) 正相色谱柱：用硅胶填充剂或键合极性基团的硅胶填充而成的色谱柱。常见的填充剂有硅胶、氨基键合硅胶和氰基键合硅胶等，其中，氨基键合硅胶和氰基键合硅胶也可用作反相色谱。

(3) 离子交换色谱柱:用离子交换填充剂填充而成的色谱柱。有阳离子交换色谱柱和阴离子交换色谱柱。

(4) 手性分离色谱柱:用手性填充剂填充而成的色谱柱。

色谱柱的内径与长度,填充剂的形状、粒径与粒径分布、孔径、表面积、键合基团的表面覆盖度、载体表面基团残留量,填充的致密与均匀程度等均会影响色谱柱的性能,应根据被分离物质的性质选择合适的色谱柱。

温度会影响分离效果,未指明色谱柱温度时系指室温,应注意室温变化的影响。为改善分离效果可适当调整色谱柱的温度。

残余硅羟基未封闭的硅胶色谱柱,流动相 pH 值一般应在 2～8 之间。烷基硅烷带有立体侧链保护、残余硅羟基已封闭的硅胶、聚合物复合硅胶或聚合物色谱柱可耐受更广泛 pH 值的流动相,可用于 pH 值小于 2 或大于 8 的流动相。

(三) 检测器

最常用的检测器为紫外-可见分光检测器,包括二极管阵列检测器,其他常见的检测器有荧光检测器、蒸发光散射检测器、电雾式检测器、示差折光检测器、电化学检测器和质谱检测器等。紫外-可见分光检测器、荧光检测器、电化学检测器为选择性检测器,其响应值不仅与被测物质的量有关,还与其结构有关;蒸发光散射检测器、电雾式检测器和示差折光检测器为通用检测器,对所有物质均有响应;结构相似的物质在蒸发光散射检测器和电雾式检测器的响应值几乎仅与被测物质的量有关。

不同的检测器对流动相的要求不同。紫外-可见分光检测器所用流动相应符合紫外-可见分光光度法项下对溶剂的要求;采用低波长检测时,还应考虑有机溶剂的截止使用波长。蒸发光散射检测器、电雾式检测器和质谱检测器不得使用含不挥发性成分的流动相。

(四) 流动相

反相色谱系统的流动相常用甲醇-水系统或乙腈-水系统,用紫外末端波长检测时,宜选用乙腈-水系统。流动相中如需使用缓冲溶液,应尽可能使用低浓度缓冲盐。用十八烷基硅烷键合硅胶色谱柱时,流动相中有机溶剂一般应不低于 5%,否则易导致柱效下降、色谱系统不稳定。

正相色谱系统的流动相常用两种或两种以上的有机溶剂,如二氯甲烷和正己烷等。

(五) 系统适用性试验

色谱系统的适用性试验通常包括色谱柱的理论板数、分离度、灵敏度、拖尾因子和重复性等五个参数。

按各品种正文项下要求对色谱系统进行适用性试验,即用规定的对照品溶液或系统适用性试验溶液在规定的色谱系统进行试验,必要时可对色谱系统进行适当调整,以符合要求。

1. 色谱柱的理论板数(n) 用于评价色谱柱的效能。由于不同物质在同一色谱柱上的色谱行为不同,采用理论板数作为衡量色谱柱效能的指标时,应指明测定物质,一般为待测物质或内标物质的理论板数。

在规定的色谱条件下,注入供试品溶液或各品种项下规定的内标物质溶液,记录色谱图，量出供试品主成分色谱峰或内标物质色谱峰的保留时间 t_R 和峰宽（W）或半高峰宽（$W_{h/2}$），按式（3-1）或式（3-2）计算色谱柱的理论板数。t_R、W、$W_{h/2}$ 可用时间或长度计，但应取相同单位。

$$n = 16(t_R/W)^2 \tag{3-1}$$

$$n = 5.54(t_R/W_{h/2})^2 \tag{3-2}$$

2. 分离度（R） 用于评价待测物质与被分离物质之间的分离程度，是衡量色谱系统分离效能的关键指标。可以通过测定待测物质与已知杂质的分离度，也可以通过测定待测物质与某一指标性成分的分离度，或将供试品或对照品用适当的方法降解，通过测定待测物质与某一降解产物的分离度，对色谱系统分离效能进行评价与调整。

无论是定性鉴别还是定量测定，均要求待测物质色谱峰与内标物质色谱峰或特定的杂质对照色谱峰及其他色谱峰之间有较好的分离度。除另有规定外，待测物质色谱峰与相邻色谱峰之间的分离度应不小于 1.5。

3. 灵敏度 用于评价色谱系统检测微量物质的能力，通常以信噪比（S/N）来表示。建立方法时，可通过测定一系列不同浓度的供试品或对照品溶液来测定信噪比。定量测定时，信噪比应不小于 10；定性测定时，信噪比应不小于 3。系统适用性试验中可以设置灵敏度实验溶液来评价色谱系统的检测能力。

4. 拖尾因子（T） 用于评价色谱峰的对称性。以峰高作定量参数时，除另有规定外，拖尾因子应在 0.95～1.05 之间。

以峰面积作定量参数时，一般的峰拖尾或前伸不会影响峰面积积分，但严重拖尾会影响基线和色谱峰起止的判断及峰面积积分的准确性，此时应在品种正文项下对拖尾因子作出规定。

5. 重复性 用于评价色谱系统连续进样时响应值的重复性能。除另有规定外，通常取各品种项下的对照品溶液，连续进样 5 次，其峰面积测量值（或内标比值或其校正因子）的相对标准偏差应不大于 2.0%。根据进样溶液的浓度和/或体积、色谱峰响应、分析方法所能达到的精度水平等，对相对标准偏差的要求可适当放宽或收紧，放宽或收紧的范围以满足品种项下检测需要的精密度要求为准。

高效液相色谱仪标准操作规程

1. 目的

建立高效液相色谱仪使用的标准操作程序，使其操作规范化。

2. 适用范围

适用于高效液相色谱仪使用的标准操作。

3. 职责

仪器使用、维护人员负责本操作规程的执行。

4. 内容

4.1 操作前的准备

4.1.1 安全操作规定。

4.1.1.1 操作人员应穿戴实验室应有的防护装备，包括实验服、眼镜、手套等，确保个人安全。

4.1.1.2 操作过程中应避免将试剂或溶液直接接触皮肤或眼睛，如不慎接触，应立即用大量清水冲洗，并寻求医疗帮助。

4.1.1.3 操作完成后应关闭仪器电源，拔掉电源插头，保持仪器干燥，避免发生火灾或电击事故。

4.1.2 流动相的制备：使用高纯度的试剂配制流动相，必要时按照紫外分光光度法进行溶剂检查，确保符合要求；水应为新鲜的超纯水；自动进样器使用的清洗液为甲醇-水(50∶50)。对于规定pH值的流动相，应使用精密pH计进行调节，配制好的流动相应通过孔径为0.45 μm的滤膜过滤，使用前脱气10分钟以上。

4.1.3 供试溶液的配制：供试品用规定溶剂配成供试溶液，经孔径为0.45 μm的滤膜过滤，必要时，在配制供试溶液前，样品需经提取净化，以免对色谱系统产生污染。

4.1.4 检查仪器各部件的电源线、数据线和输液管道是否连接正常。检查上次使用记录和仪器状态，根据分析要求选择合适的色谱柱。检查色谱柱进出口位置是否与流动相的流向一致，原保存溶剂与现用流动相能否互溶，流动相的pH值与该色谱柱是否相适应，仪器是否完好，仪器的各开关位置是否处于关断的位置。

4.2 开机

接通电源，依次开启稳压电源、泵、自动进样器、柱温箱、检测器，待自检结束后，打开打印机、电脑显示器、主机，最后打开色谱工作站。

4.3 选择分析方法

在工作站的分析编辑器中编辑新的分析方法，设置流速、流动相名称与比例、等度或梯度洗脱、波长、柱温、采集时间等参数，另存方法文件；对已有的分析方法直接调用，然后下载方法至液相色谱仪。

4.4 更换流动相并排气泡

4.4.1 将欲更换管路的吸滤器放入装有准备好的流动相的储液瓶中。

4.4.2 逆时针转动泵的排液阀60°，打开排液阀。

4.4.3 在工作站中选择要排气的通道并根据需要设置排气泡时间(一般为5分钟)，选择自动进样器排气泡(25分钟)，点击工具栏自动排气泡图标或者仪器面板上的[purge]键。

4.4.4 待排气泡完毕，将排液阀顺时针旋转到底，关闭排液阀。

4.4.5 如管路中仍有气泡，则重复以上操作直至气泡排尽。

4.5 平衡系统

4.5.1 点击“仪器开/关”，使仪器处于开启状态，或者按泵的[pump]键，pump指示灯亮。系统开始运行，检查各单元参数应与方法设定一致，等待系统平衡。

4.5.2 检查各管路连接处是否漏液，如漏液应予以排除。

4.5.3 观察泵控制屏幕上的压力值，压力波动应不超过1 MPa。如超过则可初步判断为柱前管路仍有气泡。

4.5.4 观察基线变化。如果冲洗至基线漂移<0.01 mV/min，噪声为<0.001 mV时，可认为系统已达到平衡状态，可以进样。

4.6 进样

4.6.1 手动进样。

4.6.1.1 把进样器手柄放在载样位置(LOAD)。

4.6.1.2 用供试溶液清洗配套的注射器,再抽取适量供试溶液。如用定量环(LOOP)载样,则注射器抽取量应不少于定量环容积的5倍,用微量注射器定容进样时,进样量不得多于环容积的50%,在排除气泡后方能向进样器中注入供试溶液。

4.6.1.3 把注射器的平头针直插至进样器的底部,注入供试溶液,除另有规定外,注射器不应取下。

4.6.1.4 把手柄挂至注样位置(INJECT),定量环内供试溶液即被流动相带入流路。

4.6.2 自动进样器进样。

建立批处理表,输入样品信息、进样体积、样品瓶位置等参数,设置是否自动关机并保存,运行批处理表。

4.7 关机

4.7.1 清洗色谱柱:分析完毕后,先关闭检测器和色谱工作站,再用适当经滤过和脱气的溶剂清洗色谱系统,按色谱柱使用说明书清洗色谱柱。一般来讲,对于反相色谱柱,如使用缓冲液或含盐溶液作为流动相,在试验结束后,应用至少10倍柱体积(如150 mm柱长,约15 mL)的低浓度甲醇/乙腈-水溶液(10%~20%)冲洗,使色谱柱内的盐完全溶解洗脱出,再用较高浓度的甲醇/乙腈-水溶液(50%)冲洗,最后用高浓度的甲醇/乙腈-水溶液(80%~100%)冲洗,使色谱柱中的强吸附物质冲洗出来。

如色谱柱需长期保存,反相柱可以贮存于甲醇或乙腈中,正相柱可以贮存于经脱水处理后的正己烷中,离子交换柱可以贮存于含5%甲醇或含0.05%叠氮化钠的水中,并将色谱柱的两端密封,以免干燥,室温保存。

4.7.2 关闭电源:关闭工作站和电脑,并依次关闭柱温箱、自动进样器和泵的电源。

4.7.3 填写记录:填写仪器、色谱柱使用记录与样品测试记录。

4.8 仪器维护保养操作

4.8.1 仪器操作环境温度应控制在5~35 ℃,相对湿度应小于85 %。

4.8.2 开机后要先用带低浓度有机相的水冲洗整个系统(5%有机相+水),洗净管道和泵,替换新鲜的流动相后再流通色谱柱。

4.8.3 更换流动相时要保证溶剂可以互溶,流动相更换之间一定要用低浓度有机相过渡,注意观察系统压力的变化,遇到压力明显升高的情况应立即查找原因。

4.8.4 溶液滤头至少每3个月清洗一次。不锈钢滤头应先浸在异丙醇或甲醇中超声10分钟,再用超纯水冲洗干净;若为玻璃滤头,应在35% HNO_3 中浸泡20分钟后用超纯水冲洗干净。

4.8.5 流通池至少每月清洗一次。在不连接色谱柱(或连空柱)的情况下,先用超纯水冲洗20分钟,然后用5% HNO_3 冲洗10分钟,再用超纯水冲洗至流出液呈中性即可。若流通池污染,此处理达不到清洗目的,则需根据情况更换相关零件。

4.9 操作记录和汇报

4.9.1 操作人员应详细记录仪器的使用情况和实验过程中的观察情况，及时汇报实验结果和分析问题。

4.9.2 对实验中的异常情况，如分析结果偏差、仪器故障等，应及时记录并报告。

记录仪器型号、检测波长、色谱柱与柱温、流动相与流速、内标溶液、供试品与对照品的称量和溶液的配制过程、进样量、测定数据、计算式与结果，并附色谱图。如标准中规定有系统适用性试验者，应记录该试验的数据，记录项目可参考表 3－J4。

表 3－J4 高效液相色谱法原始记录

第　　页　　共　　页

日期：　　　　　　温度/℃：　　　　　　相对湿度/%：

样品编号		样品名称	
批　　号			
检验项目	□鉴别　□检查(项目名称：　　　　　　　　) □含量测定　□其他		
检验依据	□《中国药典》2025 年版四部通则 0512 □其他		
仪器型号		仪器编号	
天平型号		天平编号	
色谱条件	色谱柱固定相类型： □C18　□C8　□TMS　□CN　□NH_2　□Si　□其他(　　　　　　) 色谱柱编号：______　粒径：______μm　______cm×______cm 柱温：______℃　预柱： □紫外检测器：______nm　□其他检测器： 流动相组成： □恒比例： □梯度洗脱： 流速：______mL/min　进样量：______μL 衰减：______　灵敏度：______　纸速：______		
系统适用性	理论板数(n)：______　拖尾因子(T)：______ 分 离 度(R)：______		
分析方法	□外标法　□内标法　□归一化法 □其他(　　　　　　)		

续表

对照品溶液的制备及校正因子	
供试品溶液的制备	
计算公式	
实测结果	
标准规定	
结　　论	□(均)符合规定　　□(均)不符合规定
检验者： 日　期：	校对者： 日　期：　　审核者： 日　期：

注：如部分参数未用到，请在相应栏目内画"/"。

三、易炭化物检查

易炭化物检查法是检查药物中夹杂有遇硫酸易炭化或易氧化而呈色的有机杂质的方法。这类杂质多为未知结构的化合物，用硫酸呈色的方法可以简便地控制它们的含量。检查时，将规定量的供试品分次缓缓加入硫酸中溶解后，静置，产生的颜色与标准比色液比较，以控制易炭化物限量。

易炭化物检查法标准操作规程

1. 目的

建立易炭化物检查法标准操作规程，规范易炭化物检查法检验操作，保证检验操作规范化。

2. 适用范围

适用于易炭化物检查法的检验操作。

3. 职责

检验员负责本操作规程的执行。

4. 内容

4.1　概述

易炭化物检查法是检查药物中夹杂有遇硫酸易炭化或易氧化而呈色的有机杂质的方法。检查时，将一定量的供试品加入硫酸中溶解后静置，产生的颜色与标准比色液(或用比色用重铬酸钾溶液、比色用硫酸铜溶液或比色用氯化钴溶液配制的对照液)比较，以控制易炭化物限量。

4.2　仪器与用具

4.2.1　具塞比色管：要求内径、标线刻度一致，玻璃无色，用前洗净，干燥。按该药品项下规定容量取用。

4.2.2　刻度吸管(5 mL)。

4.2.3　天平(百分之一)。

4.2.4　白色衬板。

4.3　试药与试剂

4.3.1　硫酸含 H_2SO_4 应为 94.5%～95.5%(g/g)：量取 105.4 mL 硫酸(98%)，缓缓加入至约 80 mL 水中，混合均匀放冷至室温后，加水至 200 mL，即得。要防止硫酸吸水改变浓度，必要时应标定。

4.3.2　各种色调色号标准比色液、比色用重铬酸钾溶液、比色用硫酸铜溶液、比色用氯化钴溶液及高锰酸钾溶液(0.02 mol/L)均按药典规定配制。

4.4　操作方法

4.4.1　取内径、色泽一致的具塞比色管两支，编号为甲、乙。

4.4.2　甲管中加该药品项下规定的对照溶液 5 mL。

4.4.3　乙管中加无色的硫酸[含 H_2SO_4 94.5%～95.5%(g/g)]5 mL。

4.4.4　取规定量的供试品(如为固体，应先研成细粉)分次缓缓加入乙管中，振摇使溶解。

4.4.5　除另有规定外，静置 15 分钟，将甲乙两管同置白色衬板前，平视观察，比较颜色深浅。

4.5　结果判定

乙管中所显颜色如不深于甲管，判为符合规定；乙管中所显颜色如深于甲管，则判为不符合规定。判定有困难时，可交换甲、乙管位置观察。

4.6　注意事项

4.6.1　比色管应干燥、洁净，如乙管中加硫酸后在加入供试品之前已显色，应重新洗涤比色管，干燥后再使用。

4.6.2　乙管必须先加硫酸而后再加供试品，以防供试品黏结在管底，不易溶解完全。

4.6.3　必须分次向乙管缓缓加入供试品，边加边振摇，使溶解完全，避免因一次加入量过多而导致供试品结成团，被硫酸炭化液包裹后溶解困难。

4.6.4　如《中国药典》规定需加热才能溶解，可取供试品与硫酸混合均匀，加热溶解后放冷至室温，再移至比色管中；加热条件应严格按照《中国药典》的规定。

4.6.5　易炭化物与硫酸呈现的颜色，与硫酸浓度、温度和放置时间有关，操作中应对实验条件严格控制。

四、干燥失重、炽灼残渣检查

参考“项目二　可压性蔗糖的质量检验”相关部分。

五、重金属检查

参考“项目一　纯化水的质量检验”相关部分。

任务四　完成阿司匹林的含量测定

药物的含量系指药物中所含主成分的量，是评价药物质量的重要指标。药物的含量测定所采用的分析方法一般要求操作简便、结果准确、重现性好。但对于不同形式的药物，其含量测定方法的选择依据有所不同。对于阿司匹林原料药一类的化学原料药的含量测定，因其纯度较高，所含杂质较少，测定时更强调结果的准确性和重现性，通常要求方法具有更高的准确度和精密度，因此首选容量分析法。对于药物制剂的含量测定，因为制剂组成复杂、干扰物质多，且含量限度一般较宽，故更加强调方法的灵敏度和专属性，多采用具有分离能力的色谱分析法。在辅料不干扰测定时，也可采用光谱分析法。任务准备清单见表 3－7。

表 3－7　任务准备清单

检验资料	名称		项目名称	准备情况
	药品质量标准			□齐全/□缺少
	标准操作规程			□齐全/□缺少
	检验原始记录			□齐全/□缺少
药品试剂及耗材	名称	总耗量	领取人	剩余试剂量
实验仪器	名称	型号	数量	准备情况
试液配制	试液	配制方法		配制人

一、容量分析法概述

容量分析法是将已知浓度的滴定液由滴定管滴加到被测药物的溶液中，直至滴定液中的标准物质与被测药物反应完全，然后根据滴定液的浓度和消耗的体积，按化学计量关系计算被测药物的含量。

当滴定液中的标准物质与被测药物完全作用时，反应达到化学计量点。在进行容量分析时，应在反应达到化学计量点时停止滴定，并准确记录消耗的滴定液体积。但在滴定过程中反应体系通常没有明显的外观变化，因此必须借助适当的方法指示化学计量点。其中，最常用的方法是借助指示剂的颜色或电子设备的电流或电压的变化判断化学计量点，即在滴定过程中，当反应体系中的指示剂的颜色或与反应体系相连的检测设备输出的电信号(如电流计的毫安"mA"或电位计的毫伏"mV"数)发生突变时终止滴定。这一突变点通常被称为滴定终点。但滴定终点与滴定反应的化学计量点不一定恰好重合，两者之差被称为滴定误差。滴定误差是容量分析法中系统误差的重要来源之一，为了减少滴定误差，就需要选择合适的指示剂或指示方法，使滴定终点尽可能地接近滴定反应的化学计量点。

二、容量分析法的含量计算

(一) 直接滴定法

直接滴定法是用滴定液直接滴定被测药物，《中国药典》收载的容量分析法均给出了滴定度值。根据供试品的称取量(W)、滴定液的消耗体积(V)和滴定度(T)，即可根据式(3-3)计算出被测药物的百分含量。

$$\text{药物的百分含量}(\%)=\frac{V\times T\times F}{W}\times 100\% \qquad (3-3)$$

其中，滴定度(T)系指每 1 mL 规定浓度的滴定液所相当的被测药物的质量，用毫克(mg)表示。F 为滴定液的浓度校正因数，根据式(3-4)计算。

$$F=\frac{\text{滴定液实际浓度}}{\text{滴定液规定浓度}}=\frac{c_{\text{实}}}{c_{\text{标}}} \qquad (3-4)$$

(二) 间接滴定法

在滴定过程中常涉及化学反应或加热、滤过、分取等操作步骤，测定误差显著增加，所以间接滴定法大多进行空白试验校正，被测药物的百分含量由式(3-5)计算。

$$\text{药物的百分含量}(\%)=\frac{(V_0-V)\times T\times F}{W}\times 100\% \qquad (3-5)$$

式中，V_0 为空白试验时消耗回滴滴定液的体积，mL；V 为样品测定时消耗回滴滴定液的体积，mL；F 为回滴滴定液的浓度校正因数；T 为第一种滴定液对被测药物的滴定度，mg/mL；W 为供试品的称取量，mg。

三、阿司匹林含量测定

阿司匹林分子中含有游离羧基，呈酸性，因此其原料药可在合适的溶剂中以酚酞为指示剂，用氢氧化钠滴定液直接滴定。阿司匹林在水中微溶，易溶于乙醇，故使用乙醇为溶剂。因乙醇本身可能呈现弱酸性，会消耗氢氧化钠而使测定结果偏高，所以在使用之前，应预先用氢氧化钠将乙醇中和至对酚酞指示剂显中性。亦可采用常规的“空白试验校正”法扣除溶剂的影响。

因本法专属性较差，易受阿司匹林的水解及其产物、有机酸类稳定剂的干扰，故本法不适用于阿司匹林制剂的含量测定。原料药测定时也需要注意规范操作，避免水解引起的偏差。

阿司匹林原料药含量测定标准操作规程

1. 目的

建立阿司匹林原料药含量测定标准操作规程，保证操作规范、结果准确。

2. 适用范围

适用于阿司匹林原料药含量测定的操作。

3. 职责

检验员负责本操作规程的执行。

4. 内容

4.1　概述

阿司匹林是有机弱酸（$pK_a=3.0$），摩尔质量为 180.16 g/mol，微溶于水，易溶于乙醇。其可以作为一元酸用 NaOH 溶液直接滴定，以酚酞为指示剂。滴定反应为

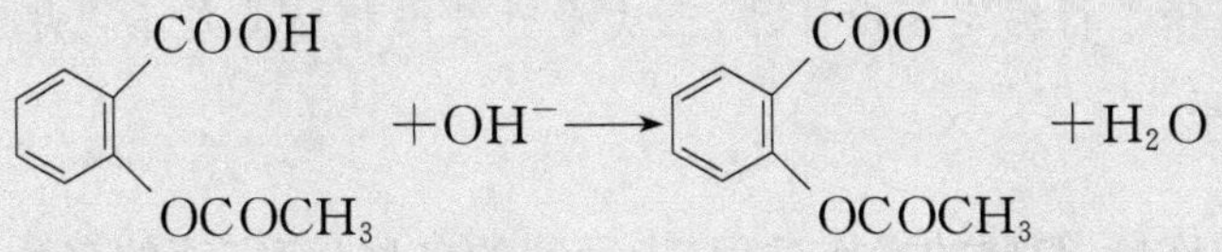

4.2　仪器与用具

分析天平（感量 0.1 mg）、两用滴定管（25 mL）、锥形瓶、烧杯、量筒、洗瓶。

4.3　试药与试剂

阿司匹林原料药、NaOH 滴定液（0.1 mol/L）、酚酞指示剂、中性乙醇。

4.4　操作方法

4.4.1　准备滴定管、调零：将滴定管装满水，垂直置于滴定管架上，静置 2 分钟后观察，仔细观察刻线上的液面是否下降，或滴定管下端尖嘴处有无水滴流出，若漏水，可旋紧活塞。先用自来水冲洗，若滴定管较脏，可用铬酸洗液浸泡后洗涤干净，再用自来水冲洗后，用蒸馏水分别冲洗 3 遍。将试剂瓶中 NaOH 滴定液充分摇匀，然后用其润洗滴定管 3 次，以除去管内残留水分，保证滴定液的浓度不变。润洗时每次倒入 5～10 mL，必须从试剂瓶中直接倒入滴定管，不能借用任何其他容器，以免滴定液浓度改变或受污染。将 NaOH 滴定液直接倒入滴定管中，至“0”刻度线以上，静置 2 分钟后，调节液面至 0.00 mL 处，使凹液面下缘最低点与 0.00 mL 相切，滴定管尖端无气泡。

4.4.2　称量和溶解：取阿司匹林约 0.4 g 于锥形瓶中，精密称定，加中性乙醇（对酚酞指示液显中性）20 mL，旋摇溶解。

4.4.3　滴定：加入 3 滴酚酞指示液，用标准 NaOH 滴定液（0.1 mol/L）滴定，边滴边摇，至溶液呈浅红色，但经振摇后消失，放慢滴液速度，逐滴或半滴滴加 NaOH 滴定液。当溶液呈浅红色，并在振摇 15 秒后不消失时，即为滴定终点。

4.4.4　读数并记录数据：将滴定管取下，拇指和食指捏住滴定管上端无刻度处，使滴定管垂直，视线与溶液凹液面下缘最低点在同一水平线上，读数，记录下滴定体积。

4.4.5　计算：按式（3－6）计算出阿司匹林的含量。

$$阿司匹林含量(\%)=\frac{V\times 18.02\times c_{NaOH}}{0.1\times 1\,000\times W}\times 100\% \qquad (3-6)$$

4.5　结果判定

按干燥品计算，含 $C_9H_8O_4$ 不得少于 99.5%。

4.6　注意事项

4.6.1　阿司匹林在水中微溶，在乙醇中易溶，又因乙醇的极性较小，可抑制阿司匹林的水解，故选用乙醇为溶剂。

4.6.2　为了避免样品水解，实验中应尽可能少用水，滴定速度稍快，注意旋摇，防止局部碱度过高。

4.6.3　含量测定需平行测定 3 份样品，三次平行结果相对偏差不得超过 0.2%，取其算术平均值为测定结果。

记录供试品的称量、简要的操作过程、指示剂的名称、滴定液的名称及浓度（mol/L）、消耗滴定液的毫升数、空白试验的数据及计算式与结果。电位滴定法应记录采用的电极；非水滴定法要记录室温；用于原料药的含量测定时，所用的滴定管与移液管均应记录其校正值。记录项目参考表 3－J5。

表 3－J5　容量分析（滴定法）原始记录

第　页　共　页

日期：　　　　温度/℃：　　　　相对湿度/%：

样品编号		滴定液名称		滴定管编号	
样品名称		校正因子（*f*）		不确定度	
批　　号		检验依据	□《中国药典》2025 年版 □其他		

续表

<table>
<tr><td colspan="2">检验项目</td><td colspan="6">□含量测定　□酸值　□皂化值　□羟值　□碘值　□含氮量　□其他</td></tr>
<tr><td colspan="2">检验方法</td><td colspan="6"></td></tr>
<tr><td colspan="2" rowspan="2">空白滴定结果
V_0/mL</td><td colspan="3" rowspan="2"></td><td rowspan="2">天平</td><td colspan="2">型号：</td></tr>
<tr><td colspan="2">编号：</td></tr>
<tr><td colspan="2">编　　号</td><td></td><td></td><td></td><td></td><td></td><td></td></tr>
<tr><td rowspan="2">取样量</td><td>□W/g</td><td></td><td></td><td></td><td></td><td></td><td></td></tr>
<tr><td>□V/mL</td><td></td><td></td><td></td><td></td><td></td><td></td></tr>
<tr><td colspan="2">滴定液起始读数 V_0/mL</td><td></td><td></td><td></td><td></td><td></td><td></td></tr>
<tr><td colspan="2">终点读数
$V_末$/mL</td><td></td><td></td><td></td><td></td><td></td><td></td></tr>
<tr><td colspan="2">消耗滴定液体积 ΔV/mL</td><td></td><td></td><td></td><td></td><td></td><td></td></tr>
<tr><td colspan="2">计算公式</td><td colspan="6"></td></tr>
<tr><td colspan="2">结　　果</td><td></td><td></td><td></td><td></td><td></td><td></td></tr>
<tr><td colspan="2">平 均 值</td><td colspan="6"></td></tr>
<tr><td colspan="2">标准规定</td><td colspan="6"></td></tr>
<tr><td colspan="2">结　　论</td><td colspan="6">□(均)符合规定　　□(均)不符合规定</td></tr>
<tr><td colspan="3">检验者：
日　期：</td><td colspan="3">校对者：
日　期：</td><td colspan="2">审核者：
日　期：</td></tr>
</table>

练一练、赛一赛

根据技能大赛的评分标准(表 3－8)，练习阿司匹林原料药的含量测定，相互评价并找出问题。

表 3－8　含量测定技能评分标准

项目	考核内容	分值	操作要求	考核记录	扣分	得分
(一)职业安全健康(5 分)	劳动保护用品穿戴	5	① 正确穿戴工作服			
			② 正确佩戴口罩			
			③ 正确佩戴手套			
			④ 正确佩戴护目镜			
			每错一项扣 1 分,扣完为止			
(二)天平称量(15 分)	天平准备	3	① 检查调节水平			
			② 清扫			
			③ 调零			
			每错一项扣 1 分,扣完为止			
	称量操作	5	① 敲样动作正确			
			② 敲样次数≤3			
			③ 关门读数			
			每错一项扣 1 分,扣完为止			
	称量范围	5	① 小于±2.5%范围不扣分			
			② 在±2.5%～±5%范围内 1 个扣 1 分			
			③ 大于±5%范围 1 个扣 3 分			
			扣完为止			
	结束工作	2	① 天平复原			
			② 天平使用记录			
			③ 板凳复位			
			每错一项扣 1 分,扣完为止			
(三)滴定操作(20 分)	药物的溶解	1	阿司匹林完全溶解			
	滴定操作	9	① 滴定速度适当			
			② 半滴操作到达终点			
			每错一项扣 2 分,扣完为止			
	滴定终点	5	终点判断正确(纯蓝色)			
			每错一次扣 2 分,扣完为止			
	读数	5	① 停留 30 秒读数			
			② 读数正确			
			每错一项扣 2 分,扣完为止			

续表

项目	考核内容	分值	操作要求	考核记录	扣分	得分
（四）数据记录（7分）	原始数据记录	7	① 数据直接填在报告单上			
			② 数据记录及时			
			③ 正确进行滴定管体积校正			
			每错一项扣1分，扣完为止			
（五）文明操作（3分）	文明操作环境保护	3	① 台面及时清洁			
			② 仪器、试剂归位			
			③ 废纸/废液不乱扔乱倒			
			每错一项扣1分，扣完为止			
（六）操作失误	重称		重称1次扣4分			
	实验重做		重做1次扣6分			
	仪器损坏		损坏玻璃仪器每次扣5分			
（七）报告与数据处理（15分）	报告	5	① 不空项			
			② 报告完整			
			③ 单位齐全、正确			
			④ 有效数字位数正确			
			⑤ 报告整洁、不修改			
			每错一项扣1分，每一项最多扣3分。涂改原始数据成绩为零，涂改非原始数据一个扣2分			
	试样量计算	5	① 计算公式正确			
			② 计算结果正确			
			每错一项扣1分，扣完为止			
	结果计算	5	① 计算公式正确			
			② 溶液温度校准值正确			
			③ 计算结果正确			
			每错一项扣1分，扣完为止			
（八）测定结果评价（35分）	精密度	20	≤0.1%不扣分			
			>0.1%～≤0.2%扣6分			
			>0.2%～≤0.3%扣9分			
			>0.3%～≤0.4%扣12分			
			>0.4%～≤0.5%扣15分			
			>0.5%扣20分			

续表

项目	考核内容	分值	操作要求	考核记录	扣分	得分
(八)测定结果评价(35分)	准确度	15	≤0.1%不扣分			
			>0.1%～≤0.2%扣3分			
			>0.2%～≤0.3%扣6分			
			>0.3%～≤0.4%扣9分			
			>0.4%～≤0.5%扣12分			
			>0.5%扣15分			
总分		100				

任务五 撰写阿司匹林的检验报告书

阿司匹林原料药检验报告书见表3-9。

表3-9 阿司匹林原料药检验报告书

检品名称：	检品编号：	检验目的：
批号：	规格：	检验项目：
生产单位：	供样单位：	检验日期：
检验依据：	报告日期：	
检验项目	标准规定	检验结果
[性状]	应为白色结晶或结晶性粉末；无臭或微带醋酸臭	
[鉴别]		
(1) 化学反应	应呈正反应	
(2) 化学反应	应呈正反应	
(3) 红外光谱	应与对照图谱(光谱集5图①)一致	
[检查]		
溶液的澄清度	溶液应澄清	
游离水杨酸	不得超过0.1%	
易炭化物	不得更深	
有关物质	除水杨酸峰外，其他各杂质峰面积的和不得大于对照溶液主峰面积(0.5%)	
干燥失重	不得超过0.5%	
炽灼残渣	不得超过0.1%	
重金属	不得超过百万分之十	
[含量测定]	含$C_9H_8O_4$不得少于99.5%	
结论：		

检验人： 复核人： 负责人：

① 参见国家药典委员会编订的《药品红外光谱集》。

任务六 项目总结与评价

一、画出本项目的流程

二、项目评价标准

阿司匹林原料药的质量检验考核表见表 3－10。

表 3－10　阿司匹林原料药的质量检验考核表

班级：　　　　　　　　学号：　　　　　　　　姓名：

指标属性及配分	序号	评价指标要素	评价依据	分值	考评记录		
					学生自评	小组互评	教师评价
预习 10 分	1	阅读项目相关材料		5			
	2	积极参加讨论，完成小组任务		5			
准备 20 分	3	实验室安全	遵守实验室安全规则制度	3			
	4	文件准备	准备项目的标准操作规程和原始记录	5			
	5	试剂准备	正确选择试药、试剂	3			
	6	试液配制	按照规定正确、规范地配制试液	5			
	7	仪器准备	保证仪器选择正确，能正常使用	4			

续表

指标属性及配分	序号	评价指标要素	评价依据	分值	考评记录		
					学生自评	小组互评	教师评价
专业能力50分	8	方案准备	完成任务前认真预习	3			
	9	标准解读	标准解读正确、规范	5			
	10	仪器洗涤	仪器的洗涤方法正确	2			
	11	称量操作	药品的称量操作符合要求、规范	3			
	12	药品的溶解	符合要求、规范	2			
	13	样品配制	样品和流动性配制处理得当	5			
	14	实验操作	符合要求、规范	20			
	15	资料规范填写	原始记录、仪器使用记录及时、规范填写	5			
	16	结果判定	结果的比较方法、结论正确	2			
	17	检验报告单	检验报告单填写规范	3			
职业素养15分	18	实验防护	实验过程中通风橱、护目镜及防护手套使用及时、规范	3			
	19	标识记录	操作过程中及时做好各种标识，防止混淆	2			
	20	职业习惯	操作过程系统条理，质量意识、环保意识、无菌意识强	5			
	21	实验整理与清洁	操作过程中台面整洁，仪器等洗刷干净并及时归位，废液与废纸的处理符合规范	3			
	22	诚实可信	实验测定中无作弊等行为	2			
劳动意识5分	23	检验完毕后，自主清理实验台，打扫实验室卫生		4			
	24	操作中爱护仪器、沉着细心		1			
考评小计				100			

三、项目考核

（一）单项选择题

1.《中国药典》2025年版中“乙醇”未指明浓度时均是指(　　)。

A. 纯乙醇　　B. 95%乙醇　　C. 75%乙醇　　D. 50%乙醇

2. 直接酸碱滴定法测定阿司匹林含量时，所用的“中性乙醇(对酚酞显中性)”溶剂是指(　　)。

A. pH=7.0 的乙醇

B. 无水乙醇

C. 符合《中国药典》(2025 年版)所规定的乙醇

D. 对酚酞指示液显中性的乙醇

3. 用炽灼残渣项下得到的残渣检查重金属时，炽灼温度为(　　)。

A. 500～600 ℃　　B. 600～700 ℃

C. 700～800 ℃　　D. 800～900 ℃

4. 熔融同时分解样品进行熔点测定时，升温速率选择每分钟升温(　　)。

A. 1.0～1.5 ℃　　B. 1.5～2.0 ℃

C. 2.0～2.5 ℃　　D. 2.5～3.0 ℃

5. 鉴别的目的是判断药物的(　　)。

A. 优劣　　B. 真伪　　C. 纯度　　D. 质量

6. 重金属检查中，加入硫代乙酰胺使溶液控制最佳的 pH 值是(　　)。

A. 1.5　　B. 2.5　　C. 3.5　　D. 7.5

7. 重金属检查通常以(　　)为代表。

A. 铜　　B. 砷　　C. 铅　　D. 汞

8. 烘箱干燥法一般的干燥温度为(　　)。

A. 95 ℃　　B. 105 ℃　　C. 115 ℃　　D. 125 ℃

9. 恒重是指连续两次干燥或炽灼残渣的重量差异在(　　)以下。

A. 0.2 mg　　B. 0.3 mg　　C. 0.4 mg　　D. 0.5 mg

10. 精密称定是指称取重量准确至所取重量的(　　)。

A. 十分之一　　B. 百分之一　　C. 千分之一　　D. 万分之一

11. 高效液相色谱法流动相过滤一般使用的滤膜孔径为(　　)。

A. 0.22 μm　　B. 0.45 μm　　C. 0.6 μm　　D. 0.8 μm

12. 红外光谱检查时，使用的碘化钾级别为(　　)。

A. 化学纯　　B. 分析纯　　C. 光谱纯　　D. 工业纯

13. 药物中的有关物质属于(　　)。

A. 无机杂质　　B. 有机杂质　　C. 重金属　　D. 铁盐

14. 高效液相色谱法流动相配制使用试剂的级别为(　　)。

A. 化学纯　　B. 分析纯　　C. 光谱纯　　D. 色谱纯

15. 药物中的重金属是指(　　)。

A. Pb^{2+}

B. 影响药物安全性和稳定性的金属离子

C. 原子量大的金属离子

D. 在规定条件下与硫代乙酰胺或硫化钠显色的金属杂质

16. 干燥失重检查法检查含有结晶水的药物时，干燥温度为(　　)。

A. 180 ℃　　B. 105 ℃　　C. 140 ℃　　D. 80 ℃

17. 红外光谱的横坐标比较常见的是(　)。

A. 波数　　B. 波长　　C. 吸光度　　D. 透光率

18. 重金属检查时，要求不得超过 20 ppm 中的“ppm”是指(　　)。

A. 百分之一　　B. 千分之一　　C. 百万分之一　　D. 十亿分之一

19.《中国药典》检查残留有机溶剂采用的方法为(　　)。

A. TLC　　B. HPLC

C. UV　　D. GC

20. 下列不属于一般杂质的是(　　)。

A. 氯化物　　B. 重金属

C. 氰化物　　D. 2-甲基-5-硝基咪唑

（二）判断题

1. 红外光谱不仅包括振动能级的跃迁，也包括转动能级的跃迁，又称为振-转光谱。(　　)

2. 紫外-可见分光光度法可用于药物的鉴别及含量测定。(　　)

3. 药物检测时，其他检测项目无问题时溶解度检查可以不做。(　　)

4. 样品的熔程范围越大，说明样品的纯度越高。(　　)

5. 炽灼残渣的温度一般为 500～600 ℃。(　　)

6. 重金属检查法常用的显色剂有硫化氢、硫化钠、硫代乙酰胺。(　　)

7. 干燥失重主要是控制药物中水分，也包括其他挥发性物质。(　　)

8. 药物中的杂质检查一般要求测定其准确含量。(　　)

9. 药物的干燥失重测定属于药物的特殊杂质检查法。(　　)

10. 减压干燥时，称量瓶玻璃盖应放入减压干燥器内一起干燥。(　　)

（三）简答题

1. 质量标准中“取本品约 0.1 g”和“取本品 0.1 g”有何不同？它们的取样量分别是多少？

2. 本品有关物质检查采用什么方法？该法操作时应注意什么？

3. 含量测定的溶剂为什么要用无水乙醇？

4. 某物质的干燥失重，规定不得超过 4.0%。取样 1.004 2 g，干燥后减失重量 0.040 8 g，请判定是否符合规定并写出计算过程、结果。

项目四 维生素 B_1 片的质量检验

项目目标

1. 能够按照《中国药典》要求，使用紫外分光光度计完成维生素 B_1 片的含量测定，并能规范操作溶出仪进行溶出度测定，确保检测结果误差控制在规定范围内。

2. 能够通过高效液相色谱法检测片剂中的有关物质，并理解杂质含量与储存条件的关系，学会制定基础的质量控制标准。

3. 熟练完成样品前处理、流动相配制及仪器校准等基础操作，独立完成检测数据记录与报告撰写，确保操作流程符合实验室安全规范。

4. 通过团队合作完成全流程质量检验，理解药品质量标准的重要性，并能用通俗语言向非专业人员解释关键质量指标的意义。

项目概述

药物在临床应用时，必须制成各种剂型，如片剂、注射剂、胶囊剂、栓剂等，目的是保证药物用法和用量的准确，使药物更好地发挥疗效，增加药物稳定性，便于服用、储存和运输。因此，制剂的质量检测是药品质量检测的重要组成部分。

小组讨论

我们日常服用的药物是原料药还是制剂？原料药与制剂的组成有何区别？

片剂是指药物与适宜的辅料混匀压制而成的圆形或异形的片状固体制剂。片剂生产的机械化、自动化程度较高，因而产品的性状稳定、剂量准确、成本及售价都较低，其运输、贮存、携带及应用也都比较方便，是现代药物制剂中应用最为广泛的重要剂型之一。

常用的四大片剂辅料包括：稀释剂（填充剂）、湿润剂或黏合剂、崩解剂、润滑剂。稀释剂（填充剂）主要是用来填充片剂的重量或体积，以便于压片。某些原料药粉末本身具有黏性，只需要加入适当的液体即可使其黏性显现，此时加入的液体就被称为湿润剂；而有些原料药粉末本身不具有黏性或者黏性很小，需要加入淀粉浆等黏性物质才能使其黏合起来，这时加入的黏性物质就被称为黏合剂。崩解剂是使片剂在胃肠液中迅速破碎成细小颗粒的物质。润滑剂是助流剂、抗黏剂、（狭义）润滑剂的总称：助流剂是降低颗粒之间摩擦力从而改善粉末流动性的物质，抗黏剂是防止原辅料黏着于冲头表面的物质，（狭义）润滑剂是减小药品与冲模孔之间摩擦力的物质。

小组讨论

能否根据药剂学知识列出稀释剂（填充剂）、湿润剂或黏合剂、崩解剂和润滑剂的常用辅料？

现有一批维生素 B_1 片待检，请验单见表 4－1，请按照要求进行检验并出具检验报告书。

表 4－1　成品请验单

样品名称：维生素 B_1 片		请验部门：片剂车间	
包装规格：100 片/瓶，每片 10 毫克		请验人：××××	
批号：13202275265	数量：500	请验日期：	年　月　日
请验项目：全检		接单人：	年　月　日
备注：			

第一联：请验部门备查
第二联：质量部门存档

项目资料

资料一：维生素 B_1 简介

维生素 B_1 又称硫胺素或抗神经炎素，是最早发现的维生素之一，由真菌、微生物和植物合成，动物和人类则只能从食物中获取。维生素 B_1 主要存在于种子的外皮和胚芽中，如米糠和麸皮中含量很丰富，在酵母菌中含量也极丰富。维生素 B_1 由嘧啶环和噻唑环结合而成，是一种水溶性维生素，在人体中以辅酶形式参与糖类的分解代谢，有保护神经系统的作用，还可以促进肠胃蠕动，提高食欲。

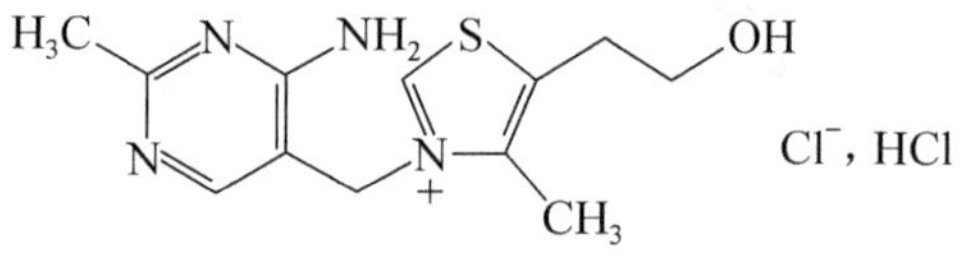

$C_{12}H_{17}ClN_4OS \cdot HCl$　337.27

维生素 B_1 不够稳定，遇热、紫外线、氧气都会发生化学反应，分解或变质。维生素 B_1 可以溶于水，不溶于醇等有机溶剂。常温下在 pH 为 3.5 的水溶液中稳定，而在中性和碱性溶液中会发生分解。

维生素 B_1 常以其盐酸盐的形式出现，分子式 $C_{12}H_{17}ClN_4OS \cdot HCl$，分子量 337.27。白色结晶性粉末。有微弱特臭、味苦，有潮解性。熔点 248 ℃，易溶于水，微溶于乙醇，不溶于醚和苯。

资料二：制剂分析的特点

1. 分析方法不同　由于制剂的组成比较复杂，在选用分析方法时，应根据药物的性质、含量的多少以及辅料对测定是否有干扰来确定。测定方法除应满足准确度和精密度的要求外，还应注意专属性和灵敏度，所以原料药的测定方法不能照搬到制剂中。如附加剂对主药的测定有干扰，应对样品进行预处理，或选择专属性更高的方法。

2. 分析项目和要求不同　由于制剂是用符合要求的原料药和辅料制备而成的，因此制剂的杂质检查一般不需要重复原料药的检查项目，而是检查在制备和储藏过程中可能产生的杂质。除杂质检查外，《中国药典》还规定制剂需进行的常规检查项目，如重量差异、崩解时限、微生物限度等；有些制剂还需增加特殊检查，如小剂量的片剂需进行含量均匀度检查，水溶性较差的药物片剂需进行溶出度检查，缓释剂或控释剂需进行释放度检查等。

3. 含量测定结果的表示方法及限度要求不同 制剂的含量限度范围，是根据主药含量、测定方法、可能产生的偏差制定的，其表示方法与原料药不同。

原料药的含量限度是以百分含量表示的，一般表示为含原料药不得少于百分之多少。有时原料药也规定上限，如呋喃妥英规定按干燥品计算含量应为 98.0%～102.0%。其上限是指用质量标准规定的分析方法测定时可能达到的数值，为标准规定的限度或允许偏差，并非真实含量。如未规定上限，系指不超过 101.0%。

制剂的含量测定以标示量百分含量表示。标示量指该剂型单位剂量的制剂中规定的主药含量，如异烟肼片的标示量为 50 mg、100 mg、300 mg，表示每片异烟肼片含纯异烟肼的理论值分别为 50 mg、100 mg、300 mg。标示量百分含量即单位药品的实际含量与标示量的比值，以式(4-1)表示：

$$\text{标示量百分含量}(\%)=\frac{\text{实际含量}}{\text{标示量}}\times 100\% \quad (4-1)$$

以片剂为例，即式(4-2)：

$$\text{标示量百分含量}(\%)=\frac{\text{每片实际含量}}{\text{标示量}}\times 100\%=\frac{\dfrac{W_{\text{测得量}}}{W_{\text{称样量}}}\times\text{平均片重}}{\text{标示量}}\times 100\% \quad (4-2)$$

当制剂中主药含量与标示量相等时，其标示量百分含量为 100.0%。若计算结果在规定范围内，即可判定含量符合标准。

资料三：片剂的质量要求

根据药典“制剂通则”的规定，片剂的质量要求主要有以下几个方面：

(1) 硬度适中；

(2) 色泽均匀，外观光洁；

(3) 符合重量差异的要求，含量准确；

(4) 符合崩解度或溶出度的要求；

(5) 小剂量药物或作用比较剧烈的药物，应符合含量均匀度的要求；

(6) 符合微生物限度的要求。

> 试写出分别对应片剂的哪些检测项目。

任务一 研读标准——《中国药典》2025 年版

维生素 B_1 片

Weishengsu B_1 Pian

Vitamin B_1 Tablets

本品含维生素 B_1($C_{12}H_{17}ClN_4OS \cdot HCl$)应为标示量的 90.0%～110.0%。

【性状】 本品为白色片。

【鉴别】 取本品细粉适量，加水搅拌，滤过，滤液蒸干后，照维生

> 逐字阅读质量标准，根据凡例和通则准确理解突出显示文字的正确含义或试剂配制方法。

素 B_1 鉴别(1)、(3)项下试验，显相同的反应。

【检查】 有关物质 照高效液相色谱法(通则 0512)测定。

供试品溶液 取本品细粉适量，加流动相适量，振摇使维生素 B_1 溶解，用流动相稀释制成每 1 mL 中约含维生素 B_1 1 mg 的溶液，滤过，取续滤液。

对照溶液 精密量取供试品溶液 1 mL，置 100 mL 量瓶中，用流动相稀释至刻度，摇匀。

色谱条件、系统适用性要求与测定法 见维生素 B_1 有关物质项下。

限度 供试品溶液色谱图中如有杂质峰，各杂质峰面积的和不得大于对照溶液主峰面积的 1.5 倍(1.5%)。

其他 应符合片剂项下有关的各项规定(通则 0101)。

【含量测定】 照紫外-可见分光光度法(通则 0401)测定。

供试品溶液 取本品 20 片，精密称定，研细，精密称取适量(约相当于维生素 B_1 25 mg)，置 100 mL 量瓶中，加盐酸溶液(9→1 000)约 70 mL，振摇 15 分钟使维生素 B_1 溶解，用上述溶剂稀释至刻度，摇匀，用干燥滤纸滤过，精密量取续滤液 5 mL，置另一 100 mL 量瓶中，再加上述溶剂稀释至刻度，摇匀。

测定法 取供试品溶液，在 246 nm 的波长处测定吸光度，按 $C_{12}H_{17}ClN_4OS \cdot HCl$ 的吸收系数($E_{1cm}^{1\%}$)为 421 计算。

【类别】 同维生素 B_1。

【规格】 (1)5 mg；(2)10 mg。

【贮藏】 遮光，密封保存。

任务二 完成维生素 B_1 片的性状和鉴别检验

药物制剂的性状检测是药物制剂质量控制不可缺少的组成部分，能够在一定程度上综合表征药物的质量。在药品的使用中，药物制剂的性状检测具有非常重要的意义。

药物制剂所使用的原料药物已鉴别且符合规定，因此药物制剂的鉴别方法通常以其原料药物的鉴别方法为基础，且时有弱化。药物制剂的鉴别常常受其辅料干扰，一般须采用适当的样品预处理方法排除辅料干扰后进行；或取消该鉴别试验；或改用其他方法。药物制剂的辅料不干扰其鉴别时，可直接采用其原料药物的鉴别试验。任务准备清单见表 4-2。

表 4-2 任务准备清单

<table>
<tr><td rowspan="4">检验资料</td><td colspan="2">名称</td><td>项目名称</td><td>准备情况</td></tr>
<tr><td colspan="2">药品质量标准</td><td></td><td>□齐全/□缺少</td></tr>
<tr><td colspan="2">标准操作规程</td><td></td><td>□齐全/□缺少</td></tr>
<tr><td colspan="2">检验原始记录</td><td></td><td>□齐全/□缺少</td></tr>
<tr><td rowspan="5">药品试剂及耗材</td><td>名称</td><td>总耗量</td><td>领取人</td><td>剩余试剂量</td></tr>
<tr><td></td><td></td><td></td><td></td></tr>
<tr><td></td><td></td><td></td><td></td></tr>
<tr><td></td><td></td><td></td><td></td></tr>
<tr><td></td><td></td><td></td><td></td></tr>
</table>

续表

	名称	型号	数量	准备情况
实验仪器				
	试液	配制方法		配制人
试液配制				

一、性状

《中国药典》2025 年版四部“制剂通则”片剂项下规定，片剂为圆形或异形的片状固体制剂，其外观应完整光洁、色泽均匀。此外，片剂还应符合正文各品种项下的性状描述。

取一定量维生素 B_1 片，置白色纸上用肉眼仔细观察其颜色、形状，是否外观光洁、无缺陷、无松片、无裂片、无麻面、无斑点等现象。本品为白色片，应符合规定。

检验记录应描述供试品的颜色和外形，如：①本品为白色片；②本品为糖衣片，除去糖衣后显白色；③本品为无色澄明的液体。外观性状符合规定者，也应作出记录，不可只记录“符合规定”这一结论；对外观异常者（如变色、异臭、潮解、碎片、花斑等）要详细描述。

二、化学鉴别法

鉴别药物片剂时，各国药典一般采用提取、过滤、取续滤液制备供试品溶液的方法排除片剂辅料的干扰。依据其原料药物的性质，参考其原料药物的鉴别试验，从化学法、光谱法、色谱法及其他方法中选择 2～4 种不同原理的分析方法组成一组鉴别试验。

维生素 B_1 片鉴别试验即是在前处理后，照维生素 B_1 鉴别(1)、(3)项下试验，应显相同的反应。通过查阅《中国药典》2025 年版中维生素 B_1 的质量标准，其鉴别(1)、(3)项下试验如下。

（一）鉴别(1)

取本品约 5 mg，加氢氧化钠试液 2.5 mL 溶解后，加铁氰化钾试液 0.5 mL 与正丁醇 5 mL，强力振摇 2 分钟，放置使分层，上面的醇层显强烈的蓝色荧光；加酸使成酸性，荧光即消失；再加碱使成碱性，荧光又显出。

小组讨论

此反应是维生素 B_1 的专属性鉴别反应，还记得它的名称和原理吗？

（二）鉴别(3)

本品的水溶液显氯化物鉴别(1)的反应（通则 0301）。

课堂活动

查阅《中国药典》2025 年版，写下氯化物鉴别试验的步骤和原理。通则 0301 还有哪些鉴别试验？为什么收载在一起？

一般鉴别试验是依据某一类药物的化学结构或理化性质的特征，通过化学反应来鉴别药物真伪的方法。对于无机药物，通常利用其阴离子和阳离子的特征反应进行鉴别；对于有机药物，则大多采用典型官能团反应进行鉴别。因此，一般鉴别试验只能证实药物属于某一类别，而不能确定具体是哪一种。

一般鉴别试验标准操作规程

1. 目的

建立一般鉴别试验标准操作规程，保证正确操作。

2. 适用范围

适用于药品的一般鉴别试验操作。

3. 职责

检验员负责本操作规程的执行。

4. 内容

4.1 概述

4.1.1 药品的一般鉴别试验的基础是含有某一离子或具有某一基团的药物共有的化学反应。在药典通则中，此项内容是通过化学反应进行试验来证实药品中含有某一离子或基团，而不是对未知物进行定性分析，应结合正文中的其他鉴别试验和性状项下的描述，才能证实供试品的真实性。

4.1.2 选入一般鉴别试验方法的原则是，专属性强，再现性好，灵敏度高，操作简便、快速。对于无机药品，通常利用阴、阳离子的特征反应进行鉴别；对于有机药品，则大多采用官能团反应进行鉴别。

4.2 仪器与用具

所有仪器与用具要求洁净，以免干扰化学反应。

4.3 试药与试剂

4.3.1 试药应符合《中国药典》2025 年版要求，使用时应研成粉末或配成试液。

4.3.2 试液除另有规定外，均应按《中国药典》2025 年版试液项下的方法进行配制和贮藏，要求新配制的，必须新鲜配制。

4.4 操作方法

同《中国药典》2025 年版四部通则 0301。

4.5 注意事项

4.5.1 一般注意事项

4.5.1.1 供试品和供试液的取用量应按各试验项下的规定，固体供试品应研成细粉；液体供试品如果太稀可浓缩，如果太浓可稀释。

4.5.1.2　试药和试液的加入量、方法和顺序均应按各试验项下的规定操作；如未作规定，试液应逐滴加放，边加边振摇；并注意观察反应现象。

4.5.1.3　试验在试管或离心管中进行，如需加热，应小心仔细，并使用试管夹，边加热边振摇，试管口不要对着试验操作者。

4.5.1.4　试验中需要蒸发时，应置于玻璃蒸发皿或瓷蒸发皿中，在水浴中进行。

4.5.1.5　有色沉淀反应宜在白色点滴板上进行，白色沉淀反应在黑色或蓝色点滴板上进行，也可在试管或离心管中进行；如沉淀少而不易观察，可加入适量的某种与水互不混溶的有机溶剂，使原来悬浮在水中的沉淀集中于两液层之间，以便观察。

4.5.1.6　试验中需分离沉淀时，采用离心机分离，经离心沉降后，用吸出法或倾泻法分离沉淀。

4.5.1.7　颜色反应须在玻璃试管中进行，并注意观察颜色的变化。

4.5.1.8　试验温度，一般温度上升 10 ℃可使反应速度增加 2～4 倍，应按各试验项下的规定温度进行试验，如达不到，可适当加温。

4.5.1.9　反应灵敏度极高的试验，必须保证试剂的纯度和仪器的洁净，与此同时进行空白试验，以便对照。

4.5.1.10　反应不够灵敏、试验条件不易掌握的试验，可用对照品进行对照试验。

4.5.1.11　一般鉴别试验中列有一项以上的试验方法时，除正文已明确规定外，应逐项进行试验，方能证实，不得任选其中之一作为依据。

4.5.2　部分专项鉴别试验注意事项

4.5.2.1　水杨酸盐鉴别试验(1)：水杨酸与三氯化铁的反应极为灵敏，只需取稀溶液进行试验；如取用量大，产生颜色过深，可加水稀释后观察。

4.5.2.2　托烷生物碱类鉴别试验：如供试品量少，显色不明显时，可改用氢氧化钾小颗粒少许，则在氢氧化钾表面形成深紫色。

4.5.2.3　枸橼酸盐鉴别试验(1)：高锰酸钾的加入量不宜过多，否则枸橼酸盐将被进一步氧化，致使在加硫酸汞试液或溴试液后均不生成白色沉淀。

4.5.2.4　钠盐鉴别试验(1)：本反应极灵敏，钠离子最低检出量约为 0.1 ng；若试药和所用仪器引入微量钠盐，均能出现鲜黄色火焰，故应在测试前将铂丝烧红，趁热浸入盐酸中，如此反复处理，直至火焰不显黄色，再蘸取试样进行试验，并只有当强烈的黄色火焰持续数秒钟不退时，才能确认为正反应。

4.5.2.5　铋盐鉴别试验(1)：必须注意供试品溶液的浓度，若铋盐量少，只能形成红棕色溶液而无沉淀产生，且最后一步反应现象不明显。

4.5.2.6　钡盐鉴别试验(1)：透视观察所用的绿色玻璃应选能透过 488 nm 波长的滤光片。

4.5.2.7　银盐鉴别试验(1)：加稀盐酸后生成的白色氯化银沉淀可被光分解，其颜色变为灰黑色，故试验宜避光进行。

具体操作可参考“项目三　阿司匹林的质量检验”化学鉴别法相关部分。

任务拓展

鉴别试验分离沉淀时需要使用离心机，它借助转轴高速旋转产生离心力，使不同密度的物质分开，以达到初步分离纯化的目的。但是离心机在离心状态下具有安全隐患，一旦操作失误，很有可能引发实验室事故！请为离心机撰写一篇《标准操作规程》张贴于仪器旁，以保证离心操作的规范性和安全性。

任务三 完成维生素 B_1 片的检查

药物制剂检查可以分为杂质检查、剂型检查和安全性检查。维生素 B_1 片的检查涉及杂质检查（有关物质检查）、剂型检查（重量差异检查和崩解时限检查）和安全性检查（微生物限度检查）。本项目主要完成前两项检查，微生物限度检查可以参考“项目一　纯化水的质量检验”相关部分，任务准备清单见表 4-3。

表 4-3　任务准备清单

检验资料	名称		项目名称	准备情况
	药品质量标准			□齐全/□缺少
	标准操作规程			□齐全/□缺少
	检验原始记录			□齐全/□缺少
药品试剂及耗材	名称	总耗量	领取人	剩余试剂量
实验仪器	名称	型号	数量	准备情况
试液配制	试液	配制方法		配制人

一、杂质检查

药物制剂所使用的原料药物及辅料已经检查杂质且符合规定，其中的一般杂质在制剂的制备和贮藏过程中多无明显增加，因此药物制剂通常不重复原料药物的一般杂质检查。药物制剂主要检查在制剂的制备和贮藏中可能产生的杂质和可能增加的特殊杂质。药物制剂的杂质检查常常受其辅料干扰，一般需采用适当的样品预处理方法排除辅料干扰后进行。

因此，维生素 B_1 片只采用高效液相色谱法进行有关物质检查。

温故知新

什么是“有关物质”？“有关物质”的常用检查方法有哪些？

高效液相色谱法分离效能高、专属性强、检测灵敏性好，可以准确地测定各组分的峰面积。采用高效液相色谱法检查杂质，应按照各品种项下要求，进行色谱适用性试验，以保证仪器系统达到杂质检查要求。高效液相色谱法用于药品杂质检查和含量测定是基于待测组分的色谱峰面积或峰高与待测组分的量相关（通常呈线性或对数线性关系）；通过比较供试品中待测组分的色谱峰面积或峰高与对照品色谱峰面积或峰高的大小来确定供试品待测组分的量。检查杂质的四种方法见表 4－4。

表 4－4　高效液相色谱法进行杂质检查的方法

名称	适用范围	方法	优缺点
外标法	有杂质的对照品，而且进样量能精确控制	配制杂质对照品溶液和供试品溶液，分别取一定量注入色谱仪，测定杂质对照品和供试品溶液中杂质峰的响应，按外标法计算杂质限量	准确，但必须使用杂质对照品
加校正因子的主成分自身对照法	仅适用于已知杂质的情况	将供试品溶液稀释成和规定中限度相当的溶液作为对照品溶液，取供试品溶液和对照品溶液适量，分别进样，记录色谱图。测量供试品溶液色谱图上各杂质的峰面积，分别乘以相应的校正因子后与对照品溶液主成分的峰面积比较，依法计算各杂质含量	省去了杂质对照品，考虑了不同成分响应因子，但杂质定位必须有保留时间
不加校正因子的主成分自身对照法	适用于没有杂质的对照品的情况	将供试品溶液稀释配制对照品溶液并调节仪器灵敏度后，取供试品溶液和对照品溶液适量，分别进样。前者的记录时间除另有规定外，应为主成分色谱峰保留时间的 2 倍，测量供试品溶液色谱图上各杂质的峰面积，并与对照品溶液主成分的峰面积比较，计算杂质含量	操作简单、运算方便，不需要杂质对照品，但是忽略了各成分响应因子不同的可能性

续表

名称	适用范围	方法	优缺点
面积归一化法	只适用于供试品中结构相似、相对含量较高且限度范围较宽的杂质含量的粗略考查	取供试品溶液进样，注入高效液相色谱仪，记录色谱图。测定各杂质及药物的峰面积和色谱图上除溶剂峰以外的总色谱峰面积，计算各杂质峰面积总和占总峰面积的百分率，不得超过限量	简便快捷，但不宜用于微量杂质检查

高效液相色谱法标准操作规程

1. 目的

建立高效液相色谱法标准操作规程，使其操作规范化。

2. 适用范围

适用于高效液相色谱法标准操作。

3. 职责

仪器使用、维护人员负责本操作规程的执行。

4. 内容

4.1 概述

高效液相色谱法(《中国药典》2025 年版四部通则 0512)，系采用高压输液泵将规定的流动相泵入装有填充剂的色谱柱，对供试品进行分离测定的色谱方法。注入的供试品，由流动相带入色谱柱内，各组分在柱内被分离，并进入检测器检测，由积分仪或数据处理系统记录和处理色谱信号。本法可用于鉴别、杂质检查，以及溶出度、释放度、含量均匀度、含量测定等。

4.2 仪器与用具

所用的仪器为高效液相色谱仪。色谱柱的填充剂和流动相的组分应参照各品种项下的规定。常用的色谱柱填充剂有硅胶和化学键合硅胶，后者以十八烷基硅烷键合硅胶最为常用，辛基硅烷键合硅胶次之，氰基或氨基键合硅胶也有使用。离子交换填充剂用于离子交换色谱，凝胶或玻璃微球等填充剂用于分子排阻色谱等。除另有规定外，柱温为室温，检测器为紫外检测器。

在用紫外检测器时，所用流动相应符合紫外分光光度法(《中国药典》2025 年版四部通则 0401)项下对溶剂的要求。

正文中各品种项下规定的条件除固定相种类、流动相组分、检测器类型不得任意改变外，其余如色谱柱内径、长度、固定相牌号、载体粒度、流动相流速、混合流动相各组分的比例、柱温、进样量、检测器的灵敏度等，均可适当改变，以适应具体品种并达到系统适用性试验的要求。一般色谱图约于 20 分钟内记录完毕。

4.3 系统适用性试验

按各品种项下要求对仪器进行适用性试验，即用规定的对照品对仪器进行试验和调整，应达到规定的要求；或规定分析状态下色谱柱的最小理论板数、分离度、重复性和拖尾因子。

4.3.1　色谱柱的理论板数：在选定的条件下，注入供试品对仪器或各品种项下规定的内标物质溶液，记录色谱图，量出供试品主成分或内标物质峰的保留时间 t_R 和半峰高宽 $W_{h/2}$（t_R、$W_{h/2}$ 可用时间或长度计，但应取相同单位，下同），按式(4-3)计算色谱柱的理论板数 n。

$$n = 5.54\left(\frac{t_R}{W_{h/2}}\right)^2 \tag{4-3}$$

如果测得理论板数低于各品种项下规定的最小理论板数，应改变普通色谱柱的某些条件（如柱长、载体性能、色谱柱充填的优劣等），使理论板数达到要求。

4.3.2　分离度：定量分析时，为便于准确测量，要求定时峰与其他峰或内标峰之间有较好的分离度。分离度 R 的计算公式为式(4-4)：

$$R = \frac{2(t_{R2} - t_{R1})}{W_1 + W_2} \tag{4-4}$$

式中，t_{R2} 为相邻两峰中后一峰的保留时间；t_{R1} 为相邻两峰中前一峰的保留时间；W_1 及 W_2 为相邻两峰的峰宽。

除另有规定外，分离度应大于1.5。

4.3.3　重复性：取各品种项下的对照溶液，连续进样5次，除另有规定外，其峰面积测量值的相对标准偏差应不大于2.0%。也可按各品种校正因子测定项下，配制相当于80%、100%和120%的对照品溶液，加入规定量的内标溶液，配成3种不同浓度的溶液，分别进样3次，计算平均校正因子，其相对标准偏差也应不大于2.0%。

4.3.4　拖尾因子：为保证测量精度，特别当采用峰高法测量时，应检查待测峰的拖尾因子是否符合各品种项下的规定。

拖尾因子 T 的公式为式(4-5)：

$$T = \frac{W_{0.05h}}{2d_1} \tag{4-5}$$

式中，$W_{0.05h}$ 为0.05峰高处的峰宽；d_1 为峰极大处至峰前沿之前的距离。

除另有规定外，T 应在0.95～1.05之间。

4.4　测定法

定量测定时，可根据供试品的具体情况采用峰面积法或峰高法。测定杂质含量时，须采用峰面积法。

4.4.1　内标法加校正因子测定供试品中某个杂质或主成分含量：按各品种项下的规定，精密称(量)取对照品和内标物质，分别配成溶液，精密量取各溶液，配成校正因子测定用的对照溶液。取一定量注入仪器，记录色谱图。测量对照品和内标物质的峰面积或峰高，按式(4-6)计算校正因子：

$$校正因子(f) = \frac{A_S/c_S}{A_R/c_R} \tag{4-6}$$

式中，A_S 为内标物质的峰面积或峰高；A_R 为对照品的峰面积或峰高；c_S 为内标物质的浓度；c_R 为对照品的浓度。

再取各品种项下含有内标物质的供试品溶液，注入仪器，记录色谱图，测量供试品待测成分（或其杂质）和内标物质的峰面或峰高，按式(4-7)计算含量：

$$含量(c_X)=f\cdot\frac{A_X}{A_S/c_S} \tag{4-7}$$

式中，A_X 为供试品（或其杂质）的峰面积或峰高；c_X 为供试品（或其杂质）的浓度；f、A_S 和 c_S 的意义同上。

当配制校正因子测定用的对照品溶液和含有内标物质的供试品溶液使用同一份内标物质溶液时，则配制内标物质溶液不必精密称（量）取。

4.4.2　外标法测定供试品中某个杂质或主成分含量：按各品种项下规定，精密称（量）取对照品和供试品，配制成溶液，分别精密量取一定量，注入仪器，记录色谱图，测量对照品和供试品待测成分的峰面积（或峰高），按式(4-8)计算含量：

$$含量(c_X)=c_R\cdot\frac{A_X}{A_R} \tag{4-8}$$

式中各符号意义同上。

4.4.3　加校正因子的主成分自身对照法：测定杂质含量时，可采用加校正因子的主成分自身对照法。在建立方法时，按各品种项下规定，精密称（量）取杂质对照品和待测成分对照品各适量，配制测定杂质校正因子的溶液，进样，记录色谱图，按上述4.4.1法计算杂质的校正因子。此校正因子可直接载入各品种正文中，用于校正杂质的实测峰面积。

测定杂质含量时，按各品种项下规定的杂质限度，将供试品溶液稀释成与杂质限度相当的溶液作为对照溶液，进样，调节仪器灵敏度（以噪声水平可接受为限）或进样量（以柱子不过载为限），使对照品溶液的主成分色谱高约达满量程的10%～25%或其峰面积能准确积分（面积约为通常条件下满量程峰积分值的10%）。然后，取供试品溶液和对照品溶液适量，分别进样，供试品溶液的记录时间除另有规定外，应为主成分保留时间的若干倍，测量供试品溶液色谱图上各杂质的峰面积，分别乘以相应的校正因子后与对照品溶液主成分峰面积比较，依法计算各杂质含量。

4.4.4　不加校正因子的主成分自身对照法：当没有杂质对照品时，可采用不加校正因子的主成分自身对照法。同上述4.4.3法配制对照品溶液并调节仪器灵敏度后，取供试品溶液和对照品溶液适量，分别进样，前者的记录时间除另有规定外，应为成分保留时间的若干倍。测量供试品溶液色谱图上各杂质的峰面积并与对照品溶液主成分的峰面积比较，计算杂质含量。

若供试品所含的部分杂质未与溶剂峰完全分离，则按规定先记录供试品溶液的色谱图Ⅰ，再记录等体积纯溶剂的色谱图Ⅱ。色谱图Ⅰ上杂质峰的总面积（包括溶剂峰）减去色谱图Ⅱ上的溶剂峰面积，即为总杂质峰的校正面积。然后依法计算。

4.4.5　面积归一化法：由于面积归一化法测定误差大，因此本法通常只能用于粗略考查供试品的杂质含水量。除另有规定外，一般不宜用于微量杂质的检查。方法是测量各杂质峰的面积和色谱图上除溶剂以外的总色谱面积，计算各峰面积占总峰面积的百分率，即得。

由于微量注射器不易精确控制进样量，当采用外标法测定供试品中某杂质或主成分含量时，以定量环进样为好。

高效液相色谱仪的使用、原始数据记录和处理可以参考“项目三　阿司匹林的质量检验”相关部分。

二、片剂的常规检查(剂型检查)

《中国药典》2025 年版四部“制剂通则”片剂项下规定，除另有规定外，口服普通片应进行两项常规检查，即重量差异检查和崩解时限检查。

(一) 重量差异检查

重量差异是指按规定称量方法测得每片的重量与平均片重之间的差异(凡无含量测定的片剂，片重应与标示片重比较)。在生产中，颗粒的均匀度、流动性及设备等原因都可引起片重的差异。片重的差异可引起各片间主药含量的差异，因此对于一般的片剂，检查重量差异可以判断片剂的均匀性，对于含量较小的片剂，则通过含量均匀度检查法来控制。

片剂重量差异检查标准操作规程

1. 目的

建立片剂重量差异检查标准操作规程，明确其检查法的操作。

2. 适用范围

适用于片剂重量差异检查的标准操作。

3. 职责

质量保证(QA)、质量控制(QC)、生产部全部工作人员对本操作规程的实施负责。

4. 内容

4.1　概述

4.1.1　本法适用于片剂的重量差异检查。凡规定检查含量均匀度的片剂，一般不再进行重量差异的检查。

4.1.2　在片剂生产中，颗粒的均匀度和流动性，以及工艺、设备和管理等原因，都会引起片剂重量差异。本项检查的目的在于控制各片重量的一致性，保证用药剂量的准确。

4.2　仪器与用具

4.2.1　分析天平：感量 0.1 mg(适用于平均片重 0.30 g 以下的片剂)或感量 1 mg(适用于平均片重 0.30 g 或 0.30 g 以上的片剂)。

4.2.2　扁形称量瓶。

4.2.3　弯头或平头手术镊。

4.3 操作方法

4.3.1 取空称量瓶，精密称定重量；再取供试品 20 片，置此称量瓶中，精密称定。两次称量值之差即为 20 片供试品的总重量，除以 20，得平均片重($\overline{m}$)。

4.3.2 从已称定总重量的 20 片供试品中，依次用镊子取出 1 片，分别精密称定重量，得各片重量。

4.4 注意事项

4.4.1 在称量前后，均应仔细查对药片数。称量过程中，应避免用手直接接触供试品。已取出的药片，不得再放回供试品原包装容器内。

4.4.2 遇有检出超出重量差异限度的药片，宜另器保存，供必要时的复核用。

4.4.3 糖衣片应在包衣前检查片芯的重量差异，符合规定后方可包衣。包衣后不再检查重量差异。

4.4.4 薄膜衣片在包衣后也应检查重量差异。

4.5 记录与计算

4.5.1 记录每次称量数据。

4.5.2 求出平均片重($\overline{m}$)，保留 3 位有效数字。修约至 2 位有效数字，选择重量差异限度。

4.5.3 按表 4-5 规定的重量差异限度，求出允许片重范围。

4.5.4 有超出允许片重范围并处于边缘者，应再与平均片重相比较，计算出该片重量差异的百分率，再以表 4-5 规定的重量差异限度作为依据进行判定(避免在计算允许重量范围时受数值修约的影响)。

表 4-5 片剂重量差异限度

平均重量	重量差异限度
0.30 g 以下	±7.5%
0.30 g 或 0.30 g 以上	±5%

4.6 结果与判定

4.6.1 每片重量均未超出允许片重范围(重量差异限度)；或与平均片重相比较(凡无含量测定的片剂，每片重量应与标示片重相比较)，均未超出表 4-5 中的重量差异限度；或超出重量差异限度的药片不多于 2 片，且均未超出限度 1 倍，均判为符合规定。

4.6.2 每片重量与平均片重相比较，超出重量差异限度的药片多于 2 片；或超出重量差异限度的药片虽不多于 2 片，但其中 1 片超出限度的 1 倍，均判为不符合规定。

应记录 20 片的总重量及其平均片重、限度范围、每片的重量、超过限度的片数和结果判断，原始记录参考表 4-J1。

表 4-J1　重量差异检查原始记录

第　页　共　页

日期：　　　　温度/℃：　　　　相对湿度/%：

<table>
<tr><td>样品编号</td><td></td><td>样品名称</td><td></td></tr>
<tr><td>批　号</td><td colspan="3"></td></tr>
<tr><td>检验项目</td><td colspan="3">□重量差异　　□装量差异</td></tr>
<tr><td>检验依据</td><td colspan="3">□《中国药典》2025 年版　　部通则(　　　)
□其他</td></tr>
<tr><td>天平型号</td><td></td><td>天平编号</td><td></td></tr>
<tr><td>实测结果</td><td colspan="3"></td></tr>
<tr><td>标准规定</td><td colspan="3"></td></tr>
<tr><td>结　论</td><td colspan="3">□(均)符合规定　　□(均)不符合规定</td></tr>
<tr><td colspan="4">检验者：　　　　校对者：　　　　审核者：
日　期：　　　　日　期：　　　　日　期：</td></tr>
</table>

（二）崩解时限检查

崩解系指口服固体制剂在规定条件下全部崩解溶散或成碎粒，除不溶性包衣材料或破碎的胶囊壳外，应全部通过筛网。如有少量不能通过筛网，但已软化或轻质上漂且无硬心者，可作符合规定论。崩解时限是指固体制剂在规定的介质中，以规定的方法进行检查时，崩解溶散并通过筛网所需时间的限度。

口服固体制剂在胃肠道中的崩解是药物溶解、被机体吸收及发挥药理作用的前提，因此崩解时限检查在一定程度上可以间接反映药物的生物利用度。

崩解时限检查标准操作规程

1. 目的

建立崩解时限检查标准操作规程，规范崩解时限检查的检验操作。

2. 适用范围

适用于崩解时限检查的检验操作。

3. 职责

检验员负责本操作规程的执行。

4. 内容

4.1 概述

4.1.1 本法(《中国药典》2025 年版四部通则 0921)适用于片剂(包括普通片、薄膜衣片、糖衣片、肠溶片)、胶囊剂(包括硬胶囊剂、软胶囊剂)。

4.1.2 片剂口服后,需经崩散、溶解,才能被机体吸收而达到治疗目的;胶囊剂的崩解是药物溶出及被人体吸收的前提,而囊壳常因所用囊材的质量、久贮或与药物接触等,影响溶解或崩解。为控制产品质量,保证疗效,规定本检查项目。

4.1.3 本检查法中所称"崩解",系指口服固体制剂于规定条件下在检查期限内全部崩解溶散或成碎粒,除不溶性包衣材料或破碎的胶囊壳外,都应通过筛网。

4.2 仪器与用具

4.2.1 升降式崩解仪:主要结构为一个能升降的金属支架与下端镶有筛网的吊篮(图 4-1),并附有挡板(图 4-2)。

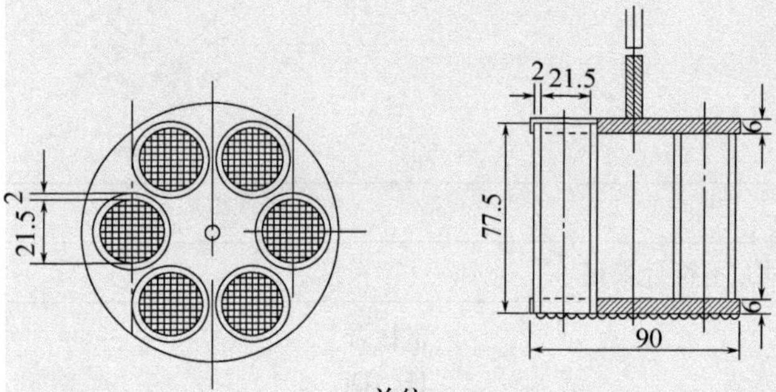

图 4-1 升降式崩解仪吊篮结构

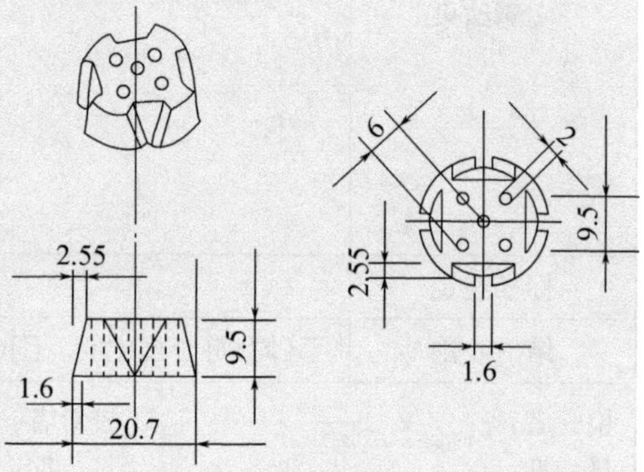

图 4-2 升降式崩解仪挡板结构

4.2.2 烧杯:1 000 mL。

4.2.3 温度计:分度值 1℃。

4.3 试药与试剂

4.3.1 人工胃液(供以明胶为基质的软胶囊和以明胶为基质的滴丸剂检查用):取稀盐酸 16.4 mL,加水约 800 mL 与胃蛋白酶 10 g,摇匀后,加水稀释成 1 000 mL,即得。临用前制备。

4.3.2 人工肠液(供肠溶胶囊检查用):取磷酸二氢钾 6.8 g,加水 500 mL 使溶解,用 0.1 mol/L 氢氧化钠溶液调节 pH 值至 6.8;另取胰酶 10 g,加水适量使溶解,将两液混合后加水稀释至 1 000 mL,即得。临用前制备。

4.3.3 磷酸盐缓冲液(pH 6.8):取 0.2 mol/L 磷酸二氢钾溶液 250 mL,加 0.2 mol/L 氢氧化钠溶液 118 mL,用水稀释至 1 000 mL,摇匀,即得。

4.3.4 磷酸盐缓冲液(pH 7.8):甲液,取磷酸氢二钠 35.9 g,加水溶解,并稀释至 500 mL。乙液,取磷酸二氢钠 2.76 g,加水溶解,并稀释至 100 mL。取上述甲液 91.5 mL 与乙液 8.5 mL 混合,摇匀,即得。

4.4 操作方法

4.4.1 将吊篮通过上端的不锈钢轴悬挂于金属支架上，浸入1 000 mL烧杯中，并调节吊篮位置使其下降时筛网距烧杯底部25 mm，烧杯内盛有温度为37 ℃±1 ℃的水(或规定的溶液)，调节液面高度使吊篮上升至高点时筛网在液面下15 mm处，吊篮顶部不可浸没于溶液中。除另有规定外，取药片6片，分别置上述吊篮的玻璃管中，每管各加1片，立即启动崩解仪进行检查。

4.4.2 片剂

4.4.2.1 普通片：按4.4.1项下方法检查全粉片、中药浸膏片、半浸膏片和中药糖衣片(每管加挡板1块)，全粉片各片均应在30分钟内全部崩解；浸膏/半浸膏片、糖衣片各片均应在1小时内全部崩解。

如有1片不能完全崩解，应另取6片复试，均应符合规定。

4.4.2.2 薄膜衣片：按4.4.1项下方法检查，并可改在盐酸溶液(9→1 000)中进行检查，化药薄膜衣片应在30分钟内全部崩解。中药薄膜衣片，则每管加挡板1块，各片均应在1小时内全部崩解；如果供试品黏附挡板，应另取6片，不加挡板按上述方法检查，均应符合规定。

如有1片不能完全崩解，应另取6片复试，均应符合规定。

4.4.2.3 肠溶片：按4.4.1项下方法检查，先在盐酸溶液(9→1 000)中检查2小时，每片均不得有裂缝、崩解或软化现象；然后将吊篮取出，用少量水洗涤后每管加入挡板1块，再按上述方法在磷酸盐缓冲液(pH 6.8)中进行检查，1小时内应全部崩解。

如有1片不能完全崩解，应另取6片复试，均应符合规定。

4.4.3 胶囊剂：除另有规定外，取供试品6粒，分别置吊篮的玻璃管中，每管各加1粒，按4.4.1项下方法检查(若供试品漂浮于液面，可加挡板；中药胶囊加挡板)，硬胶囊应在30分钟内全部崩解，软胶囊应在1小时内全部崩解。

如有1粒不能完全崩解，应另取6粒复试，均应符合规定。

4.5 记录

记录应包括仪器型号、温度计编号及分度值、制剂类型及测试条件(如包衣、肠溶或薄膜衣、硬或软胶囊、介质等)，崩解、溶散或溶化时间及现象，肠溶片(胶囊)则应记录在盐酸溶液中有无裂缝、崩解或软化现象。初试不符合规定者，应记录不符合规定的片(粒)数及现象、复试结果等。

4.6 结果与判定

4.6.1 供试品6片(粒)，每片(粒)均能在规定的时限内全部崩解(溶散或溶化)，判为符合规定。如有少量不能通过筛网，但已软化或轻质上漂且无硬心者，可作符合规定。

4.6.2 初试结果，到规定时限后如有1片(粒)不能完全崩解(溶散或溶化)，应另取6片(粒)复试，各片(粒)在规定时限内能全部崩解(溶散或溶化)，仍为符合规定。

4.6.3 初试结果中如有2片(粒)或2片(粒)以上不能完全崩解(溶散或溶化)，或在复试结果中有1片(粒)或1片(粒)以上不能完全崩解(溶散或溶化)，即判为不符合规定。

4.6.4 肠溶片(胶囊)在盐酸溶液(9→1 000)中检查时,如发现裂缝、崩解或软化现象,即判为不符合规定。

肠溶片(胶囊)初试结果,在磷酸盐缓冲液(pH 6.8)或人工肠液介质中如有2片(粒)或2片(粒)以上不能完全崩解,即判为不符合规定,如仅有1片(粒)不能完全崩解,应另取6片(粒)复试,均应符合规定。

4.7 注意事项

4.7.1 在测试过程中,烧杯内的水温(或介质温度)应保持在37℃±1℃。

4.7.2 每次测试后,应清洗吊篮的玻璃管内壁及筛网、挡板等,并更换新鲜水或规定的溶液。

崩解时限检查操作关键技术点、正确操作方法及方法解析见表4-6。

表4-6 崩解时限检查操作方法解析

序号	操作关键技术点	操作方法	方法解析
1	仪器调试	将吊篮通过上端的不锈钢轴悬挂于金属支架上,浸入1 000 mL烧杯中,并调节吊篮位置使其下降时筛网距烧杯底25 mm	应选用合适规格的1 000 mL烧杯以满足药典的要求,并定期对仪器进行检定/校准
2	介质用量	调节液面高度使吊篮上升时筛网在液面下15 mm处	对介质的体积药典未作规定,应调节液面高度使吊篮上升时筛网在液面下15 mm处,且吊篮下降时液面不应没过吊篮上表面
3	温度控制	37℃±1℃	应使用校准过的温度计监控实验前后及过程中水浴和介质的温度,控制在37℃±1℃范围内
4	挡板	除另有规定外,中药片剂和胶囊剂加挡板;化药片剂不加挡板;化药胶囊剂如漂浮于液面,可加挡板;滴丸剂不加挡板	如供试品黏附挡板,应另取6片(粒),不加挡板检查
5	特殊剂型	泡腾片和口崩片	泡腾片不使用崩解仪,水温为20℃±5℃;口崩片采用专用崩解仪
6	结果判定	各供试品应在规定条件下全部崩解溶散或成碎粒,除不溶性包衣材料或破碎的胶囊壳外,应全部通过筛网。盐酸溶液(9→1 000)中检查或结肠定位肠溶制剂除另有规定外,如有1片(粒)不能完全崩解,应另取6片(粒)复试,均应符合规定	如有少量不能通过筛网,但已软化或轻质上漂且无硬心者,可作符合规定论。如肠溶制剂在盐酸溶液(9→1 000)及pH 6.8以下的磷酸盐缓冲液中检查发现裂缝、崩解或软化,即判为不符合规定;肠溶制剂在磷酸盐缓冲液(pH 6.8)中检查或结肠定位肠溶制剂在pH 7.5～8.0的磷酸盐缓冲液中检查,如有1片(粒)不能完全崩解,应另取6片(粒)复试,均应符合规定

续表

序号	操作关键技术点	操作方法	方法解析
7	记录	应包括仪器型号、制剂类型、测试条件、介质配制、崩解或溶散时间及现象，肠溶制剂应记录在盐酸溶液中有无裂缝、崩解或软化现象等	初试不符合规定者，应记录不符合规定的片（粒）数及现象、复试结果等

崩解仪的使用遵照以下崩解仪标准操作规程。

崩解仪标准操作规程

1. 目的

建立崩解仪标准操作规程，规范仪器操作。

2. 适用范围

适用于崩解仪的操作使用。

3. 职责

质检员、QC主任对本操作规程的实施负责。

4. 内容

4.1 开机

首先，请确认水箱已注入纯化水到规定高度（烧杯已放入时恒温槽内水位不得低于红线）。按电源开关，开启仪器，电源指示灯应亮，时间显示窗应显示“00:00”，温度显示窗应显示水浴实际温度。水箱内水开始循环流动。

4.2 设定温度

接通电源后，温度默认设定值为37.0℃。如需设定，先按一下温度设定键（“+”或“—”），使其显示出温度设定值，接着每按一下“+”或“—”键，即可增加或减小0.1℃，持续按下可快速增减。设置完毕4秒后恢复显示实测水浴温度。温度设置范围：5～45℃。按加热键，启动加热器工作。此时，加热指示灯应亮，显示的温度值开始上升。

4.3 安装调试吊篮

吊篮由吊篮杆和吊篮体两部分组成，吊篮杆拧入吊篮体顶部，将定位器放入烧杯内，并使定位器的三个柱面朝上，挂好吊篮，按升降键使吊篮停在最低位置。拧松固定螺钉，转动调节螺母调节其上、下位置，使它刚要挑起吊篮又不使吊篮底部筛网面脱离定位器的三个柱面，此时吊篮筛网距杯底25 mm±2 mm，拧紧固定螺钉。调节完毕，按升降键使吊篮停在最高位置，方便装取烧杯和吊篮，取出定位器。

4.4 准备崩解溶液

将各个烧杯分别注入适量的崩解溶液，装入水箱杯孔中。再将各个吊篮分别放入烧杯并悬挂在支臂的吊钩上。调节溶液高度使吊篮上升至高点时筛网在液面下15 mm处，吊篮顶部不可浸没于溶液中。(注意:此时杯外水位不应低于杯内水位,否则应补充水浴箱中的水量。)

4.5 设定时间

开机后,时间默认设定值为00:15(时:分)。如需设定,先按一下时间设定键("+"或"—"),使其显示出时间设定值,接着每按一下"+"或"—"键,即可增加或减少1分钟,持续按下可快速增减。设置完毕4秒后恢复显示计时时间。定时设置范围:00:00—23:59(时:分),可循环设置。如果需要长定时,按住时间设定"—"键,可使定时设定值迅速减小到00:00之前(例如23:59)。计时时间显示:1小时以内显示"分:秒",1小时以上显示"时:分"。

4.6 测定样品

检测烧杯内崩解溶液是否达到温度设定值,当水浴温度达到恒温设定值时,加热指示灯会忽亮忽灭,温度将稳定于此值(37℃±1℃)。此时即可开始崩解实验。将待测样品分别放入吊篮各管内,必要时放入挡板(注意排出挡板下面气泡,以免其浮出液面)。然后按升降键启动吊篮升降,同时自动开启正计时。崩解过程中如需暂停,可以按升降键,吊篮升降和计时均停止,再按升降键,再次启动吊篮升降并延续之前时间计时。运行时,若想终止试验重新开启,同时按下两个时间设定键("+"和"—"),吊篮升降运动停止,时间窗显示"00:00",计时清零,仪器恢复到待机状态。当计时达到设定值时,仪器自动发出30秒提示音,同时计时停止,吊篮自动停止在最高位置。

4.7 记录结果

实时观察检测样品崩解的全过程,待样品在吊篮内崩解完全,即可记录时间,作为崩解时限的测定结果。若在烧杯内观察不清,则可以按升降键停止,取出吊篮观看样品的崩解情况。若样品完全崩解,可直接记录时间作为崩解时限结果;若样品未完全崩解,将吊篮放回原位,按升降键继续运行,时间继续计时。反复观察,直至崩解完全,所用的时间作为崩解时限的最终结果。最后,需根据不同检品的质量标准要求,判定其崩解时限的结果是否符合规定。

4.8 关机

关闭电源开关,取出吊篮,倒掉烧杯内的崩解溶液,将吊篮和烧杯清洗干净,收置备用。

任务拓展

除了重量差异和崩解时限检查,片剂的剂型检查还包括含量均匀度、溶出度和释放度检查,能否为它们编写标准操作规程?

相应的原始记录表见表4-J2,需记录仪器型号,介质名称和温度,是否加挡板,在规定时限(注明标准中规定的时限)内的崩解或残存情况,结果判断。

表 4 - J2　崩解时限检查原始记录

第　页　共　页

日期：　　　　　　　温度/℃：　　　　　　　相对湿度/%：

样品编号		样品名称	
批　号			
检验依据	□《中国药典》2025 年版四部通则 0921 □其他		
仪器型号		仪器编号	
筛网直径	□0.42 mm　□1.0 mm　□2.0 mm　□其他		
介　　质	□水　□0.1 mol/L 盐酸　□人工胃液　□人工肠液　□其他		
挡　　板	□ 加　□不加	水浴温度/℃	
实测结果	□在＿＿＿＿＿＿＿＿分钟内均崩解(溶散)完全 □在盐酸溶液(9→1 000)中检查 2 小时，均无裂缝、崩解或软化现象；在人工肠液中＿＿＿＿＿＿＿＿内均全部崩解 □其他		
标准规定	□应在＿＿＿＿分钟内崩解(溶散)完全 □肠溶片(胶囊)：在盐酸溶液(9→1 000)中检查 2 小时，均不得有裂缝、崩解或软化现象；在人工肠液中 1 小时内应全部崩解		
结　　论	□(均)符合规定　□(均)不符合规定		
检验者： 日　期：	校对者： 日　期：	审核者： 日　期：	

小组活动

根据所学所练，为崩解时限检查这个知识点制作一个微课，注意理实结合。

任务四　完成维生素 B_1 片的含量测定

维生素 B_1 是由氨基嘧啶环和噻唑环通过亚甲基连接而成的季铵化合物。因为结构中具有共轭体系，有紫外吸收，可以采用紫外-可见分光光度法测定其片剂的含量。任务准备清单见表 4 - 7。

表 4 - 7　任务准备清单

	名称	项目名称	准备情况
检验资料	药品质量标准		□齐全/□缺少
	标准操作规程		□齐全/□缺少
	检验原始记录		□齐全/□缺少

续表

药品试剂及耗材	名称	总耗量	领取人	剩余试剂量
实验仪器	名称	型号	数量	准备情况
试液配制	试液	配制方法		配制人

一、紫外-可见分光光度法概述

紫外-可见分光光度法又称为紫外可见（吸收）光谱法，是在190～800 nm波长范围内测定物质的吸光度，用于药品的鉴别、杂质检查和含量测定的方法，属于分子吸收光谱法。本法是《中国药典》收载最早的仪器分析方法之一，收入药典的时间是和《中国药典》诞生同步的。本法适用于微量和痕量组分分析，测定灵敏度可达到10^{-7}～10^{-4}g/mL或更低范围，相对误差可小于1%，使用设备简单，操作简便，在药品检验中有着较为广泛的应用。

吸收光谱是在不同波长下测定物质对光的吸收程度（吸光度A），以波长为横坐标、吸光度为纵坐标所绘制的曲线，称为吸收曲线，又称为吸收光谱。如图4-3所示，吸收曲线的峰称为吸收峰，它所对应的波长称为最大吸收波长，常用λ_{max}表示。曲线的谷所对应的波长称为最小吸收波长，以λ_{min}表示。在吸收曲线波长的最短一端，吸收相当大但不成峰形的部分，称末端吸收。在峰旁边一个小的曲折称为肩峰。某些物质的吸收光谱上，可出现几个吸收峰。不同的物质有不同的吸收峰。吸收光谱上的λ_{max}、λ_{min}、肩峰及整个吸收光谱的形状取决于物质的分子结构，可作为定性依据。

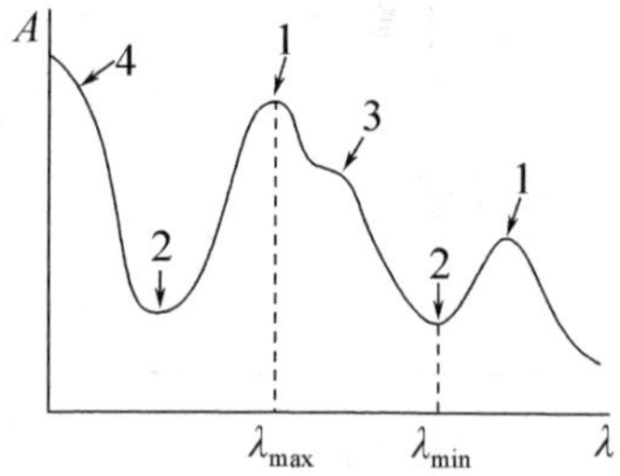

1. 吸收峰；2. 谷；3. 肩峰；4. 末端吸收。

图4-3 吸收光谱示意图

二、紫外-可见分光光度法的定量关系

（一）朗伯-比尔定律

朗伯-比尔（Lambert-Beer）定律是吸收光谱法的基本定律，是说明物质对单色光吸收的强弱与吸光物质的浓度和厚度间关系的定律。

当一束单色光通过一个含有吸光物质的物体（如溶液）时，由于物体吸收了一部分光能，光的强度就要降低，溶液的浓度越大，液层的厚度越大，吸收的光能就越多，光的强度减弱也就越显著，其间的关系可用式（4－9）表示。

$$\frac{I_t}{I_0}=10^{-Klc} \tag{4-9}$$

式中，I_0 为入射光强度；I_t 为透射光强度；c 为溶液浓度；l 为液层厚度；K 为比例常数，称为吸收系数。

I_t/I_0 称透光率（transmittance），以 T 表示，即透射光强度与入射光强度之比，其数值小于 1，常以百分率的形式（$T\times100\%$）表示，称百分透光率，表示入射光透过的百分率。为了方便起见，经常用透光率的负对数（$-\lg T$）来表示溶液吸收光的程度，称为吸光度（absorbance，A），过去称吸收度。

$$A=-\lg T=Klc \tag{4-10}$$

式（4－10）说明单色光通过吸光介质后，吸收度与溶液浓度及液层厚度成正比。

（二）吸收系数

吸收系数又称吸光系数，其物理意义是吸光物质在单位浓度及单位厚度时的吸光度。在一定条件下（单色光波长、溶剂、温度等），吸收系数是物质的特性常数，不同物质对同一波长的单色光可有不同的吸收系数，可作为定性的依据。厚度一定的条件下，吸光度与浓度呈线性关系，吸收系数是斜率，是定量的依据，其值愈大，灵敏度愈高。

吸收系数常用两种表示方式：

（1）摩尔吸收系数，用 ε 表示，其意义是 1 mol/L 的溶液，厚度为 1 cm 时的吸光度。

（2）百分吸收系数或称比吸收系数，用 $E_{1\,\mathrm{cm}}^{1\%}$ 表示，是指浓度为 1%（W/V）的溶液，厚度为 1 cm 时的吸光度。

吸收系数两种表示方式之间的关系可用式（4－11）表示。

$$\varepsilon=\frac{M}{10}E_{1\,\mathrm{cm}}^{1\%} \tag{4-11}$$

式中，M 是待测物质的摩尔质量。摩尔吸收系数多用于研究分子结构，百分吸收系数多用于测定含量。

（三）吸光度的测量

1. 溶剂与容器 测量溶液吸光度时，所选溶剂与吸收池应在测定波长范围内有较好的透光性，即不吸收光或吸收很弱。由于普通玻璃会吸收紫外光，紫外区测定必须使用石英吸收池。许多溶剂本身在紫外区存在特征吸收，因此仅能选择其吸收较弱的光谱波段

进行测定。表4-8列出了部分溶剂的紫外截止波长，实际测量波长若低于表中值就不宜采用。

表4-8 溶剂的紫外截止波长

溶剂	紫外截止波长/nm	溶剂	紫外截止波长/nm	溶剂	紫外截止波长/nm
乙醚	210	乙醇	215	四氯化碳	260
环己烷	200	二氧六环	220	甲酸甲酯	260
正丁醇	210	正已烷	220	乙酸乙酯	260
水	200	甘油	230	苯	280
异丙醇	210	二氯乙烷	233	甲苯	285
甲醇	200	二氯甲烷	235	吡啶	305
96%硫酸	210	三氯甲烷	245	丙酮	330

2. 空白对比 吸光度或透光率的影响因素不只有被测物质的吸收能力，还有溶剂和容器的吸收、光的散射和界面反射等因素。为了排除这些干扰因素，须用空白对比法。空白是指与试样完全相同的容器和溶液，只是不含被测物质。采用光学性质相同、厚度相同的吸收池装入空白液作参比，调节仪器。如使透过参比吸收池的吸光度为零或透光率 $T=100\%$，然后将装有测量溶液的吸收池移入光路中测量，即得到被测物质的吸光度。

三、定性鉴别

（一）与对照品、标准图谱对照

将样品和对照品以基本相同的浓度配制在相同溶剂中，在同一条件下分别测定吸收光谱，比较光谱图是否一致。若二者是同一个物质，则二者的光谱图应完全一致。如果没有对照品，也可以与标准光谱图对照比较，这种方法要求仪器准确度、精密度高，而且测定条件要相同，在《中国药典》中没有得到应用。

采用紫外光谱进行定性鉴别，有一定的局限性。这主要是因为紫外吸收光谱吸收带不多，曲线形状变化不明显，没有和红外光谱、拉曼光谱一样的指纹性，许多不相同的化合物可以产生非常相似甚至完全相同的吸收光谱。所以在得到相同的吸收光谱时，应考虑到存在并非同一物质的可能性。为了进一步确证，可换一种溶剂或采用不同酸碱性的溶剂，再分别将对照品和样品配成溶液，测定光谱图以作比较。

若两种纯化合物的紫外光谱有明显差别，即可判断不是同一种物质。

（二）对比吸收光谱特征数据

最常用于鉴别的光谱特征数据有吸收峰的波长 λ_{max} 和峰值吸收系数值。具有不止一个吸收峰的化合物，也可用几个峰值作为鉴别依据。但由于吸收光谱谱带较宽，有的 λ_{max} 相同，$E_{1cm}^{1\%}$ 值亦相近，故仍需结合其他理化性质来鉴别。肩峰或吸收谷处的吸光度测定受变动的影响也较小，有时也用谷值或肩峰值与峰值同时作为鉴别数据。在《中国药典》中，也有将待测物质用一定溶剂制成一定浓度溶液，置一定厚度的吸收池中，在给定波长处测得的吸光度值作为定性的例子。

（三）对比吸光度的比值

有些化合物，存在两个以上的吸收峰，可利用在不同吸收峰（或峰与谷）处测定的吸光度比值 A_1/A_2 作为鉴别的依据。

四、定量测定

在适宜的波长处测定溶液的吸光度，就可求出其浓度。通常应选被测物质的最大吸收波长作为测定波长，以提高灵敏度并减少测定误差。被测物如有几个吸收峰，可选不易有其他物质干扰的、较高的吸收峰。一般不选光谱中靠短波长末端的吸收峰。

（一）对照品比较法

对照品比较法简称比较法。在相同条件下配制供试品溶液和对照品溶液，在所选波长处同时测定吸光度，按式（4－12）计算样品的浓度。

$$c_{样}=\frac{A_{样}c_{标}}{A_{标}} \tag{4-12}$$

然后根据样品的称量及稀释情况计算供试品的百分含量。为了减少误差，比较法配制对照品溶液的浓度一般要求与供试品溶液浓度相接近。

（二）吸收系数法

吸收系数是物质的特征常数，只要测定条件（溶液浓度与酸度、单色光纯度等）不引起对朗伯-比尔定律的偏离，即可根据测得的吸光度求浓度，即式（4－13）：

$$c=\frac{A}{EL} \tag{4-13}$$

常用于定量的是百分吸收系数 $E_{1\,cm}^{1\%}$。应注意用百分吸收系数计算的浓度为百分浓度（g/100 mL）。

采用吸收系数法时，需要特别注意以下两点：一是物质的百分吸收系数通常应大于100，二是所使用的分光光度计必须已经过校正和检定。

吸收系数法的优点是简单方便，用于含量测定无需对照品。但是，吸收系数易受多种因素干扰，温度变化、试剂质量，以及不同仪器的波长或吸光度精度的差异，都会对吸收系数赋值及测定结果的准确性造成影响，故该法对仪器、人员环境的要求较高。实际工作中，紫外-可见分光光度计必须经过严格、准确的检校，且各实验室仪器的校正值应高度一致，必要时应对吸收系数法进行方法适用性验证。而采用对照品平行测定，可以减少甚至消除仪器、试剂和环境的引入误差，使结果更为准确、可靠。因此，除用于检查项下的限量测定或在对照品难以获得时，目前吸收系数法很少用于含量测定，原来的一些吸收系数法测定含量的实例也逐渐被对照品比较法或其他方法所取代。

（三）计算分光光度法

此法用于两组分或多组分的测定时，要求被测组分彼此不发生反应、不互相干扰；同时要求每个组分在某一波长范围内符合朗伯-比尔定律。如果符合上述条件，那么在任一波长，溶液的总吸光度等于各组分吸光度之和，即符合吸光度的加和性原则。计算分光光度法有多种，在使用时应按各品种项下规定的方法进行。

（四）比色法

测定能吸收可见光的有色溶液的方法称为可见分光光度法，通常又称为比色法。若待测组分在紫外-可见光区没有强吸收，或虽有吸收但为了避免干扰或提高灵敏度，可加入适当的显色剂，使反应产物的最大吸收移至可见光区（即使反应产物变成有色物），此时可采用比色法测定。显色反应还能提高测定的灵敏度和选择性。

紫外-可见分光光度法标准操作规程

1. 目的

建立紫外-可见分光光度法标准操作规程，保证操作规范、结果准确。

2. 适用范围

适用于紫外-可见分光光度法操作。

3. 职责

检验员负责本操作规程的执行。

4. 内容

4.1　概述

紫外-可见分光光度法是通过被测物质在特定波长处或一定波长范围内光的吸光度或发光强度，对该物质进行定性和定量分析的方法。

定量分析通常在物质的最大吸收波长处测出吸光度，然后用对照品或百分吸收系数求算出被测物质的含量，多用于制剂的含量测定；对已知物质定性可用吸收峰波长或吸光度比值作为鉴别方法；若化合物本身在紫外光区无吸收，而杂质在紫外光区有相当强的吸收，或在杂质的吸收峰处化合物无吸收，则可用本法作杂质检查。

物质对紫外辐射的吸收是由于分子中原子的外层电子跃迁产生的，因此紫外吸收主要决定于分子的电子结构，故紫外光谱又称电子光谱。有机化合物分子结构中如含有共轭体系、芳香环或发色基团，均可在紫外光区（190～400 nm）或可见光区（400～800 nm）产生吸收。通常使用的分光光度计的工作波长范围为 190～800 nm，因此又称紫外-可见分光光度计。

4.2　仪器

紫外-可见分光光度计主要由光源、单色器、样品室、检测器、记录仪、显示系统和数据处理系统等部分组成。

为了满足紫外-可见光区全波长范围的测定，仪器备有两种光源，即氘灯和钨灯，前者用于紫外区，后者用于可见光区。

单色器通常由进光狭缝、出光狭缝、平行光装置、色散元件、聚焦透镜或反射镜等组成。色散元件有棱镜和光栅两种。棱镜多用天然石英或熔融硅石制成，对 200～400 nm 波长的光色散能力很强，对 600 nm 以上波长的光色散能力较差，棱镜色散所得的光谱为非匀排光谱。光栅系将反射或透射光经衍射而达到色散作用，故常称为衍射光栅，光栅光谱是按波长作线性排列，故为匀排光谱。双光束仪器多用光栅为色散元件。

检测器有光电管和光电倍增管两种。

4.3 紫外-可见分光光度计的检定

4.3.1 波长准确度：由于环境因素对机械部分的影响，仪器的波长经常会略有变动，因此除应定期对所用的仪器进行全面校正检定外，还应于测定前校正测定波长。

4.3.1.1 波长准确度的允差范围：紫外光区±1 nm，500 nm 附近±2 nm。

4.3.1.2 波长准确度的检定方法。

4.3.1.2.1 用低压汞灯检定：关闭仪器光源，将汞灯(用笔式汞灯最方便)直接对准进光狭缝，如为双光束仪器，用单光束能量测定方式，采用波长扫描，扫描速度“慢”(如15 nm/min)、响应“快”、最小狭缝宽度(如0.1 nm)、量程0%～100%，在200～800 nm范围内单方向重复扫描3次，由仪器识别记录各峰值(若仪器无“峰检测”功能，必要时可对指定波长进行“单峰”扫描)。

单光束仪器以751 G型为例，可将选择开关放在×0.1位置，透光率读数放在100(或选择开关放在×1，透光率放在10)，关小狭缝，打开光闸门，缓缓转动波长盘，寻找汞灯546.07 nm峰出现的位置，若与波长读数不符，应调节仪器左侧准直镜的波长调整螺丝。如波长向短波方向移动，应顺时针方向旋转波长调整螺丝；如向长波方向移动，则应逆时针方向旋转波长调整螺丝。调整好后，再按汞灯的下列谱线测试，记录每条谱线与仪器波长读数的误差。常用汞灯中的较强谱线为：237.83 nm，253.65 nm，275.28 nm，296.73 nm，313.16 nm，334.15 nm，365.02 nm，404.66 nm，435.83 nm，546.07 nm与576.96 nm。

4.3.1.2.2 用仪器固有的氘灯检定：本法主要用于日常工作中波长准确度的核对。取单光束能量测定方式，测量条件同上述低压汞灯的方法，对486.02 nm及656.10 nm两单峰进行方向重复扫描3次。

4.3.1.2.3 用氧化钬玻璃检定：将氧化钬玻璃放入样品光路，参比光路为空气，按测定吸收光谱图方法测定。校正自动记录仪器时，应考虑记录仪的时间常数，测定样品与校正时取同一扫描速度。氧化钬玻璃在波长279.4 nm、287.5 nm、333.7 nm、360.9 nm、418.5 nm、460.0 nm、484.5 nm、536.2 nm与637.5 nm处有尖锐吸收峰，也可作波长校正用，但因来源不同或随着时间的推移会有微小的变化，因此需定期由计量部门校验。

4.3.1.2.4 用高氯酸钬溶液检定：本法可供没有单光束测定功能的双光束紫外分光光度计波长准确度检定用。以10%高氯酸溶液为溶剂，配制含氧化钬(Ho_2O_3)4%的溶液，该溶液的吸收峰波长为241.13 nm、278.10 nm、287.18 nm、333.44 nm、345.47 nm、361.31 nm、416.28 nm、451.30 nm、485.29 nm、536.64 nm和640.52 nm。

4.3.2 吸光度准确度：可用重铬酸钾的硫酸溶液检定。取在120 ℃干燥至恒重的基准重铬酸钾约60 mg，精密称定，用0.005 mol/L硫酸溶液溶解并稀释至1 000 mL，在规定的波长处测定并计算其吸收系数，并与规定的吸收系数比较，应符合表4-9中的规定。

表4-9 分光光度法允差范围

波长/nm	235(最小)	257(最大)	313(最小)	350(最大)
吸收系数($E_{1\,cm}^{1\%}$)的规定值	124.5	144.0	48.6	106.6
吸收系数($E_{1\,cm}^{1\%}$)的许可范围	123.0～126.0	142.8～146.2	47.0～50.3	105.5～108.5

分辨率、基线平直度、稳定度、绝缘电阻等项检定,按中华人民共和国计量检定规程《紫外、可见、近红外分光光度计》(JJG 178—2007)检定,应符合有关项下的规定。日常使用中,对"波长准确度"和"吸光度准确度"这两项应根据需要随时检查。目前,紫外可见分光光度计通常配置有开机自检功能,可对波长准确性和吸光度准确性自检校正。

4.3.3 杂散光的检查:可按表4-10所列的试剂和浓度,配制成水溶液,置1 cm石英吸收池中,在规定的波长处测定透光率,应符合表中的规定。

表4-10 杂散光的检查及限度

试剂	浓度/%(g/mL)	测定用波长/nm	透光率/%
碘化钠	1.00	220	<0.8
亚硝酸钠	5.00	340	<0.8

4.4 操作方法

4.4.1 除另有规定外,测定时应在品种规定的吸收峰波长±2 nm范围内,测几个点的吸光度,以核对供试品的吸收峰位置是否正确,并以吸光度最大的波长作为测定波长。除另有规定外,吸光度最大波长应在该品种项下规定的波长±2 mn以内,否则应考虑样品的同一性、纯度及仪器波长的准确度。

4.4.2 性状项下的吸收系数测定按各品种项下规定的方法配制供试品溶液,在规定的波长处(参见4.4.1项)测定其吸光度,并计算吸收系数,应符合规定范围。

4.4.3 鉴别:按各品种项下的规定,测定供试品溶液的最大及最小吸收波长,有的还须测定其在最大吸收波长与最小吸收波长处的吸光度比值,均应符合规定。

《中国药典》收载的许多品种中,一般采用对比法鉴别,即将一定溶剂中的样品化合物的吸收光谱与相同溶剂中该化合物的标准吸收光谱特征进行对照、比较,包括吸收光谱形状、吸收峰数目,以及各吸收峰的峰和谷波长位置、强度和相应的吸收系数等。例如,齐多夫定的鉴别规定,将齐多夫定用水溶解并定量稀释制成每1 mL中约含10 μg的溶液测定,应在267 nm的波长处有最大吸收,在234 nm的波长处有最小吸收,并且在267 nm波长处的吸收系数($E_{1\,cm}^{1\%}$)应为361～399;而丙酸倍氯米松的鉴别规定,将丙酸倍氯米松用乙醇溶解并定量稀释制成每1 mL中约含20 μg的溶液测定,应在239 nm波长处有最大吸收，吸收度为 0.57～0.60，在 239 nm 与 263 nm 波长处的吸收度比值应为 2.25～2.45。

4.4.4　检查：纯化合物的吸收光谱与所含杂质的吸收光谱有差别时，可用于检查杂质。杂质检测的灵敏度取决于化合物与杂质两者之间吸收系数的差异程度。如果在某个波长或某段波长范围内，某化合物没有明显的吸收峰，而所含杂质有较强吸收峰，则含有少量杂质就能被检查出来。例如，乙醇中可能含有杂质苯，苯的 λ_{max} 为 256 nm，而乙醇在此波长处几乎无吸收，乙醇中含苯量低达 0.001%时，也能从光谱中检出。在《中国药典》2025 年版收载的乙醇正文中，"吸光度"检查项下规定，在 240 nm 的波长处不得过 0.08，250～260 nm 的波长范围内不得过 0.06，270～340 nm 的波长范围内不得过 0.02。

4.4.5　含量测定

4.4.5.1　对照品比较法：按各品种项下规定的方法，分别配制供试品溶液和对照品溶液，对照品溶液中所含被测成分的量应为供试品溶液中被测成分标示量的 90%～110%，用同一溶剂，在规定的波长处测定供试品溶液和对照品溶液的吸光度。

4.4.5.2　吸收系数法：按各品种项下的方法配制供试品溶液，在规定的波长处测定其吸光度，再以该品种在规定条件下的吸收系数计算含量。

用本法测定时，吸收系数通常应大于 100，并注意仪器的校正和检定，如测定新品种的吸收系数，需按 4.4.6 吸收系数测定法的规定进行。

4.4.5.3　计算分光光度法：计算分光光度法一般不宜用作含量测定。对于少数采用计算分光光度法的品种，应严格按各品种项下规定的方法进行。使用本法时应注意：有一些吸光度是在待测成分吸收曲线的上升或下降陡坡处测定的，影响精度的因素较多，故应仔细操作，尽量使供试品和对照品的测定条件一致。若该品种不使用对照品，如维生素 A 测定法（见维生素 A 测定法标准操作规范），则应在测定前对仪器做仔细的校正和检定。

4.4.5.4　比色法：供试品本身在紫外-可见光区没有强吸收，或在紫外光区虽有吸收，但为了避免干扰或提高灵敏度，加入适当的显色剂，使反应产物的最大吸收移至可见光区。

用比色法测定时，由于显色时影响显色深浅的因素较多，故应取供试品与对照品（或标准品）同时操作。除另有规定外，比色法所用的空白系指用同体积的溶剂代替对照品或供试品溶液，然后依次加入等量的相应试剂，并用同样方法处理。

当吸光度和浓度关系不呈良好线性时，应取数份梯度量对照品溶液，用溶剂补充至同一体积，显色后测定各份溶液的吸光度，然后以吸光度与相应的浓度绘制标准曲线，再根据供试品的吸光度在标准曲线上查得其相应的浓度，并求出其含量。

4.4.6　吸收系数测定法：本法主要用于新品种的吸收系数测定。测定方法如下。

取精制样品，精密称取适量配制供试品溶液，使溶液的吸光度读数在 0.6～0.8 之间，置 1 cm 吸收池中，在规定波长处按 4.4.1 项的规定测出吸光度读数，然后再用同批溶剂将溶液稀释 1 倍，使吸光度在 0.3～0.4 之间，再按上述方法测定。样品应同时测定 2 份，同一台仪器测定的 2 份结果，相对平均偏差应不超过±0.3%，否则应重新测定。测定时，先按仪器正常灵敏度测试，然后再减小狭缝测定，直到减小狭缝宽度而吸光度不再增大为止，取吸光度不改变的数据。再用 4 台不同型号的仪器复测。吸收系数可根据朗伯-比尔定律求算。

测定新样品的吸收系数时应注意以下事项。首先,样品应为精制品,称取样品时,其称量准确度应按《中国药典》规定要求。第二,水分或干燥失重应另取样测定并予以扣除。第三,所用的分光光度计应经过严格检定,特别是波长准确度和吸光度精度要进行校正。所用的容量器具及分析天平应经过检定,如有相差应加上校正值。第四,测定所用的溶剂,其溶剂检查应符合规定。吸收池应于临用前配对或作空白校正。

4.5 记录与结果计算

4.5.1 记录天平、仪器型号,检查溶剂是否符合要求、吸收池的配对情况、供试品与对照品的称量及溶解和稀释情况,核对供试品溶液的最大吸收峰波长是否正确,查看狭缝宽度,测定波长及其吸光度值(或附仪器自动打印记录)。必要时应记录仪器的波长校正情况。

4.5.2 结果计算

4.5.2.1 对照品比较法:可根据式(4-12),由供试品溶液及对照品溶液的吸光度与对照品溶液的浓度以正比法算出供试品溶液的浓度,再计算含量。

4.5.2.2 吸收系数法:根据式(4-14)先求被测样品的吸收系数,再根据式(4-15)把样品的吸收系数与规定的值比较,可计算出供试样品的含量。

$$E_{1\ \mathrm{cm}(样品)}^{1\%}=\frac{A}{cl} \tag{4-14}$$

式中,A 为供试品溶液测得的吸光度值;c 为供试品溶液的百分浓度,即 100 mL 中所含溶质的克数,g/mL;l 为吸收池的光路长度,cm。

$$供试品的含量=\frac{E_{1\ \mathrm{cm}(样品)}^{1\%}}{E_{1\ \mathrm{cm}(标准)}^{1\%}}\times 100\% \tag{4-15}$$

式中,$E_{1\ \mathrm{cm}(样品)}^{1\%}$ 为根据朗伯-比尔定律计算出的供试品吸收系数;$E_{1\ \mathrm{cm}(标准)}^{1\%}$ 系为药典或药品标准规定的吸收系数。

4.6 注意事项

4.6.1 试验中所用的容量瓶和移液管均应经检定校正、洗净后使用。

4.6.2 使用的石英吸收池必须洁净。当吸收池中装入同一溶剂,在规定波长测定各吸收池的透光率时,透光率相差在 0.3%以下者可配对使用,否则必须加以校正。

4.6.3 取吸收池时,手指拿毛玻璃面的两侧。装入样品溶液的体积以池体积的 4/5 为宜,使用挥发性溶液时应加盖,透光面要用擦镜纸由上而下擦拭干净,检视应无残留溶剂。为防止溶剂挥发后溶质残留在吸收池的透光面,可先用蘸有空白溶剂的擦镜纸擦拭,然后再用干擦镜纸拭净。吸收池放入样品室时应注意每次放入方向相同。测定完毕后,吸收池应及时用溶剂及水冲洗干净,晾干,防尘保存。吸收池如污染不易洗净时,可用硫酸-发烟硝酸(3∶1,V/V)混合液稍加浸泡后,洗净备用。如用铬酸钾清洁液清洗,吸收池不宜在该清洁液中长时间浸泡,否则清洁液中的铬酸钾结晶会损坏吸收池的光学表面,并应充分用水冲洗,以防铬酸钾吸附于吸收池表面。

4.6.4 称量应按药典规定要求。配制测定溶液时稀释转移次数应尽可能少,转移稀释时所取容积一般应不少于 5 mL。含量测定时供试品应称取 2 份，如为对照品比较法，对照品一般也应称取 2 份。吸收系数检查也应称取供试品 2 份，平行操作，相对平均偏差应在±0.3%以内。鉴别或检查时可取供试品 1 份。

4.6.5　供试品溶液的浓度，除各品种项下已有规定外，以供试品溶液的吸光度在 0.3～0.7 之间为宜，吸光度读数在此范围误差较小。应结合所用仪器吸光度线性范围，配制合适读数的溶液浓度。

4.6.6　采用吸收系数法进行含量测定时，吸收系数通常应大于 100，并注意仪器的校正和检定。

4.6.7　选用仪器的狭缝谱带宽度应小于供试品吸收带半高宽的 10%，否则测得的吸光度值会偏低，或以减小狭缝宽度时供试品溶液的吸光度不再增加为准。对于《中国药典》收载的采用紫外分光光度法测定的大部分品种，可以使用 2 nm 缝宽，但当吸收带的半高宽小于 20 nm 时，则应使用较窄的狭缝。例如，青霉素钾及钠的吸光度检查需用 1 nm 缝宽或更窄的狭缝，否则其 264 nm 波长处的吸光度会偏低。

4.6.8　用于制剂含量测定时，应注意供试品溶液与对照品溶液 pH 值是否一致，如 pH 值对吸光度有影响，则应将溶液的 pH 值调节一致后再测定吸光度。

需要记录实验环境、仪器型号、检测波长、溶液配制方法等，记录项目可参考表 4－J3。

表 4－J3　紫外-可见分光光度法原始记录

第　　页　　共　　页

日期：　　　　　　温度/℃：　　　　　　相对湿度/%：

<table>
<tr><td colspan="2">样品编号</td><td colspan="2"></td><td colspan="2">样品名称</td><td></td></tr>
<tr><td colspan="2">批　　号</td><td colspan="2"></td><td colspan="2"></td><td></td></tr>
<tr><td colspan="2">检验依据</td><td colspan="2">□《中国药典》2025 年版四部通则 0401
□其他</td><td colspan="2">检验目的</td><td>□鉴别　□含量测定
□检查
(项目名称：　　　　)</td></tr>
<tr><td colspan="2">仪器型号</td><td colspan="2"></td><td colspan="2">仪器编号</td><td></td></tr>
<tr><td colspan="2">检测波长　　　nm</td><td colspan="3">扫描范围　　　nm</td><td colspan="2">狭缝宽度　　　nm</td></tr>
<tr><td colspan="2">参比溶液</td><td colspan="2"></td><td colspan="2">溶　　剂</td><td></td></tr>
<tr><td colspan="2">天平型号</td><td colspan="2"></td><td colspan="2">天平编号</td><td></td></tr>
<tr><td colspan="2">对照品溶液的制备</td><td colspan="5"></td></tr>
</table>

续表

供试品溶液的制备	
计算公式	
实测结果	
标准规定	
结　　论	□(均)符合规定　　□(均)不符合规定
检验者： 日　期： 　校对者： 日　期： 　审核者： 日　期：	

练一练、赛一赛

根据技能大赛的评分标准(表 4-11)，练习维生素 B_1 片的含量测定，相互评价并找出问题。

表 4-11　紫外-可见分光光度法定量测定技能评分标准

项目	考核内容	分值	操作要求	考核记录	扣分	得分
(一) 职业安全健康 (2 分)	劳动保护用品穿戴	2	① 正确穿戴工作服			
			② 正确佩戴口罩			
			③ 正确佩戴手套			
			④ 正确佩戴护目镜			
			每错一项扣 1 分，扣完为止			

续表

项目	考核内容	分值	操作要求	考核记录	扣分	得分
（二）溶液制备（9 分）	吸管操作	6	① 烧杯润洗			
			② 润洗液用量(不超过 1/2)			
			③ 润洗次数≥3			
			④ 管尖擦拭			
			⑤ 不吸空			
			⑥ 吸管垂直			
			⑦ 液面准确			
			⑧ 液面不重调			
			⑨ 放液结束停留时间			
			每错一项扣 1 分，扣完为止			
	称量操作	3	① 2/3 处水平摇动			
			② 容量瓶稀释至刻度			
			③ 摇匀操作(握持，倒摇，提盖)			
			④ 摇匀次数≥15			
			第①③④项，每错一项扣 1 分；第②项，每错一次扣 1 分；扣完为止			
（三）吸收池的使用（3 分）	吸收池的使用方法	3	① 吸收池配套性检查			
			② 手握吸收池毛面			
			③ 吸收池装液高度 2/3～3/4			
			每错一项扣 1 分，扣完为止			
（四）分光光度计的使用（5 分）	分光光度计的使用	5	① 开机预热时间			
			② 波长选择准确			
			③ 参比溶液选择正确			
			④ 溶液不能洒落在仪器里			
			⑤ 吸光度数值稳定后读数			
			每错一项扣 1 分，扣完为止			
（五）数据记录（2 分）	原始数据记录	2	① 数据及时填在报告单上			
			② 测量数据保存和打印			
			每错一项扣 1 分，扣完为止			

续表

项目	考核内容	分值	操作要求	考核记录	扣分	得分
（六） 文明操作 （4分）	物品摆放 仪器洗涤 “三废”处理	4	① 台面及时清洁			
			② 实验结束清洗玻璃仪器、吸收池			
			③ 关闭仪器电源			
			④ 填写仪器使用记录本			
			⑤ 按规定处理废物和废液			
			每错一项扣1分，扣完为止			
（七） 操作失误	重配溶液		溶液配制失误，重新配制每次扣3分。开始测量吸光度后不允许重新配制溶液			
	移取溶液		移取溶液后出现失误，重新移取每次扣3分			
	重新测定吸光度		重新测定每次扣3分。（测定工作曲线和未知液吸光度时，只有在下一个数据测定前，此数据能重新测定）			
	七个点分布		不均匀、不合理或不足七个点均扣20分（应均匀、合理，移取的体积为0 mL、1.00 mL、2.00 mL、4.00 mL、6.00 mL、8.00 mL、10.00 mL）			
	未知液的稀释方法		出现假平行扣10分			
	仪器损坏		玻璃仪器每次扣5分，分光光度计扣20分			
（八） 报告与 数据处理 （8分）	报告	6	① 不空项			
			② 报告完整			
			③ 单位齐全、正确			
			④ 有效数字位数正确			
			⑤ 报告整洁、不修改			
			每错一个扣1分，每一项最多扣3分。涂改原始数据成绩为零，涂改非原始数据一个扣2分			
	结果计算	2	① 计算公式正确			
			② 计算结果正确			
			每错一个扣1分，扣完为止			
（九） 定量测定 （32分）	扫描波长范围	1	未在规定范围内扣1分			
	吸收曲线绘制	1	吸收曲线不正确扣1分			
	测定波长	1	给定波长 $\lambda \pm 3$ nm			

续表

项目	考核内容	分值	操作要求	考核记录	扣分	得分
（九）定量测定（32 分）	标准溶液吸光度	3	至少 4 个标准溶液的吸光度介于 0.2～0.8 之间			
	试样稀释方法	3	1 次稀释倍数不能大于 50 倍			
	试样吸光度	3	试样吸光度在工作曲线范围内			
	工作曲线线性	20	$r \geqslant 0.999\ 995$ 不扣分			
			$0.999\ 99 \leqslant r < 0.999\ 995$ 扣 4 分			
			$0.999\ 95 \leqslant r < 0.999\ 99$ 扣 8 分			
			$0.999\ 9 \leqslant r < 0.999\ 95$ 扣 12 分			
			$0.999\ 5 \leqslant r < 0.999\ 9$ 扣 16 分			
			$r < 0.999\ 5$ 扣 20 分			
（十）结果评价（35 分）	精密度	10	A 值相差 $\leqslant 0.001$ 不扣分			
			$0.001 <$ A 值相差 $\leqslant 0.002$ 扣 2 分			
			$0.002 <$ A 值相差 $\leqslant 0.003$ 扣 4 分			
			$0.003 <$ A 值相差 $\leqslant 0.004$ 扣 6 分			
			$0.004 <$ A 值相差 $\leqslant 0.005$ 扣 8 分			
			A 值相差 > 0.005 扣 10 分			
	准确度	25	|相对误差| $\leqslant 0.25\%$ 不扣分			
			$0.25\% <$ |相对误差| $\leqslant 0.5\%$ 扣 5 分			
			$0.5\% <$ |相对误差| $\leqslant 0.75\%$ 扣 10 分			
			$0.75\% <$ |相对误差| $\leqslant 1\%$ 扣 15 分			
			$1\% <$ |相对误差| $\leqslant 1.25\%$ 扣 20 分			
			$> 1.25\%$ 扣 25 分			
总分		100				

任务五　撰写维生素 B_1 片的检验报告书

维生素 B_1 片检验报告书见表 4－12。

表 4－12　维生素 B_1 片检验报告书

检品名称：	检品编号：	检验目的：
批号：	规格：	检验项目：
生产单位：	供样单位：	检验日期：
检验依据：	报告日期：	

续表

检验项目	标准规定	检验结果
[性状]	应为白色片	
[鉴别]		
(1) 化学反应	应呈正反应	
(2) 化学反应	应呈正反应	
[检查]		
有关物质	供试品溶液色谱图中如有杂质峰,各杂质峰面积的和不得大于对照溶液主峰面积的 1.5 倍(1.5%)	
重量差异	超出重量差异限度的不得多于 2 片,并不得有 1 片超出限度 1 倍	
崩解时限	各片均应在 15 分钟内全部崩解	
[含量测定]	应为标示量的 90.0%~110.0%	
结论:		

检验人: 复核人: 负责人:

任务六 项目总结与评价

一、画出本项目的流程

二、项目评价标准

维生素 B_1 片的质量检验考核表见表 4 - 13。

表 4-13 维生素 B_1 片的质量检验考核表

班级： 学号： 姓名：

指标属性及配分	序号	评价指标要素	评价依据	分值	考评记录		
					学生自评	小组互评	教师评价
预习 10分	1	阅读项目相关材料		5			
	2	积极参加讨论，完成小组任务		5			
准备 20分	3	实验室安全	遵守实验室安全规则制度	3			
	4	文件准备	准备项目的标准操作规程和原始记录	5			
	5	试剂准备	正确选择试药、试剂	3			
	6	试液配制	按照规定正确、规范地配制试液	5			
	7	仪器准备	保证仪器选择正确，能正常使用	4			
专业能力 50分	8	方案准备	完成任务前认真预习	3			
	9	标准解读	标准解读正确、规范	5			
	10	仪器洗涤	仪器的洗涤方法正确	2			
	11	称量操作	药品的称量操作符合要求、规范	3			
	12	药品的溶解	符合要求、规范	2			
	13	样品配制	样品和流动性配制处理得当	5			
	14	实验操作	符合要求、规范	20			
	15	资料规范填写	原始记录、仪器使用记录及时、规范填写	5			
	16	结果判定	结果的比较方法、结论正确	2			
	17	检验报告单	检验报告单填写规范	3			
职业素养 15分	18	实验防护	实验过程中通风橱、护目镜及防护手套使用及时、规范	3			
	19	标识记录	操作过程中及时做好各种标识，防止混淆	2			
	20	职业习惯	操作过程系统条理，质量意识、环保意识、无菌意识强	5			
	21	实验整理与清洁	操作过程中台面整洁，仪器等洗刷干净并及时归位，废液与废纸的处理符合规范	3			
	22	诚实可信	实验测定中无作弊等行为	2			
劳动意识 5分	23	检验完毕后，自主清理实验台，打扫实验室卫生		4			
	24	操作中爱护仪器、沉着细心		1			
考评小计				100			

三、项目考核

（一）单项选择题

1. 在崩解时限检查过程中，烧杯内的水温应保持在（　　）。

A. 20 ℃±5 ℃　　B. 30 ℃±5 ℃　　C. 37 ℃±1 ℃　　D. 37 ℃±5 ℃

2. 在崩解时限结果判定时，除另有规定外，如有 1 片(粒)不能完全崩解，应另取（　　）片(粒)复试，均应符合规定。

A. 3　　B. 4　　C. 5　　D. 6

3. 崩解时限检查时介质用量是调节液面高度使吊篮上升时筛网在液面下（　　）mm 处。

A. 5　　B. 10　　C. 15　　D. 20

4. 某片剂平均片重 0.3 g，则其重量差异限度为（　　）。

A. ±3.0%　　B. ±5.0%　　C. ±7.5%　　D. ±8.0%

5. 下列关于片剂质量要求的叙述中正确的是（　　）。

A. 小剂量的药物或作用比较剧烈的药物，应符合含量均匀度的要求

B. 平均片重为 0.2 g 的片剂，重量差异限度是±5%

C. 普通片剂的崩解时限是 5 分钟

D. 舌下片泡腾片崩解时限为 3 分钟

6.《中国药典》规定崩解时限为 15 分钟的剂型是（　　）。

A. 肠溶衣片　　B. 普通片　　C. 泡腾片　　D. 分散片

7. 朗伯-比尔定律 $A=-\lg T=Klc$ 中，A、T、K、l 分别代表（　　）。

A. A 吸收度，T 透光率，K 吸收系数，l 液层厚度(mm)

B. A 吸收度，T 透光率，K 吸光度，l 液层厚度(cm)

C. A 吸收度，T 温度，K 吸收系数，l 液层厚度(cm)

D. A 吸收度，T 透光率，K 吸收系数，l 液层厚度(cm)

8. 紫外测定中的空白对照试验（　　）。

A. 将溶剂盛装在与样品池相同的参比池内，调节仪器，使透光率为 100%，然后测定样品池的吸收度

B. 将溶剂盛装在石英吸收池内，以空气为空白，测定其吸收度

C. 将溶剂盛装在玻璃吸收池内，以空吸收池为空白，测定其吸收度

D. 将溶剂盛装在玻璃吸收池内，以水为空白，测定其吸收度

9. 已检查释放度的片剂，不再要求检查的项目为（　　）。

A. 重量差异　　B. 活螨　　C. 崩解时限　　D. 溶出度

10. 药典关于片重差异检查的叙述，错误的是（　　）。

A. 取 20 片，精密称定总片重并求得平均值

B. 片重小于 0.3 g 的片剂，重量差异限度为±7.5%

C. 片重大于或等于 0.3 g 的片剂，重量差异限度为±3%

D. 超出规定差异限度的药片不得多于 2 片

11. 在吸收光度法中，I_t/I_0 定义为透过光强度与入射光强度之比，称为(　　)。

A. 吸光度　　B. 透光率　　C. 百分透光率　　D. 吸收系数

12. 制备一条标准曲线，通常要测定(　　)。

A. 3 个点　　B. 3～4 个点　　C. 5～7 个点　　D. 8～10 个点

13. 紫外-可见分光光度法中配对的两只吸收池百分透光率的差值应小于(　　)。

A. 0.5%　　B. 1.0%　　C. 1.5%　　D. 2.0%

14. 紫外-可见分光光度法的缩写符号是(　　)。

A. UV－Vis　　B. IR　　C. HPLC　　D. GC

15. 某有色溶液浓度为 c，测得吸光度为 A，将浓度稀释到原来的一半，在同样条件下测得的透光率应为(　　)。

A. A　　B. $2A$　　C. $A/2$　　D. $A/3$

16. 维生素 B_1 与铁氰化钾作用，正丁醇层呈强烈蓝色荧光的条件为(　　)。

A. 氢氧化钠　　B. 正丁醇　　C. 稀盐酸　　D. 稀醋酸

17. 维生素 B_1 的含量测定(　　)。

A. 原料药采用非水溶液滴定法，片剂和注射液采用紫外分光光度法

B. 原料药采用紫外分光光度法，片剂采用非水溶液滴定法

C. 原料药采用非水溶液滴定法，片剂采用荧光分析法

D. 原料药和片剂均采用高效液相色谱法

18. 维生素 B_1 的硫色素反应是基于(　　)。

A. 维生素 B_1 分子结构中的噻唑杂环　　B. 分子结构中的嘧啶杂环

C. 分子结构中的季铵盐　　D. 维生素 B_1 的还原性

19. 药物制剂的含量以(　　)。

A. 百分比表示　　B. 制剂的浓度表示

C. 标示量的百分比表示　　D. 以单剂为片、支等表示

20. 采用紫外-可见分光光度法测定药物含量时，溶液的吸光度以在(　　)之间误差最小。

A. 0.0～2.0　　B. 0.3～1.0

C. 0.2～0.8　　D. 0.3～0.7

(二) 多项选择题

1. 崩解时限记录包括(　　)。

A. 仪器型号、制剂类型　　B. 测试条件

C. 介质配制　　D. 崩解或溶散时间

2.《中国药典》2025 年版规定了片剂包括(　　)。

A. 口服普通片、薄膜衣片、糖衣片　　B. 肠溶衣片、肠溶片

C. 含片、舌下片、可溶片　　D. 泡腾片、口崩片

3. 片剂的常规检查项目有(　　)。

A. 重量差异　　B. 崩解时限

C. 溶出度　　D. 含量均匀度

4. 片剂分析的步骤一般包括(　　)。

A. 外观检查　　B. 鉴别试验　　C. 常规检查　　D. 杂质检查

E. 含量测定

5. 对于片剂溶出度测定方法,《中国药典》2025 年版收载的为(　　)。

A. 比旋度　　B. pH 值测定法　　C. 转篮法　　D. 浆法

E. 吊篮法

6. 分光光度计的种类和型号繁多,并且在不断发展和改良,但都离不开以下几个主要部件(　　)。

A. 光源　　B. 单色器　　C. 吸收池　　D. 检测器

E. 信号显示系统

7. 可见分光光度计的光源可用(　　)。

A. 钨丝灯　　B. 卤钨灯　　C. 低压氢灯　　D. 氘灯

E. 氦灯

8. 分光光度法测定中,使用比色皿时,以下操作正确的是(　　)。

A. 比色皿的外壁有水珠　　B. 手捏比色皿的毛面

C. 手捏比色皿的磨光面　　D. 用卫生棉擦去比色皿外壁的水珠

E. 待测液注到比色皿的 2/3～3/4 高度处

9. 片剂中应检查的项目有(　　)。

A. 澄明度　　B. 应重复原料药的检查项目

C. 应重复辅料的检查项目　　D. 检查生产、贮存过程中引入的杂质

E. 重量差异

10. 药物制剂的检查中(　　)。

A. 杂质检查项目应与原料药的检查项目相同

B. 杂质检查项目应与辅料的检查项目相同

C. 杂质检查主要是检查制剂生产、贮存过程中引入或产生的杂质

D. 不再进行杂质检查

E. 除杂质检查外还应进行制剂学方面的有关检查

(三) 判断题

1. 崩解时限检查法是一项重要的常规检测方法,是注射剂质量监控的重要手段。(　　)

2. 崩解时限检查时除另有规定外,中药片剂、胶囊剂和化学药片剂均加挡板。(　　)

3. 崩解仪测试前,应调整仪器使升降的金属支架上下移动距离为 55 mm±2 mm,往返频率为每分钟 30～32 次方可进行测定。(　　)

4. 在崩解时限检查后,应清洗吊篮的玻璃内壁及筛网、挡板等,并重新更换水或规定的介质。(　　)

5. 紫外-可见吸收光谱适用于所有有机化合物的分析。(　　)

6. 分光光度法中所用的参比溶液总是采用不含待测物质和显色剂的空白溶液。(　　)

7. 当某一波长的单色光照射某溶液时，若 $T=100\%$，说明该溶液对此波长的光无吸收。（　）

8. 药物检查项目中不要求检查的杂质，说明药物中不含此类杂质。（　）

9. 含量测定时有些情况要求以干燥品计算，如分子中有结晶水则以含结晶水的分子式计算。（　）

10. 紫外光谱属于电子光谱，而红外光谱属于分子光谱，故紫外光谱的专属性强。（　）

11. 药物的紫外光谱与标准谱一致时，表示二者为同一化合物。（　）

12. 药物的红外光谱与标准谱一致时，表示二者为同一化合物。（　）

13. 吸收系数法测定药物含量，其百分吸收系数应大于 100。（　）

14. 光谱法是检查药物中“有关物质”的首选方法。（　）

15. 根据物质在特定波长处的吸收系数及供试品溶液的吸光度可计算该溶液的浓度。（　）

（四）简答题

1. 片剂中的糖类对哪些分析测定方法有干扰？如何消除其干扰？

2. 什么是含量均匀度检查？有何意义？

3. 常用的分析方法效能评价指标有哪几项？

4. 简述色谱系统适用性试验的内容。

项目五　维生素 E 软胶囊的质量检验

项目目标

1. 能够查阅《中国药典》等药品质量标准，按要求设计维生素 E 软胶囊质量检验的方案，完成其比旋度、装量差异、崩解时限的检查并利用气相色谱法完成鉴别和含量测定的检验，树立规范操作意识，培养科学探索精神与团队协作精神。

2. 能根据质量检验方案选择合适的仪器和试剂，正确配制试剂、维护仪器、处理"三废"，养成爱护公物、依规做事的良好习惯及环保意识。

3. 能根据标准操作规程正确进行维生素 E 软胶囊的质量检验并及时记录，正确判断检验结果，增强工作责任感。

医药故事

1. 维生素E的发现

维生素 E(vitamin E)又名生育酚，早在 20 世纪 20 年代，人们在研究生殖过程中就发现，酸败的猪油会导致大鼠的不孕症，由此发现一种脂溶性膳食因子对大鼠的正常繁育必不可少。1924 年，这种因子被命名为维生素 E。在之后的动物实验中，科学家们发现，小鼠缺乏维生素 E 会出现心、肝和肌肉退化以及不生育；大鼠缺乏维生素 E 会导致雄性永久不生育，雌性不能怀足月胎仔，同时伴随肝退化、心肌异常等；猴子缺乏维生素 E 则表现为贫血、不生育、心肌异常。维生素 E 在 1936 年被分离出结晶体，1938 年被瑞士化学家人工合成。20 世纪 80 年代，医学专家们发现，人类如果缺乏维生素 E 就会发生遗传性疾病和代谢性疾病。随着研究的深入，医学专家又认识到维生素 E 在防治心脑血管疾病、肿瘤、糖尿病及其他并发症、中枢神经系统疾病、运动系统疾病、皮肤疾病等方面具有广泛的作用。

2. 软胶囊的发展

在 20 世纪 70 年代前期，中国软胶囊制剂的生产主要依赖模压法，当时设备陈旧落后，致使产品质量欠佳。步入 80 年代，众多软胶囊剂生产厂家积极引进旋转式软胶囊机，这一举措显著提升了生产能力，推动技术水平迈向新高度，产品品种也得以丰富拓展。由此，软胶囊生产逐步摒弃了落后的手工操作模式，朝着机械化、自动化方向大步迈进，这在中国软胶囊剂的发展进程中，无疑是一次全新的突破与重要转折。随着科技的不断进步，软胶囊的制备技术也在不断创新。例如，新型的磁性水凝胶软胶囊微机器人的设计，为靶向药物输送提供了一种有前途的解决方案。这种软胶囊微机器人可以在人体内远程控制，实现按需释放药物，为软胶囊的稳定性发展提供了新的思路。同时，新的软胶囊材料也在不断地被探索和开发，以提高软胶囊的稳定性和生物相容性。例如，基于柔性硬磁弹性体泡沫的软胶囊，具有低弹性模量和高度互连的孔隙，能够实现可调的药物释放速率，并且在磁场下的药物释放曲线可以被准确预测，为药物剂量调节提供了更高的准确性。

软胶囊自 1935 年问世以来，凭借其诸多优势，已成为当下临床应用极为广泛的药用制剂之一。软胶囊具备外型美观大方、药物分散均匀、稳定性良好、剂量装置精准以及生物利用度高等显著特点，在医药领域占据着重要地位。

项目概述

胶囊剂（《中国药典》2025 年版四部通则 0103）系指原料药物或与适宜辅料充填于空心胶囊或密封于软质囊材中制成的固体制剂。胶囊剂可分为硬胶囊（通称为胶囊）、软胶囊（胶丸）、缓释胶囊、控释胶囊和肠溶胶囊，主要供口服用。

软胶囊也称软胶丸剂，它是将油类或对明胶无溶解作用的非水溶性的液体或混悬液等封闭于胶囊壳中制成的一种制剂。制作方法可分为压制法和滴制法两种。软胶囊壳中所含成分与硬胶囊壳大致相似，其囊壳的合成物中主要包括胶料、增塑剂、水、附加剂四类物质。

对胶囊剂的质量要求，除外观应整洁，不得有黏结、变形、渗漏或囊壳破裂现象，并应无异臭，以及药典品种项下规定的检验项目外，还应检查水分、装量差异、崩解时限（或溶出度与释放度）和微生物限度。

现在部门收到请验单（表 5 - 1），请求对产品维生素 E 软胶囊进行检验。

表 5 - 1　××药业有限公司请验单

品名：	
进厂编码：	进料日期：
批号：	规格：
包装规格：	产地：
件数：	总数量：
供货单位：	
检验目的：	
请检人：	请验日期：
请验部门：	
备注：	

第一联：请验部门备查
第二联：质量部门存档

项目资料

资料一：维生素 E 的结构式

维生素 E 分为天然型和合成型，其结构式见表 5 - 2。

表 5-2　维生素 E 的结构式

类别	分子式
合成型	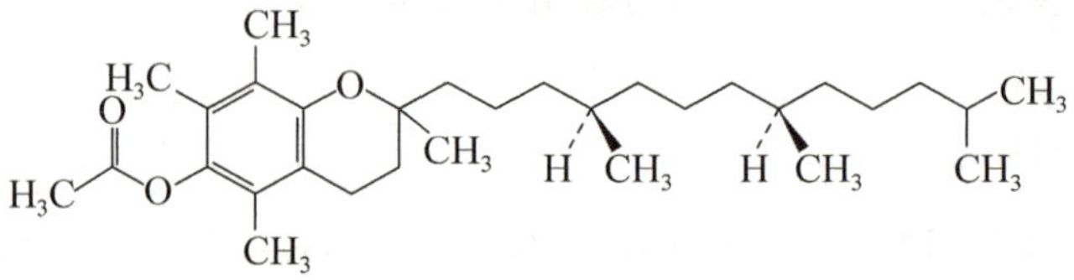
天然型	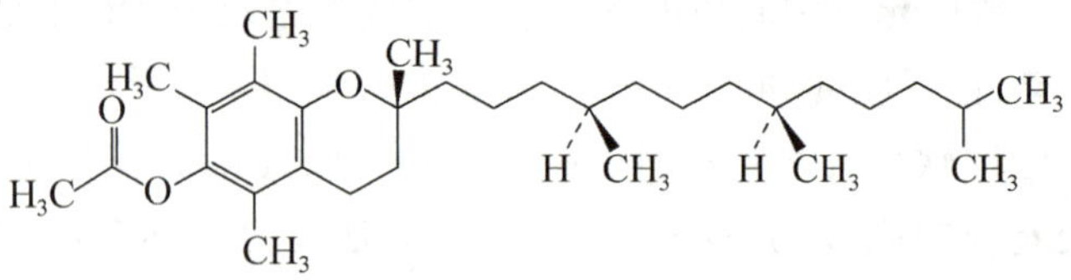

资料二：维生素 E 的性质

维生素 E 的性质见表 5-3。

表 5-3　维生素 E 的性质

性质	内容	性质	内容
外观	油状液体	分子量	472.75
颜色	淡黄色至黄色	折光率	1.494～1.499
化学式	$C_{31}H_{52}O_3$	吸收系数	41.0～45.0

任务一　研读标准——《中国药典》2025 年版

维生素 E 软胶囊

Weishengsu E Ruanjiaonang

Vitamin E Soft Capsules

> 逐字阅读质量标准，根据凡例和通则准确理解突出显示文字的正确含义或试剂配制方法。

本品含维生素 E（$C_{31}H_{52}O_3$）应为标示量的 90.0%～110.0%。

【性状】 本品内容物为淡黄色至黄色的油状液体。

【鉴别】 （1）取本品的内容物，照维生素 E 鉴别（1）项试验，显相同的反应。

（2）在含量测定项下记录的色谱图中，供试品溶液主峰的保留时间应与对照品溶液主峰的保留时间一致。

【检查】 **比旋度**　避光操作。取本品的内容物适量（约相当于维生素 E 400 mg），精密称定，照维生素 E 比旋度项下的方法测定，比旋度（按 d-α-生育酚计）不得低于+24°（天然型）。

有关物质［原料药为维生素 E（合成型）］　照气相色谱法（通则 0521）测定。

供试品溶液　取本品内容物适量（约相当于维生素 E 25 mg），加正己烷 10 mL，振摇使维生素 E 溶解，滤过，取续滤液。

对照溶液　精密量取供试品溶液 1 mL，置 100 mL 棕色量瓶中，用正己烷稀释至刻度，摇匀。

系统适用性溶液、色谱条件、系统适用性要求与测定法见维生素 E 有关物质项下。

限度　供试品溶液色谱图中如有杂质峰，α-生育酚(相对保留时间约为 0.87)峰面积不得大于对照品溶液主峰面积(1.0%)，其他单个杂质峰面积不得大于对照品溶液主峰面积的 1.5 倍(1.5%)，各杂质峰面积的和不得大于对照溶液主峰面积的 2.5 倍(2.5%)。

其他　应符合胶囊剂项下有关的各项规定(通则 0103)。

【含量测定】　照气相色谱法(通则 0521)测定。

供试品溶液　取装量差异项下的内容物，混合均匀，取适量(约相当于维生素 E 20 mg)，精密称定，置棕色具塞锥形瓶中，精密加内标溶液 10 mL，密塞，振摇使维生素 E 溶解，静置，取上清液。

内标溶液、对照品溶液、系统适用性溶液、色谱条件、系统适用性要求与测定法　见维生素 E 含量测定项下。

【类别】　同维生素 E。

【规格】　(1)5 mg；(2)10 mg；(3)50 mg；(4)100 mg。

【贮藏】　遮光，密封，在干燥处保存。

任务二　完成维生素 E 软胶囊的检查

检查项下规定的项目要求系指药品或在加工、生产和贮藏过程中可能含有并需要控制的物质或其限度指标，包括安全性、有效性、均一性与纯度等方面。

各类制剂，除另有规定外，均应符合各制剂通则项下有关的各项规定。制剂通则中的“单剂量包装”系指按规定一次服用的包装剂量。各品种[用法与用量]项下规定服用范围者，不超过一次服用最高剂量包装者也应按“单剂量包装”检查。任务准备清单见表 5-4。

表 5-4　任务准备清单

检验资料	名称		项目名称	准备情况
	药品质量标准			□齐全/□缺少
	标准操作规程			□齐全/□缺少
	检验原始记录			□齐全/□缺少
药品试剂及耗材	名称	总耗量	领取人	剩余试剂量
实验仪器	名称	型号	数量	准备情况

续表

	试液	配制方法	配制人
试液配制			

一、比旋度的测定

《中国药典》2025年版中收载的物理常数包括相对密度、馏程、熔点、凝固点、比旋度、折光率、黏度、吸收系数、碘值、皂化值和酸值等。比旋度是指在一定波长与温度下，偏振光透过长1 dm且每1 mL中含有旋光物质1 g的溶液测得的旋光度，为旋光物质的特性常数，可以鉴别或检查某些药品的纯杂程度。

维生素E有合成型和天然型两种。天然型维生素E有4种生育酚同系物和4种生育三烯酚同系物，均具有右旋光性；合成型通常是指all-rac-α-生育酚，是由8种光学异构体构成的外消旋体。由于天然维生素E在生物活性和安全性上均优于化学合成品，因此在医药、食品和化妆品中，人们都趋向于使用天然维生素E。

旋光仪又称旋光计，是药品检验工作中较早使用的仪器，依据仪器工作方式分为目视旋光仪和自动旋光仪两类。早期的圆盘式旋光仪由钠光灯光源、起偏镜、测定管、检偏镜、半影板调零装置和支架组成。起偏镜是一组可以产生平面偏振光的晶体，称为尼科尔棱镜，用一种天然晶体如方解石按一定方法切割再用树胶黏合而制成。现今则多采用在塑料膜上涂上某些具有光学活性的物质，使其产生偏振光。早期旋光仪用人眼观测误差较大，读数精度为0.05°。20世纪80年代数显自动指示旋光仪和投影自动指示旋光仪相继出现。仪器的读数精度也提高到了0.01°和0.001°。《中国药典》2025年版规定使用读数精度达到0.01°的旋光仪。

比旋度的测定按各品种项下的规定进行操作。除另有规定外，供试液的测定温度应为20℃±0.5℃，使用光源波长为钠D线(589.3 nm)(亦可采用汞的404.7 nm或546.1 nm谱线)。纯液体样品测定时以干燥的空白测定管校正仪器零点，溶液样品则用空白溶剂校正仪器零点。供试液与空白溶剂用同一测定管，每次测定应保持测定管方向、位置不变。旋光度读数应重复3次，取其平均值，按规定公式计算结果。以干燥品(药品标准中检查干燥失重)或无水物(药品标准中检查水分)计算。

维生素E软胶囊比旋度的测定要求：避光操作。取本品的内容物适量(约相当于维生素E 400 mg)，精密称定，置150 mL具塞圆底烧瓶中，加无水乙醇25 mL使溶解，加硫酸乙醇溶液(1→7)20 mL，置水浴上回流3小时，放冷，用硫酸乙醇溶液(1→72)定量转移至200 mL量瓶中并稀释至刻度，摇匀。精密量取100 mL，置分液漏斗中，加水200 mL，用乙醚提取2次(75 mL，25 mL)，合并乙醚液，加铁氰化钾和氢氧化钠溶液[取铁氰化钾50 g，加氢氧化钠溶液(1→125)溶解并稀释至500 mL]50 mL，振摇3分钟；取乙醚层，用水洗涤4次，每次50 mL，弃去洗涤液，乙醚液经无水硫酸钠脱水后，置水浴上减压或在氮气流下蒸干至7～

8 mL 时，停止加热，继续挥干乙醚，残渣立即加异辛烷溶解并定量转移至 25 mL 量瓶中，用异辛烷稀释至刻度，摇匀，依法测定（通则 0621），比旋度（按 d－α－生育酚计）不得低于＋24°（天然型）。

小组讨论

比旋度和旋光度的区别是什么？比旋度的测定意义有哪些？

旋光度的测定需遵照以下标准操作规程。

旋光度测定法标准操作规程

1. 目的

建立旋光度测定法标准操作规程，保证操作规范、准确。

2. 适用范围

适用于旋光度测定法的操作。

3. 职责

QC 检验人员对本操作规程的实施负责。

4. 内容

4.1　概述

旋光度测定法是利用平面偏振光通过含有某些光学活性化合物的液体或溶液时，能发生旋光现象，即偏振光的平面向左或右旋转进行物质测定的方法。旋光物质使偏振光的振动平面旋转的角度称为旋光度。使偏振光向右旋转者（顺时针方向）称为右旋物质，常以"＋"号表示；使偏振光向左旋转者（逆时针方向），称为左旋物质，常以"－"号表示。影响物质旋光度的因素很多，除化合物特性外，还有偏振光通过供试品液层的浓度和厚度，通过光线的波长和测定时的温度。当偏振光通过长 1 dm、每 1 mL 中含有旋光物质 1 g 的溶液，使用光线波长为钠光 D 线（589.3 nm）或汞的 404.7 nm、546.1 nm 等谱线，测定温度为 20 ℃时，测定得到的旋光度称为该物质的比旋度。比旋度是物质的物理常数，因此可用以区别或检查某些药品的光学活性和药品的纯杂程度。由于旋光度在一定条件下与浓度呈线性关系，故还可以用来测定含量。

4.2　样品测定操作法

旋光度测定法主要用于药典中某些品种性状项下比旋度的测定，或一些制剂的含量测定。

4.2.1　旋光度测定：按各品种项下规定的方法配制供试品溶液，在规定温度和放置时间内测定。《中国药典》2025 年版要求：如无特殊规定，旋光度的测定温度应在 20 ℃±0.5 ℃。测定前首先应将室温调至规定温度，然后用配制供试品的溶液校正零点或测定停点，以便扣除空白读数。如调节室温有困难，宜在具有夹层可联通恒温水浴的容器中配制供试品溶液，再迅速移入试样管测定。药典规定常用测定比旋度的溶液多为水溶液，有时也用稀释的盐酸溶液或氢氧化钠试液，或有机溶剂（如乙醇、氯仿、二氧六环等溶液），主要是由供试品在各种溶剂中的溶解情况决定。药典中配制溶液的浓度大都根据药品的比旋度大小，使配成的测定液旋光度一般在左旋或右旋2°～8°范围，测定值太小，在读取旋光度时容易造成误差，且在称量上也易产生误差，一些溶解度小的可以例外。用旋光法进行含量测定时，应当称取2份做平行试验。注入供试品溶液时应避免产生气泡，旋紧测试管两端螺帽时，不应用力过大以免产生压力，造成误差，读取旋光计内读数，即得供试液的旋光度。用同法读取旋光度3次，取平均值，按规定公式计算结果。

4.2.2 用旋光法测定供试品含量：测定时要求按照各品种含量测定项下规定操作，配制浓度太大或太小，有时会影响测定结果的准确度，其他操作可参考4.2.1。

4.3 测定操作注意事项

4.3.1 温度对旋光度影响不大的供试品，一般可在室温测定。对温度有严格要求的供试品，必须按规定执行，否则会造成误差。

4.3.2 未接通电源前应检查仪器样品室内有无异物，钠光灯和其他示数开关是否放在关或规定的位置，仪器放置位置是否合适。钠光灯启辉后仪器不允许搬动，以免损坏钠光灯。具有直流极性开关的仪器应当选择转换方向。

4.3.3 钠光灯启辉至少20分钟后发光才稳定，测定或读数时应在钠光灯稳定后读取，测定时钠光灯尽量使用直流电路供电。有的仪器规定不测定时间间隔较长时，可置于交流供电，以延长钠光灯寿命。

4.3.4 测定零点或停点时，必须按动复测按钮数次，使检偏镜分别向左或向右偏离光学零位，减少仪器的机械误差。同时，通过观察左右复测数次的停点检查重复性和稳定性，必要时也可用旋光标准石英管校正仪器的准确度。

4.3.5 测定管若有气泡，应先使气泡浮于凸颈处或除去。透光面两端的玻璃应用软布擦干，测定管两端的螺帽旋至适中位置，过紧容易产生应力，过松容易漏液。测定旋转时应注意标记的位置和方向。读取零点或停点应重复3次。

4.3.6 往测试管加入供试品溶液时，应反复用供试品溶液冲洗测试数次，以免供试液浓度改变。

4.3.7 浑浊或含有小颗粒的溶液不能测定，应先将溶液离心或滤过，弃去初滤液后取滤液测定。在测定波长有强吸收的溶液也不能测定。

4.3.8 有些化合物见光后旋光度变化很大，应绝对避光操作，有些化合物对放置时间要求很严格，必须完全按照规定的时间测定读数。

4.3.9 仪器的各个光学镜片应保持干燥清洁，防止灰尘和油污的污染，钠光灯有一定的使用寿命，连续使用一般不超过4小时，亦不允许瞬间内反复开关。

4.3.10 测定结束后测试管必须洗净晾干，以备下次再用，不允许将盛有供试品的测试管长时间放置在仪器的样品室内。仪器不使用时样品室可放硅胶吸潮。

4.4 计算与结果判断

4.4.1 供试品的比旋度按式(5-1)、式(5-2)计算：

$$\text{液体样品}\ [\alpha]_D^t = \frac{\alpha}{l \times d} \qquad (5-1)$$

$$\text{固体样品}\ [\alpha]_D^t = \frac{100 \times \alpha}{l \times c} \qquad (5-2)$$

式中，$[\alpha]$为比旋度；D为钠光谱的D线；t为测定时的温度，℃；l为测定管长度，dm；α为测得的旋光度；d为液体的相对密度；c为100 mL溶液中含有被测物质的重量（按干燥品或无水物计算），g。

旋光计的检定，可用标准石英旋光管进行，读数误差应符合规定。

4.4.2 结果的判断：旋光法多用于比旋度测定，药典规定的比旋度多有上下限度或最低限度，可根据上述计算公式得出供试品比旋度，判断样品是否合格。测定含量时，2份供试品测定读数结果其极差应在0.020以内，否则应重做。

旋光仪的使用需遵照以下旋光仪的标准操作规程。

旋光仪标准操作规程

1. 目的

建立旋光仪标准操作规程，规范仪器操作。

2. 适用范围

适用于旋光仪的操作使用。

3. 职责

质检员、QC主任对本操作规程的实施负责。

4. 内容

4.1　测试准备

4.1.1　接通电源。

4.1.2　接通电源后，将电源开关打开，预热20分钟，等待稳定。

4.1.3　准备旋光管，用纯化水清洗旋光管3次。

4.1.4　清零。用溶解样品的溶剂（空白溶液）将旋光管润洗3次，将空白溶液注入旋光管中，旋光管内不能有气泡，将旋光管外壁及两边镜片擦干净（用擦镜纸），然后放入样品室中，盖上样品室盖，按下清零键，使数码管示数为零。

4.2　测试

4.2.1　用供试品溶液将旋光管润洗3次，将供试品溶液注入旋光管中，旋光管内不能有气泡，将旋光管外壁及两边镜片擦干净，按相同的位置和方向放入样品室中，数码显示所测的旋光度值稳定后读数。旋光仪仪器自动复测n次，得n个读数并显示方差值（均方差对$n=2$有效）。若复测次数设定为1，可用复测键手动复测，在复测次数>1时，无论何时按复测键，仪器将消除已有的数据，重新开始新一轮的数据。

4.2.2　若要对样品进行控温式测量，则需使用控温型旋光管。按一下设置/退出键，设置所需的温度，温度控制状态置于“OFF”。在试管中装好样品，并检查不能有气泡存在。将旋光管外壁及两镜片擦干净，将装有样品的控温试管放入样品室并将试管的导热平面紧贴样品室的传热平面，将温度传感器插入控温试管的测温孔，盖上样品室。按一下温控键，使温控处于“ON”状态，此时样品温度开始向设定温度方向变化，直到达到设定值。按一下复测键，以确保测试结果的正确。

4.2.3　取出控温试管前或不进行控温测试时，应按动温控键使温控处于“OFF”状态。

4.2.4 关开关：测试后将开关关上。

4.2.5 关电源。

4.3 记录

在使用自动旋光仪时应准确、及时地填写《自动旋光仪使用记录》，并在对自动旋光仪采取维护、保养等操作时应准确、及时地填写《仪器维护保养记录》。

4.4 注意事项

4.4.1 每天使用前必须进行校验。

4.4.2 仪器应安装在坚固的工作台上，必须避免震动。仪器四周距离墙壁至少 10 cm，以保证及时散热。

4.4.3 仪器应保持干燥，避免潮气及腐蚀性气体侵蚀，尽可能在 20 ℃的工作环境中使用仪器。

4.4.4 测试后，要取出试管，等数码管示数降到不再变化时方可关机。

4.4.5 仪器不使用时在试管槽内放置硅胶吸潮，保持试管槽内干净并干燥。（硅胶变色应及时更换）

相应的原始记录表见表 5－J1，需记录仪器型号、测定时温度、供试品的称量及干燥失重或水分、供试液的配制、旋光管的长度，零点（或停点）和供试液旋光度各 3 次测定值的读数、平均值，以及比旋度的计算等。

表 5－J1 旋光度检验原始记录

第　页　共　页

日期：　　　温度/℃：　　　相对湿度/%：

样品名称		批号	
样品编号		数量	
仪器型号		仪器编号	
天平型号		天平编号	
检验依据	□《中国药典》2025 年版四部通则 0621 □其他		
供试品处理			

续表

检验结果	
标准规定	
结　论	□(均)符合规定　□(均)不符合规定
检验者： 日　期： 校对者： 日　期： 审核者： 日　期：	

二、维生素E软胶囊的装量差异检查

装量差异检查是药物制剂的均匀性检测指标之一，常见于胶囊、粉针等剂型。在生产过程中，空胶囊容积和粉末的流动性，以及工艺、设备等因素，会引起胶囊内容物装量的差异。因此，通过装量差异检查可以控制各粒胶囊装量的一致性，保证药物含量的均匀性，从而保证临床用药剂量。

装量差异检查标准操作规程

1. 目的

建立一个口服固体制剂产品装量差异检查标准操作规程。

2. 适用范围

适用于装量差异检查的测定。

3. 职责

检验员负责本操作规程的执行。

4. 内容

4.1　概述

本法适用于胶囊剂的装量差异检查。凡规定检查含量均匀度的胶囊剂可不进行装量差异检查。本项检查的目的在于控制各粒装量的一致性，保证用药剂量的准确。

4.2　仪器与用具

分析天平[分度值0.1 mg(适用于平均装量0.30 g以下的胶囊剂)或分度值1 mg(适用于平均装量0.30 g或0.30 g以上的胶囊剂)]、称量瓶、小毛刷、剪刀或刀片、弯头或平头手术镊。

4.3　操作方法

硬胶囊(内容物为半固体或液体)或软胶囊除另有规定外，取供试品20粒(中药取

10粒)，分别精密称定每粒重量后，依次放置于固定位置。内容物为半固体或液体的硬胶囊分别取开囊帽，软胶囊分别用剪刀或刀片划破囊壳，倾出内容物(不得损失囊壳)。囊壳用乙醚等易挥发性溶剂洗净，置通风处使溶剂自然挥尽，再依次精密称定每一囊壳重量，即可求出每粒内容物的装量和平均装量。

4.4 记录与计算

4.4.1 依次记录每粒胶囊及其自身囊壳的称量数据。

4.4.2 根据每粒胶囊重量与囊壳重量之差求算每粒内容物重量，保留3位有效数字。

4.4.3 每粒内容物重量之和除以20(中药除以10)，得每粒平均装量($\overline{m}$)，保留3位有效数字；有标示装量的胶囊剂，每粒装量应与标示装量比较。

4.4.4 将每粒装量分别与平均装量或标示装量相比较，计算出该粒装量差异的百分率。根据表5-5规定的装量差异限度作为判定的依据(避免在计算允许装量范围时受数值修约的影响)。

表5-5 胶囊剂装量差异限度

平均装量或标示装量	装量差异限度
0.30 g以下	±10%
0.30 g或0.30 g以上	±7.5%(中药±10%)

4.5 结果与判定

4.5.1 每粒的装量与平均装量或标示装量相比较，均未超出表5-5中的装量差异限度，或超出装量差异限度的胶囊不多于2粒且均未超出限度1倍，均判为符合规定。

4.5.2 超出装量差异限度的胶囊多于2粒，或超出装量差异限度的胶囊虽不多于2粒但有1粒超出限度的1倍；均判为不符合规定。

4.6 注意事项

4.6.1 每粒胶囊的两次称量中，应注意编号顺序以及帽体和囊帽的对号，不得混淆。

4.6.2 洗涤软胶囊壳应使用与水不混溶又易挥发的有机溶剂，其中以乙醚最好。挥散溶剂时，应在通风处自然挥散，不得加热或长时间置干燥处，以免囊壳失水。

4.6.3 在称量前后，均应仔细查对胶囊数。称量过程中，应避免用手直接接触供试品。已取出的胶囊，不得再放回供试品原包装容器内。

装量差异中电子天平的使用需遵照电子天平的标准操作规程，以梅特勒电子天平为例。

梅特勒电子天平标准操作规程

1. 目的

建立梅特勒电子天平标准操作规程，规范仪器操作。

2. 适用范围

适用于梅特勒电子天平的操作。

3. 职责

质检员、QC主任对本操作规程的实施负责。

4. 内容

4.1　仪器安装

4.1.1　工作环境：梅特勒电子天平为高精度测量仪器，故仪器安装位置应注意，安装平台稳定、平坦，避免震动；避免阳光直射和受热，避免置于湿度大的工作环境中；避免置于空气直接流通的通道上。

4.1.2　天平安装：严格按照仪器说明书操作。

4.2　天平使用

4.2.1　调水平：天平开机前，应观察天平后部水平仪内的水泡是否位于圆环的中央，否则通过天平的地脚螺栓调节。

4.2.2　预热：天平在初次接通电源或长时间断电后开机时，至少需要30分钟的预热时间。因此，在通常情况下不要经常切断实验室电子天平的电源。

4.2.3　天平的校准：开机状态下，清除天平秤盘上的被称量物，按去皮键，待天平显示器稳定显示。按住CAL/MENU键，直到天平显示"CAL200.0000 g"，放入标值200 g的砝码，天平显示"CAL0.0000 g"时移走砝码，天平即可自动进行校准。显示"CAL/DONE"和"0.0000 g"后，校准结束。

4.2.4　称量：按下ON/OFF键，接通显示器；等待仪器自检。当显示器显示零时，自检过程结束，天平可进行称量；放置称量纸，按显示屏两侧的Tare键去皮，待显示器显示零时，在称量纸上加所要称量的试剂称量。称量完毕，按ON/OFF键，关断显示器。

相应的原始记录表见表5-J2，需记录20片(或丸)的总重量及其平均片(丸)重、限度范围、每片(丸)的重量、超过限度的片数和结果判断。

表5-J2　重(装)量差异检查原始记录

第　　页　　共　　页

日期：　　　　温度/℃：　　　　相对湿度/%：

样品编号		样品名称	
批　　号			
检验项目	□重量差异　　□装量差异		
检验依据	□《中国药典》2025年版　　部　　通则(　　　　) □其他		
天平型号		天平编号	
实测结果			

续表

标准规定	
结　　论	□(均)符合规定　　□(均)不符合规定
检验者： 日　期：	校对者：　　　　审核者： 日　期：　　　　日　期：

三、崩解时限检查

口服后药物在胃肠道中首先要经过崩解，才能被释放、吸收。早在几十年前就有人指出，药物在体内的吸收速度常常由溶解的快慢而决定，固体制剂中的药物在被吸收前，必须经过崩解和溶解然后转为溶液的过程，如果药物不易从制剂中释放出来，即药物的溶解速度极为缓慢，则该制剂中药物的吸收速度或程度就有可能存在问题。另一方面，某些药理作用剧烈、安全指数小、吸收迅速的药物如果溶出速度太快，可能产生明显的不良反应，维持药效的时间也将缩短，在这种情况下，制剂中药物的溶出速率应予以控制。

参考“项目四　维生素 B_1 片的质量检验”相关部分。

任务拓展

比一比维生素 E 原料药的检查项目和维生素 E 软胶囊的检查项目有何异同，试着分析一下原因。

任务三　完成维生素 E 软胶囊的含量测定

在将原料药制成制剂的过程中，需历经特定生产工艺，并添加诸多附加剂。这些附加成分的存在，使得制剂分析方法因“制剂”这一特定情形，呈现出独有的特点：其一，制剂分析具有复杂性；其二，分析项目的要求与原料药有所不同；其三，含量测定结果的表示方法及限度要求也存在差异。

于制剂含量测定工作而言，通常有以下几方面问题需要重点考虑与关注：一是取样环节需确保样品具有代表性；二是辅料对含量测定可能产生的干扰及应对干扰的排除方法；三是复方制剂中各成分相互干扰含量测定的情况及相应解决措施；四是要选用合适的分析方法，同时保证具备一定的准确度，以此保障制剂质量符合标准。任务准备清单见表 5-6。

表 5-6　任务准备清单

	名称	项目名称	准备情况
检验资料	药品质量标准		□齐全/□缺少
	标准操作规程		□齐全/□缺少
	检验原始记录		□齐全/□缺少

续表

药品试剂及耗材	名称	总耗量	领取人	剩余试剂量
实验仪器	名称	型号	数量	准备情况
试液配制	试液	配制方法		配制人

一、气相色谱法概述

色谱法又叫层析法，它是一种物理分离技术。它的分离原理是使混合物中各组分在两相间进行分配，其中一相是不动的，叫作固定相，另一相则是推动混合物流过此固定相的流体，叫作流动相。流动相中所含的混合物经过固定相时，就会与固定相发生相互作用。由于各组分在性质与结构上不同，相互作用的大小强弱也有差异。因此，在同一推动力作用下，不同组分在固定相中的滞留时间有长有短，从而按先后顺序从固定相中流出。这种通过两相分配原理而使混合物中各组分获得分离的技术，称为色谱分离技术或色谱法。当用液体作为流动相时，称为液相色谱；当用气体作为流动相时，称为气相色谱。

二、气相色谱仪

气相色谱法所用的仪器为气相色谱仪，由载气源、进样部分、色谱柱、柱温箱、检测器和数据处理系统等组成。进样部分、色谱柱和检测器的温度均应根据分析要求适当设定。

（一）载气源

气相色谱法的流动相为气体，称为载气，氦、氮和氢可用作载气，可由高压钢瓶或高纯度气体发生器提供，经过适当的减压装置，以一定的流速经过进样器和色谱柱；根据供试品的性质和检测器种类选择载气，除另有规定外，常用载气为氮气。

（二）进样部分

进样方式一般可采用溶液直接进样、自动进样或顶空进样。溶液直接进样采用微量注射器、微量进样阀或有分流装置的气化室进样；采用溶液直接进样或自动进样时，进样口温度应高于柱温 30～50 ℃；进样量一般不超过数微升；柱径越细，进样量应越少，采用毛细管柱时，一般应分流以免过载。

顶空进样适用于固体和液体供试品中挥发性组分的分离和测定。将固态或液态的供试品制成供试液后，置于密闭小瓶中，在恒温控制的加热室中加热至供试品中挥发性组分在液态和气态达到平衡后，由进样器自动吸取一定体积的顶空气注入色谱柱中。

（三）色谱柱

色谱柱为填充柱或毛细管柱。填充柱的材质为不锈钢或玻璃，内径为 2～4 mm，柱长为 2～4 m，内装吸附剂、高分子多孔小球或涂渍固定液的载体，粒径为 0.18～0.25 mm、0.15～0.18 mm 或 0.125～0.15 mm。常用载体为经酸洗并硅烷化处理的硅藻土或高分子多孔小球，常用固定液有甲基聚硅氧烷、聚乙二醇等。毛细管柱的材质为玻璃或石英，内壁或载体经涂渍或交联固定液，内径一般为 0.25 mm、0.32 mm 或 0.53 mm，柱长 5～60 m，固定液膜厚 0.1～5.0 μm。常用的固定液有甲基聚硅氧烷、不同比例组成的苯基甲基聚硅氧烷、聚乙二醇等。

新填充柱和毛细管柱在使用前需进行老化处理，以除去残留溶剂及易流失的物质。色谱柱如长期未用，使用前应进行老化处理，使基线稳定。

（四）柱温箱

由于柱温箱温度的波动会影响色谱分析结果的重现性，因此柱温箱控温精度应在 ±1 ℃，且温度波动小于每小时 0.1 ℃。温度控制系统分为恒温和程序升温两种。恒温模式下，柱温箱会将温度维持在一个恒定数值，适用于样品中各组分沸点差异较小的情况。在这种相对稳定的温度环境里，各组分能够以较为一致的速率在色谱柱中分离，从而获得较为理想的色谱峰形。而程序升温模式则更为灵活，它能够根据样品分析的实际需求，按照预先设定的程序，使柱温箱温度随时间呈规律性变化。当样品中各组分沸点范围较宽时，程序升温能够在分析前期以较低温度使低沸点组分实现良好分离，随后逐步升高温度，促使高沸点组分也能有效分离出来，极大地提高了复杂样品的分析效果。

（五）检测器

适合气相色谱法的检测器有火焰离子化检测器（FID）、热导检测器（TCD）、氮磷检测器（NPD）、火焰光度检测器（FPD）、电子捕获检测器（ECD）、质谱检测器（MS）等。火焰离子化检测器对碳氢化合物响应良好，适合检测大多数的药物；氮磷检测器对含氮、磷元素的化合物灵敏度高；火焰光度检测器对含磷、硫元素的化合物灵敏度高；电子捕获检测器适于含卤素的化合物；质谱检测器还能给出供试品某个成分相应的结构信息，可用于结构确证。除另有规定外，一般用火焰离子化检测器，用氢气作为燃气，空气作为助燃气。在使用火焰离子化检测器时，检测器温度一般应高于柱温，并不得低于 150 ℃，以免水汽凝结，通常为 250～350 ℃。

（六）数据处理系统

数据处理系统可分为记录仪、积分仪以及计算机工作站等。

各品种项下规定的色谱条件，除检测器种类、固定液品种及特殊指定的色谱柱材料不得改变外，其余如色谱柱内径及长度、载体牌号及粒度、固定液涂布浓度、载气流速、柱温、进样量、检测器的灵敏度等，均可适当改变，以适应具体品种并符合系统适用性试验的要求。一般色谱图约于30分钟内记录完毕。

三、系统适用性试验

除另有规定外，应照高效液相色谱法项下的规定。

四、定量分析方法

（一）内标法

在气相色谱分析中，内标法是一种极为重要的定量手段。具体操作时，需在样品中精准加入一定量的内标物，此内标物应满足在样品中原本不存在，且与目标组分的化学性质相近，同时能在色谱柱中与目标组分及其他杂质实现完全分离。在进行气相色谱分析后，通过精确测量目标组分与内标物的峰面积（或峰高）之比，结合已知浓度的内标物溶液以及标准溶液中目标组分与内标物峰面积（或峰高）之比，从而建立起准确的定量关系。由于内标物与样品在整个分析流程中经历相同的进样、分离等环节，能够在较大程度上抵消诸如柱温波动、载气流速变化等实验条件波动对定量结果产生的不良影响，进而显著提高定量分析的准确性和精密度。

（二）外标法

其操作原理为：在严格保持相同的气相色谱分析条件下，分别将等量的样品溶液与已知不同浓度的标准溶液依次进行色谱分析。通过准确测量标准溶液中目标组分在不同浓度下对应的峰面积（或峰高），以浓度为横坐标、峰面积（或峰高）为纵坐标绘制标准曲线。随后，对样品溶液进行分析，测量其中目标组分的峰面积（或峰高），依据该峰面积（或峰高）在已建立的标准曲线上查出对应的浓度，进而计算出样品中目标组分的准确含量。外标法操作相对简便，计算过程直接明了，非常适用于大量样品的常规定量分析。然而，该方法对实验条件的稳定性要求极高，任何细微的条件变化都可能导致标准曲线发生偏离。同时，进样量的准确性对最终定量结果影响显著，尤其是在手动进样时，进样量的微小偏差都可能引入较大误差。

（三）面积归一化法

当样品中所有组分均能流出色谱柱，并在检测器上产生可测量的色谱峰时，可采用面积归一化法进行气相色谱定量分析。此方法依据样品中各组分的峰面积以及它们各自对应的校正因子来计算含量。由于不同组分在气相色谱检测器上的响应灵敏度存在差异，校正因子的引入能够对这种差异进行有效校正，使峰面积能够更真实、准确地反映各组分在样品中的实际含量。面积归一化法具有操作简便、无需标准样品、进样量的准确性对结果影响相对较小等优点。但该方法要求样品中所有组分都必须能出峰，并且需要准确知晓各组分的校正因子，因此在实际应用中，对于含有微量杂质且杂质校正因子难以确定的样品并不适用。

（四）标准溶液加入法

在气相色谱分析中，标准溶液加入法是一种特殊且有效的定量手段。具体操作流程为，首先精密称(量)取某个杂质或待测成分对照品适量,将其配制成浓度适宜的对照品溶液。然后,准确量取一定体积的该对照品溶液,精密加入到供试品溶液之中。后续根据外标法或内标法的操作步骤,对加入对照品溶液后的供试品溶液进行气相色谱分析,从而测定出杂质或主成分的含量。最后,通过扣除加入的对照品溶液中所含相应成分的含量,即可准确得到供试品溶液中某个杂质和主成分的真实含量。

在气相色谱分析中,由于气相色谱法的进样量通常仅为数微升,进样量微小且易受多种因素干扰。为有效减小进样误差,特别是在采用手工进样方式时,留针时间的长短及室温的波动等因素都会对进样量产生不可忽视的影响,因此在这种情况下优先采用内标法定量更为适宜。而当采用自动进样器时,由于其能够显著提高进样的重复性和准确性,在确保分析误差满足实验要求的前提下,也可以选用外标法定量。当采用顶空进样技术时,由于供试品和对照品所处的基质环境存在差异,这种差异可能会对分析结果产生基质效应的干扰。此时,标准溶液加入法能够有效消除基质效应带来的影响,从而获得更为准确的定量结果。但需注意的是,当标准溶液加入法与其他定量方法所得结果不一致时,应以标准溶液加入法的结果作为最终判定依据,这是因为标准溶液加入法在消除基质效应等方面具有独特优势,能够更真实地反映样品中目标组分的实际含量。

小组讨论

能否归纳总结各测定方法的优缺点?

五、维生素 E 软胶囊的测定方法

照气相色谱法(通则 0521)测定。

供试品溶液 取装量差异项下的内容物,混合均匀,取适量(约相当于维生素 E 20 mg),精密称定,置棕色具塞锥形瓶中,精密加内标溶液 10 mL,密塞,振摇使维生素 E 溶解,静置,取上清液。

内标溶液 取正三十二烷适量,加正己烷溶解并稀释成每 1 mL 中含 1.0 mg 的溶液。

对照品溶液 取维生素 E 对照品约 20 mg,精密称定,置棕色具塞锥形瓶中,精密加内标溶液 10 mL,密塞,振摇使溶解。

色谱条件 用硅酮(OV-17)为固定液,涂布浓度为 2%的填充柱,或用 100%二甲基聚硅氧烷为固定液的毛细管柱;柱温为 265 ℃;进样体积 1~3 μL。

系统适用性溶液 取维生素 E 与正三十二烷各适量,加正己烷溶解并稀释制成每 1 mL 中约含维生素 E 2 mg 与正三十二烷 1 mg 的混合溶液。

系统适用性要求 系统适用性溶液色谱图中,理论板数按维生素 E 峰计算不低于 500(填充柱)或 5 000(毛细管柱),维生素 E 峰与正三十二烷峰之间的分离度应符合规定。

测定法 精密量取供试品溶液与对照品溶液,分别注入气相色谱仪,记录色谱图。按内标法以峰面积计算,根据式(5-3)、式(5-4)计算含量。

$$\text{校正因子}(f)=\frac{A_S/c_S}{A_R/c_R} \qquad (5-3)$$

式中，A_S 为内标物质的峰面积或峰高；A_R 为对照品溶液的峰面积或峰高；c_S 为内标物质的浓度，mg/mL；c_R 为对照品溶液的浓度，mg/mL。

$$含量(c_X)=f\times\frac{A_X}{A_S/c_S} \tag{5-4}$$

式中，A_X 为供试品（或其杂质）溶液的峰面积或峰高；c_X 为供试品（或其杂质）溶液的浓度，mg/mL。

气相色谱仪标准操作规程

1. 目的

规范气相色谱仪的操作。

2. 适用范围

适用于气相色谱仪的操作使用。

3. 职责

检验室检验人员按本规程操作，仪器负责人监督本规程的执行。

4. 内容

4.1 开机操作

4.1.1 检查仪器上的电源开关，均应处于"关"的位置。

4.1.2 选好合适的色谱柱，柱的两端应堵有盲堵。

4.1.3 取下盲堵，分清入口端及出口端，套好石墨密封圈及固定螺母，小心装于仪器上，拧紧固定螺母，但也勿过紧，以不漏气为合适。换下的色谱柱应堵上盲堵保存。

4.1.4 开启载气钢瓶上总阀调节减压阀至规定压力。注意：如果采用氮气发生器作为载气气源，则应提前2～3小时打开氮气发生器进行平衡。要注意经常更换载气净化器中的填料（因为氮气发生器产生的氮气中氧的含量较高），另外，由于ECD对载气中的氧特别敏感，所以采用ECD作为检测器时，不宜用氮气发生器作为载气气源，应该采用高纯氮钢瓶作为气源。

4.1.5 用检漏液（表面活性剂溶液）检查柱连接处是否漏气，如有漏气应检查柱两端的石墨密封圈或再略加紧固定螺母。

4.1.6 打开各部分电路开关，打开色谱工作站，设定进样口（汽化室）、柱温箱、检测器温度和载气流量等色谱参数。开始加热。

4.1.7 待各部分设定参数恒定后，开启氢钢瓶总阀、空气压缩机总阀（或者打开氢气/空气发生器开关），同载气操作。

4.1.8 按下点火按钮（对于FID检测器来说）（有些仪器在检测器温度达到一定温度后有自动点火功能），应有"扑"的点火声。用玻璃片置FID检测器气体出口处，检视玻璃片上应有水雾，表示已点着火，同时显示屏上应有响应信号。注意：对于带有自动点火功能的仪器来说，有时工作站已显示点火成功，但是实际没有点火，所以每次试验都应该用玻璃片进行检视，以确保点火成功。

4.1.9 调节仪器的放大器灵敏度等，走基线，待基线稳定度达到可以接受的范围内时，即可进样分析。气相色谱常用的进样方法有手动进样、自动进样、顶空进样（多为自动）等，在用微量注射器手动进样时，精密度决定于操作的熟练程度，各步操作应尽量一致。好的进样技术的主要技术要求如下（针对常规液体样品）。

4.1.9.1 选用合适的注射器：气相色谱分析最常用的是 10 μL 微量注射器，其进样量一般不少于 1 μL。如果进样量要控制在 1 μL 以下，就应采用 5 μL 或 1 μL 的注射器。此时要注意：5 μL 或 1 μL 的注射器往往是将样品抽在针尖内，因此观察不到针管中的液面，故很可能抽入气泡。取样时应反复推拉针芯，以确保针尖内没有气泡。

4.1.9.2 注射速度要快：注射速度慢会使样品的汽化过程变长，导致样品进入色谱柱的初始谱带变宽。正确的注射方法应当是：取样后，一手持注射器，注意防止气化室的高气压将针芯吹出，另一只手保护针尖（防止插入隔垫时弯曲），先小心地将注射针头穿过隔垫，随即以最快的速度将注射器插到底，与此同时迅速将样品注射入气化室（注意不要使针芯弯曲），然后快速拔出注射器。注射样品所用时间及注射器在汽化室中停留的时间越短越好，且每次注射的过程越快重现性越好。

4.1.9.3 避免样品之间的相互干扰：取样之前先用样品溶剂洗针至少 3 次（抽满针管容积的三分之二，再排出），再用要分析的样品溶液洗针至少 3 次，然后取样（多次上下抽动），这样基本上可以消除样品之间的相互干扰（记忆效应）。

4.1.9.4 减少注射歧视：所谓注射歧视是指注射针插入气相色谱仪进样口时，针尖内的溶剂和样品中的易挥发组分首先开始汽化。无论注射速度多快，不同沸点的组分总是有汽化速度的差异，从而造成定量分析的误差，所以必要时应使用热针技术进样或溶剂冲洗进样技术。前者是指取样前先将注射针插入汽化室预热一定时间，然后再按正常方法进样；后者则是取样前先在注射器中抽入一定量的溶剂，再抽取样品。这样再注射样品时，溶剂有可能将样品全部冲洗进入汽化室。相比之下，溶剂冲洗进样的操作较为简单有效，但应注意所用溶剂量太大会造成色谱柱超载。

4.1.10 分析完毕后，待各组分流出后，先关闭氢气和空气，再进行降温操作，将进样口、柱温箱、检测器及顶空进样器的温度均设为 40 ℃（或更低），待各组件的温度降到 40 ℃ 以下时，依次关闭载气源、工作站和气相色谱仪。如果要取下色谱柱，则取下后应将柱两端用盲堵堵上，放在盒内，妥善保存。

4.1.11 做好使用登记。

4.2 样品的测定

4.2.1 仪器系统适用性试验：应符合药典或部颁标准各品种项下的要求。

4.2.2 供试品及对照品溶液的配制：精密称取供试品和对照品各 2 份，按各品种项下的规定方法，准确配制供试品溶液和对照品溶液，按规定用内标法或外标法进行测定。

4.2.3 预试验：初次测定该品种时，可先经预试验确定仪器参数，根据预试验情况，适当调节柱温、载气流速、进样量、进样口和检测器温度等，使色谱峰的保留时间、分离度、峰面积或峰高的测量能符合要求。

4.2.4 正式测定：正式测定时，每份校正因子测定溶液（或对照品溶液）各进样 2 次，2 份共 4 个校正因子相应值的平均标准偏差不得大于 2.0%。多份供试品测定时，每隔 5 批应再进对照品 2 次，供试品测定完毕，最后再进对照品 2 次，核对仪器有无改变。

相应的原始记录表见表 5－J3，需记录仪器型号、检测器及其灵敏度、色谱柱长与内径、柱填料与固定相、载气和流速、柱温、进样口与检测器的温度、内标溶液、供试品的预处理、供试品与对照品的称量（平行试验各 2 份）和配制过程、进样量、测定数据、计算式与结果，并附色谱图。标准中如规定有系统适用性试验者，应记录该试验的数据（如理论板数、分离度、校正因子的相对标准偏差等）。

表 5－J3　气相色谱法原始记录

第　　页　　共　　页

日期：　　　　　　　温度/℃：　　　　　　　相对湿度/%：

<table>
<tr><td colspan="2">样品编号</td><td></td><td>样品名称</td><td></td></tr>
<tr><td colspan="2">批　　号</td><td colspan="3"></td></tr>
<tr><td colspan="2">检验项目</td><td colspan="3">□鉴别　　□检查（项目名称：　　　　　　　　）
□含量测定　□其他</td></tr>
<tr><td colspan="2">检验依据</td><td colspan="3">□《中国药典》2025 年版四部通则 0521
□其他</td></tr>
<tr><td colspan="2">仪器名称</td><td></td><td>仪器编号</td><td></td></tr>
<tr><td colspan="2">天平型号</td><td></td><td>天平编号</td><td></td></tr>
<tr><td colspan="2">载气类型</td><td colspan="3">□氮气　　□氦气　　□其他（　　　　　　　　）</td></tr>
<tr><td>进样方式</td><td colspan="4">□顶空进样法　顶空瓶加热温度：________℃　定量管温度：________℃
传输管温度：________℃　顶空瓶压力控制值：________psi
顶空瓶加热平衡时间：________min
□溶液法　进样体积：________μL　进样口温度：________℃
□不分流　□分流　分流比________：1</td></tr>
<tr><td>色谱条件</td><td colspan="4">□毛细管柱　□不锈钢填充柱　□玻璃填充柱
柱编号：　柱长：________m　柱内径：________mm
载体名称：________________
固定液名称：________________
固定液膜厚度：________μm
涂布浓度：
柱温：
□恒温　温度：________℃
□程序升温：

分析模式　□恒流：________mL/min　□恒压：________psi
□其他：（　　　　　　　　）
衰减：________　灵敏度：________　纸速：________</td></tr>
</table>

续表

检测器信息栏	□FID　□TCD　□ECD　□μ-ECD　□NPD 检测器温度：________℃　氢气：________mL/min　空气：________mL/min 尾吹气或柱气流+尾吹气：________mL/min　参比气：________ mL/min
系统适用性	理论板数(n)：________　拖尾因子(T)：________ 分 离 度(R)：________
分析方法	□外标法　□内标法　□归一化法 □其他(　　　　　　　　　　)
对照品溶液的制备及校正因子	
供试品溶液的制备	
计算公式	

续表

<table>
<tr><td>实测结果</td><td colspan="2"></td></tr>
<tr><td>标准规定</td><td colspan="2"></td></tr>
<tr><td>结　　论</td><td colspan="2">□(均)符合规定　　□(均)不符合规定</td></tr>
<tr><td>检验者：
日　期：</td><td>校对者：
日　期：</td><td>审核者：
日　期：</td></tr>
</table>

注：如部分参数未用到，请在相应栏目内画“/”。

任务拓展

气相色谱常用的检测器有哪几种？说说各自的适用范围有何不同？

任务四 撰写维生素 E 软胶囊的检验报告书

维生素 E 软胶囊检验报告书见表 5-7。

表 5-7 维生素 E 软胶囊检验报告书

<table>
<tr><td>检品名称：</td><td>检品编号：</td><td>检验目的：</td></tr>
<tr><td>批号：</td><td>规格：</td><td>检验目的：</td></tr>
<tr><td>生产单位：</td><td>供样单位：</td><td>检验日期：</td></tr>
<tr><td>检验依据：</td><td colspan="2">报告日期：</td></tr>
<tr><td>检验项目
[性状]
[鉴别]

[检查]
比旋度
装量差异
崩解时限
[含量测定]</td><td>标准规定
本品内容物为淡黄色至黄色的油状液体
含量测定项下记录的色谱图中，供试品溶液主峰的保留时间应与对照品溶液主峰的保留时间一致

比旋度(按 d-α-生育酚计)不得低于+24°(天然型)
应符合规定
应符合规定
本品含维生素 E($C_{31}H_{52}O_{3}$)应为标示量的 90.0%～110.0%</td><td>检验结果</td></tr>
<tr><td colspan="3">结论：</td></tr>
</table>

检验人：　　　　复核人：　　　　负责人：

任务五 项目总结与评价

一、画出本项目的流程

二、项目评价标准

维生素 E 软胶囊的质量检验考核表见表 5－8。

表 5－8　维生素 E 软胶囊的质量检验考核表

班级：　　　　　　　　　　学号：　　　　　　　　　　姓名：

指标属性及配分	序号	评价指标要素	评价依据	分值	考评记录		
					学生自评	小组互评	教师评价
预习 10 分	1	阅读项目相关材料		5			
	2	积极参加讨论，完成小组任务		5			
准备 20 分	3	实验室安全	遵守实验室安全规则制度	3			
	4	文件准备	准备项目的标准操作规程和原始记录	5			
	5	试剂准备	正确选择试药、试剂	3			
	6	试液配制	按照规定正确、规范地配制试液	5			
	7	仪器准备	保证仪器选择正确，能正常使用	4			

续表

指标属性及配分	序号	评价指标要素	评价依据	分值	考评记录		
					学生自评	小组互评	教师评价
专业能力 50 分	8	方案准备	完成任务前认真预习	3			
	9	标准解读	标准解读正确、规范	5			
	10	仪器洗涤	仪器的洗涤方法正确	2			
	11	称量操作	药品的称量操作符合要求、规范	3			
	12	药品的溶解	符合要求、规范	2			
	13	样品配制	样品配制处理得当	5			
	14	实验操作	符合要求、规范	20			
	15	资料规范填写	原始记录、仪器使用记录及时、规范填写	5			
	16	结果判定	结果的比较方法、结论正确	2			
	17	检验报告单	检验报告单的填写规范	3			
职业素养 15 分	18	实验防护	实验过程中通风橱、护目镜及防护手套的使用及时、规范	3			
	19	标识记录	操作过程中及时做好各种标识，防止混淆	2			
	20	职业习惯	操作过程系统条理，质量意识、环保意识、无菌意识强	5			
	21	实验整理与清洁	操作过程中台面整洁，仪器等洗刷干净并及时归位，废液与废纸的处理符合规范	3			
	22	诚实可信	实验测定中无作弊等行为	2			
劳动意识 5 分	23	检验完毕后，自主清理实验台，打扫实验室卫生		4			
	24	操作中爱护仪器、沉着细心		1			
考评小计				100			

三、项目考核

（一）单项选择题

1. 除另有规定外，旋光度测定的温度为（　　）。

A. 15 ℃　　B. 20 ℃　　C. 25 ℃　　D. 30 ℃

2. 测定某药物的比旋度，若供试品溶液的浓度为 10.0 mg/mL，样品管长度为 2 dm，测得的旋光度值为＋2.02°，则比旋度为（　　）。

A. ＋2.02°　　B. ＋10.1°

C. ＋20.0°　　D. ＋101°

3. 用气相色谱法测定维生素 E 的含量,《中国药典》2025 年版规定采用的检测器为(　　)。

A. 紫外检测器　　B. 火焰离子化检测器

C. 火焰光度检测器　　D. 热导检测器

4. 色谱峰的拖尾因子符合要求的范围是(　　)。

A. 0.85～1.15　　B. 0.90～1.10　　C. 0.95～1.05　　D. 0.99～1.01

5. 片重在 0.3 g 或 0.3 g 以上的片剂的重量差异限度为(　　)。

A. ±7.5%　　B. ±5.0%　　C. ±6.0%　　D. ±7.0%

6. 药物制剂的崩解时限测定可被下列哪项试验代替(　　)。

A. 重量差异检查　　B. 含量均匀度检查　　C. 溶出度测定　　D. 含量测定

7. 在维生素 E 软胶囊的出厂质量检验中,为确保其标示的"每粒含维生素 E ×× mg"的有效性和治疗价值,以下检验中最关键且必须严格控制的是(　　)。

A. 崩解时限　　B. 装量差异

C. 生物限度　　D. 含量测定

8. 下列说法不正确的是(　　)。

A. 凡规定检查溶解度的制剂,不再进行崩解时限检查

B. 凡规定检查释放度的制剂,不再进行崩解时限检查

C. 凡规定检查重量差异的制剂,不再进行崩解时限检查

D. 凡规定检查含量均匀度的制剂,不再进行重量差异时限检查

(二) 多项选择题

1. 气相色谱的进样方式有(　　)。

A. 注射器进样　　B. 溶液直接进样　　C. 气体进样

D. 顶空进样　　E. 移液管进样

2.《中国药典》2025 年版规定气相色谱与高效液相色谱的系统适用性试验内容包括(　　)。

A. 分离度　　B. 拖尾因子　　C. 选择性因子

D. 重复性　　E. 色谱柱的理论塔板数

3. 胶囊剂常规的检查项目有(　　)。

A. 粒度　　B. 装量差异　　C. 崩解时限

D. 溶出度　　E. 微生物限度

(三) 简答题

1. 简述色谱系统适用性试验。

2. 维生素 E 软胶囊含量测定采用什么方法?该法操作时应注意什么?

3. 制剂的检查项目与原料药相比有何异同?

4. 装量差异检查的注意事项有哪些?

项目六 硝酸异山梨酯缓释胶囊的质量检验

项目目标

1. 能够查阅《中国药典》等药品质量标准，按要求设计硝酸异山梨酯缓释胶囊质量检验的方案，完成对其鉴别、含量均匀度等制剂检查项目和含量测定的检验，树立规范意识，培养团队协作精神。

2. 能根据质量检验方案选择合适的仪器和试剂，正确配制试剂、维护仪器，养成爱护公物、依规做事、勤思善学的良好习惯。

3. 能根据标准操作规程正确进行硝酸异山梨酯缓释胶囊的质量检验并及时记录，正确判断检验结果，增强工作责任感。

医药故事

1. 闲话硝酸酯类药物的前生今世

众所周知，硝酸酯类药物在心血管疾病治疗中发挥着重大作用。硝酸酯类药物的典型代表为硝酸甘油，从化学角度看，它是制造炸药的关键成分，成就了一代传奇人物瑞典化学家诺贝尔（Alfred Bernhard Nobel）及诺贝尔奖。这个世界就是这么不可思议，曾经的致命炸药如今却变成了临床常用的护心良药……

1847 年，意大利化学家苏布雷罗（Ascanio Sobrero）在实验中发现了治疗心绞痛的特效药物硝酸甘油，后来这种非常不稳定、很容易发生爆炸的物质又被诺贝尔看中。诺贝尔经过不懈努力，在硝酸甘油的基础上，发明了安全炸药，并由此积累了巨额的财富。作为和平主义者，当诺贝尔看到自己发明的安全炸药被大量用于战争时，他的内心非常痛苦。于是，他在 1895 年立下遗嘱，用他的巨额财产建立诺贝尔基金，用其每年的利息奖励世界上为和平、物理学、化学、医药、文学作出贡献的人。就这样，诺贝尔奖诞生了，其在物理学、化学、医药、文学以及和平领域设立奖项，成为全球范围内对杰出贡献者的至高荣誉表彰。1893 年，诺贝尔罹患严重心绞痛和心脏病，医生建议他服用当时试验证明有效，但没有理论支持的硝酸甘油来治疗。讽刺的是，诺贝尔始终没有听从医生的建议。1896 年，诺贝尔因心脏病发作而逝世。

硝酸甘油可以有效地缓解心绞痛，它见效快，通过口腔黏膜吸收后可以在几分钟内扩张冠状动脉、改善心脏供血。因此，在 100 多年后的今天，硝酸甘油仍是心脏病患者的常备药物，而它的作用机理直到 20 世纪 80 年代，在佛契哥特（Robert F. Furchgott）、伊格纳罗（Louis J. Ignarro）及穆拉德（Ferid Murad）三位医学家的共同努力下，才被揭开，他们也因此获得 1998 年诺贝尔生理学或医学奖。他们发现，硝酸甘油在体内产生的一氧化氮是机体产生的一种信号分子，能够舒张血管从而有利于血液循环，对心血管系统产生显著的改善作用。诺贝尔一生专注于硝酸甘油在工业领域的应用研究，却因其被用于战争而深感痛心。他未曾料到，100 多年后硝酸甘油在医学领域为人类健康发挥了巨大作用。诺贝尔凭借硝酸甘油积累了巨额财富，却拒绝使用它来缓解自身病痛。但是，诺贝尔设立的诺贝尔奖却激励着无数的人类精英贡献自己的聪明才智。硝酸甘油的发明及其治疗心血管疾病机理的揭示，使硝酸酯类药物的发展和应用突飞猛进，硝酸酯类药物成为心血管疾病治疗中最古老、应用最广泛的药物之一。硝酸异山梨酯于1946年在瑞典上市，商品名为Harrical，剂型为片剂和软膏，20世纪50年代美国化学家也独立合成了硝酸异山梨酯，在美国上市的商品名为Isordil，此后硝酸异山梨酯在全世界被广泛应用。硝酸异山梨酯又名消心痛、硝酸脱水山梨醇酯等。

2. 走近缓释药，认识缓释制剂

缓释胶囊或者缓释片的原理主要有以下几种：

第一种骨架缓释，是用不溶性的材料如聚乙烯、聚甲基丙烯酸酯、硅橡胶等不溶于胃肠液的材质做成骨架，然后将有效成分放在骨架里面。服用后，胃液或肠液进入骨架中，把药物的有效成分慢慢地溶解出来实现缓释。最后不溶性的骨架会随粪便排出体外。

第二种薄膜缓释，是把药物制成小丸，分别包上溶解速率不同的薄膜，按比例混合后装入胶囊壳。在消化道中这些溶解速率不同的薄膜逐渐溶解从而实现缓释。比如芬必得就是采用这种技术。

第三种微囊缓释，其原理与薄膜缓释类似，其包衣材料一般采用乙基纤维素等半透性高分子材料制成的半透膜。在消化道中，水分渗入微囊，形成饱和溶液，然后利用浓度差扩散到微囊外的消化液中被机体吸收。

还有一种是控释片，用醋酸纤维素等不溶性材料进行包衣，利用激光在包衣上精准打孔，进入消化道后药物有效成分从小孔中缓慢、持续地释放出来以维持一定的血药浓度，比如拜耳的硝苯地平控释片。

项目概述

缓释胶囊系指在规定的释放介质中缓慢地非恒速释放药物的胶囊剂。缓释胶囊应符合缓释制剂(指导原则9013)的有关要求，并应进行释放度(通则0931)检查。

制剂分析是指对不同剂型的药物，利用物理、化学，甚至微生物测定的方法进行分析，以检验被检查的制剂是否符合质量标准的规定要求。由于制剂与原料药物不同，常含有赋形剂、稀释剂和附加剂(稳定剂、防腐剂或着色剂等)，这些附加成分的存在常常影响对主药的测定。且对于不同的剂型，药典又提出不同的要求，常致使问题趋于复杂。通常制成制剂的原料都应在符合药用规格要求后方可投料，并按一定的生产工艺制备，故没有必要在制剂分析中再去重复原料药物所有的检验项目。制剂的杂质检查主要是检验药物在制剂过程中引入的和变质后生成的杂质。制剂的含量测定方法，除了要考虑方法的灵敏度和专属性外，还要根据药物的性质、含量的多寡及赋形剂或附加剂的影响而定。同种药物制成不同的剂型后，不一定能采用同种方法测定。

现在部门收到请验单(表6-1)，请求对本企业产品硝酸异山梨酯缓释胶囊进行检验。

表 6－1　××药业有限公司请验单

品名：	
进厂编码：	进料日期：
批号：	规格：
包装规格：	产地：
件数：	总数量：
供货单位：	
检验目的：	
请检人：	请验日期：
请验部门：	
备注：	

第一联：请验部门备查
第二联：质量部门存档

项目资料

资料一：硝酸异山梨酯的结构式

硝酸异山梨酯的结构式如图 6－1 所示。

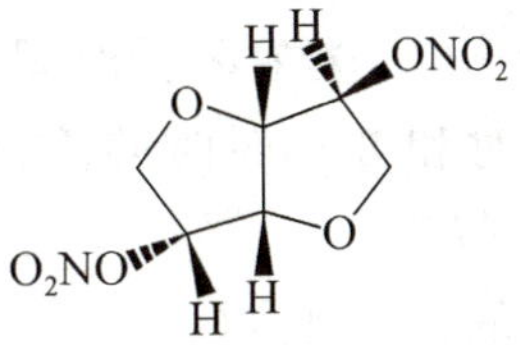

图 6－1　硝酸异山梨酯的结构式

资料二：硝酸异山梨酯的性质

硝酸异山梨酯的性质见表 6－2。

表 6－2　硝酸异山梨酯的性质

化学式	$C_6H_8N_2O_8$
分子量/摩尔质量	236.14 g/mol
密度	1.75 g/cm^3
沸点	378.59 ℃

任务一 研读标准——《中国药典》2025年版

硝酸异山梨酯缓释胶囊

Xiaosuan Yishanlizhi Huanshijiaonang

Isosorbide Dinitrate Sustained-release Capsules

本品含硝酸异山梨酯($C_6H_8N_2O_8$)应为标示量的93.0%～107.0%。

> 逐字阅读质量标准，根据凡例和通则准确理解突出显示文字的正确含义或试剂配制方法。

【性状】 本品内容物为白色至淡黄色小丸。

【鉴别】 在含量测定项下记录的色谱图中，供试品溶液主峰的保留时间应与对照品溶液主峰的保留时间一致。

【检查】 **含量均匀度**(20 mg规格) 取本品1粒，将内容物置200 mL量瓶中，加流动相约140 mL，超声约30分钟使硝酸异山梨酯溶解，放冷，用流动相稀释至刻度，摇匀，滤过，取续滤液作为供试品溶液，照含量测定项下的方法测定，计算每粒的含量，应符合规定(通则0941)。

溶出度 照溶出度与释放度测定法(通则0931第二法)测定。

溶出条件 以水1 000 mL为溶出介质，转速为每分钟100转，依法操作，经0.5小时、2小时与8小时时分别取溶出液5 mL，并即时补充相同温度、相同体积的溶出介质。

供试品溶液 分别取0.5小时、2小时与8小时的溶出液，滤过，取续滤液。

对照品溶液 取硝酸异山梨酯对照品约20 mg，精密称定，置50 mL量瓶中，加甲醇5 mL使溶解，用溶出介质稀释至刻度，摇匀。精密量取适量，用溶出介质定量稀释制成每1 mL中约含20 μg(20 mg规格)或40 μg(40 mg规格)的溶液。

色谱条件与系统适用性要求 见含量测定项下。

测定法 见含量测定项下。计算出每粒在不同时间的溶出量。

限度 每粒在0.5小时、2小时和8小时时的溶出量应分别为标示量的30%以下、30%～65%和70%以上，均应符合规定。

其他 应符合胶囊剂项下有关的各项规定(通则0103)。

【含量测定】 照高效液相色谱法(通则0512)测定。

供试品溶液 本品20粒，精密称定，计算平均装量，取内容物(20 mg规格)或取装量差异项下的内容物，研细，精密称取适量(约相当于硝酸异山梨酯25 mg)，置50 mL量瓶中，加甲醇适量使硝酸异山梨酯溶解，用流动相稀释至刻度，摇匀，滤过，精密量取续滤液5 mL，置25 mL量瓶中，用流动相稀释至刻度，摇匀。

对照品溶液、色谱条件、系统适用性要求与测定法 见硝酸异山梨酯含量测定项下。

【类别】 同硝酸异山梨酯。

【规格】 (1)20 mg；(2)40 mg。

【贮藏】 遮光，密封保存。

任务二 完成硝酸异山梨酯缓释胶囊的鉴别检验

高效液相色谱法进行定性鉴别，是以待测成分的保留时间作为鉴定依据。保留时间

(retention time，t_R)定义为被分离组分从进样到柱后出现该组分最大响应值时的时间，也即从进样到出现某组分色谱峰的顶点时为止所经历的时间，常以分钟(min)为时间单位，用于反映被分离的组分在性质上的差异。在相同的色谱条件下，待测成分的保留时间与对照品的保留时间应无显著性差异；两个保留时间不同的色谱峰归属于不同化合物，但两个保留时间一致的色谱峰有时未必可归属为同一化合物，在作未知物鉴别时应特别注意。在同一色谱条件下，将供试品溶液和对照品溶液分别注入高效液相色谱仪中，供试品应呈现与对照品保留时间相同的色谱峰，从而对样品进行定性鉴别。

《中国药典》2025 年版二部硝酸异山梨酯缓释胶囊鉴别中要求：在含量测定项下记录的色谱图中，供试品溶液主峰的保留时间应与对照品溶液主峰的保留时间一致。

小组讨论

药物的鉴别方法通常包括哪几种？

任务三　完成硝酸异山梨酯缓释胶囊的检查

小组讨论

《中国药典》2025 年版中规定硝酸异山梨酯缓释胶囊的检查项目有哪些？采用什么方法？

高效液相色谱法在化学药物制剂的含量均匀度、溶出度、释放度等检验项目中，发挥着越来越重要的作用，但其本质与含量测定一样，都是准确定量的测定方法。任务准备清单见表 6－3。

表 6－3　任务准备清单

<table>
<tr><td rowspan="4">检验资料</td><td colspan="2">名称</td><td>项目名称</td><td>准备情况</td></tr>
<tr><td colspan="2">药品质量标准</td><td></td><td>□齐全/□缺少</td></tr>
<tr><td colspan="2">标准操作规程</td><td></td><td>□齐全/□缺少</td></tr>
<tr><td colspan="2">检验原始记录</td><td></td><td>□齐全/□缺少</td></tr>
<tr><td rowspan="5">药品试剂及耗材</td><td>名称</td><td>总耗量</td><td>领取人</td><td>剩余试剂量</td></tr>
<tr><td></td><td></td><td></td><td></td></tr>
<tr><td></td><td></td><td></td><td></td></tr>
<tr><td></td><td></td><td></td><td></td></tr>
<tr><td></td><td></td><td></td><td></td></tr>
</table>

续表

实验仪器	名称	型号	数量	准备情况
试液配制	试液	配制方法		配制人

一、含量均匀度的检查

含量均匀度用于检查单剂量固体、半固体和非均相液体制剂含量符合标示量的程度。

硝酸异山梨酯缓释胶囊(20 mg 规格)含量均匀度的检查中要求:取本品 1 粒,将内容物置 200 mL 容量瓶中,加流动相约 140 mL,超声约 30 分钟使硝酸异山梨酯溶解,放冷,用流动相稀释至刻度,摇匀,滤过,取续滤液作为供试品溶液,照含量测定项下的方法测定,计算每粒的含量,应符合规定(通则 0941)。

含量均匀度测定标准操作规程

1. 目的

建立含量均匀度测定标准操作规程。

2. 适用范围

适用于含量均匀度测定。

3. 职责

质检员实施本操作规程,检验室主任负责监督本规程正确执行。

4. 内容

4.1 概述

本项适用于《中国药典》2025 年版四部通则 0941 含量均匀度检查法。含量均匀度用于检查单剂量固体、半固体和非均相液体制剂含量符合标示量的程度。除另有规定外,片剂、硬胶囊剂、颗粒剂或散剂等,每一个单剂标示量小于 25 mg 或主药含量小于每一个单剂重量 25%者,药物间或药物与辅料间采用混粉工艺制成的注射用无菌粉末,内充非均相溶液的软胶囊,单剂量包装的口服混悬剂、透皮贴剂和栓剂等品种项下规定含量均匀度应符合要求的制剂,均应检查含量均匀度。

4.2　仪器与用具

按正文中该品种项下的规定。

4.3　试药与试液

按正文中该品种项下的规定。

4.4　操作方法

按正文中该品种项下的规定制备对照品溶液(必要时)和供试品溶液。

4.5　计算与判定

4.5.1　初试时,随机抽取供试品10个单剂(如片、粒、枚或袋等),照各品种项下规定的方法,分别测定每一个单剂的响应值(如吸光度或峰面积等),计算每一个单剂以标示量为100的相对含量 X_i。

4.5.2　求平均值 X_{10} 和标准差 S_{10} 以及初试中以100表示的标示量与测定均值之差的绝对值 A_{10} 值。

4.5.3　计算判别式为 $A_{10}+2.2S_{10}$,若 $A_{10}+2.2S_{10}\leqslant L$ 则判定为符合规定。否则计算判别式为 $A_{10}+S_{10}$,若 $A_{10}+S_{10}>L$ 则判定为不符合规定。如均不符合条件,则应进行复试。

4.5.4　复试时,另随机抽取供试品20个单剂,同法分别测定每一个单剂的响应值,计算每一个单剂以标示量为100的相对含量 X_{11},X_{12}……X_{30}。

4.5.5　求30个单剂的平均值 X_{30} 和标准差 S_{30} 以及 A_{30} 值。

4.5.6　当 $A_{30}\leqslant 0.25L$ 时,计算 $A_{30}^2+S_{30}^2$,若 $A_{30}^2+S_{30}^2\leqslant 0.25L^2$,则判定为符合规定;否则不符合规定。

当 $A_{30}>0.25L$ 时,计算 $A_{30}+1.7S_{30}$,若 $A_{30}+1.7S_{30}\leqslant L$,则判定为符合规定;否则不符合规定。

4.5.7　除另有规定外,规定值 $L=15.0$。单剂量包装的口服混悬剂,内充非均相溶液的软胶囊,胶囊型或泡囊型粉雾剂,单剂量包装的眼用、耳用、鼻用混悬剂,固体或半固体制剂 $L=20.0$;透皮贴剂、栓剂 $L=25.0$。

4.5.8　如该品种项下规定含量均匀度的限度为±20%或其他数值时,$L=20.0$ 或其他相应的数值,但各判断式中的系数不变。

4.6　记录、数据要求与计算

4.6.1　应记录实验日期、检测方法、所用仪器型号[和(或)编号],供试品溶液的制备方法以及每一个单剂测得的响应值等数据。如果使用对照品溶液,还应该记录对照品的来源、纯度、干燥条件、制备方法、称量重量(质量)和响应值等。

4.6.2　除另有规定外,作为检查项,可制备一份对照品溶液。如在正文中规定,含量均匀度的平均值作为含量测定结果,则对照品溶液的制备应符合含量测定的要求,通常应制备两份。

4.6.3　每一个单剂的相对含量 X_i 和标准差 S 以及标示量与平均值之差 A 均应保留至小数点后2位。判别式的计算结果修约至小数点后1位。

4.7　注意事项

4.7.1　应随机抽取样品,不应采用任何方法进行筛选。

4.7.2 当测定的时间较长时，应注意溶液的稳定性，必要时应随制备随测定。
4.7.3 采用高效液相色谱法测定时，如每一针的记录时间比较长，则应注意保留时间和响应值的漂移，必要时可在对照品溶液和供试品溶液进样结束后增加 1 针对照品溶液回针以监控系统稳定性。

相应的原始记录表见表 6－J1，需要记录实验日期、检测方法、所用仪器型号及编号、供试品溶液的制备方法及每一个单剂测得的响应值等数据。

表 6－J1 含量均匀度检查原始记录

第　页　共　页

日期：　　　　温度/℃：　　　　相对湿度/%：

样品名称			规格	
试验名称			检验依据	
产品批号				
天平型号				
高效液相色谱仪	系统控制器类型： 泵类型： 检测器类型： 自动进样器类型：		生产厂家	
色谱条件	检查波长	nm	色谱柱	
	柱温	℃	流速	mL/min
试剂				
流动相的配制				
实验过程	对照品溶液： 供试品溶液： 测定法： 分析方法：□外标法　□内标法　□归一化法 □其他（　　）			

续表

实验结果	
结　　论	□(均)符合规定　　□(均)不符合规定
检验者： 日　期：	校对者： 日　期：　　　　　审核者： 日　期：

注：如部分参数未用到，请在相应栏目内画“/”。

二、溶出度的检查

溶出度系指活性药物从片剂、胶囊剂或颗粒剂等普通制剂在规定条件下溶出的速率和程度，在缓释制剂、控释制剂、肠溶制剂及透皮贴剂等制剂中也称释放度。检查范围包括难溶的、溶出有差异的、安全性小的三类固体药物。它是评价药物制剂质量的一个重要指标，用规定的仪器装置，在规定的温度、介质、搅拌速率等条件下，对制剂进行药物溶出速率试验，用以监测产品的生产工艺，以达到控制产品质量的目的。

《中国药典》2025年版四部通则0931收载了七种测定方法：第一法为篮法，第二法为桨法，第三法为小杯法，第四法为桨碟法，第五法为转筒法，第六法为流池法，第七法为往复筒法。其中，篮法和桨法用于普通制剂、缓释制剂或控释制剂及肠溶制剂的测定；小杯法用于普通制剂、缓释制剂或控释制剂的测定；桨碟法和转筒法用于透皮贴剂的测定；流池法用于普通制剂、缓释制剂或控释制剂及肠溶制剂的测定；往复筒法用于普通制剂、缓释制剂或控释制剂及肠溶制剂的测定。硝酸异山梨酯缓释胶囊溶出度的检查照溶出度与释放度测定法(通则0931第二法)测定。

除另有规定外，凡检查溶出度或释放度的制剂，不再进行崩解时限的检查。

溶出度测定标准操作规程

1. 目的

建立溶出度测定法标准操作规程。

2. 适用范围

适用于溶出度测定法操作。

3. 职责

QC检验人员对本操作规程的实施负责。

4. 内容

4.1　概述

本法为第二法桨法，是将某种固体制剂的一定量分别置于溶出度仪的溶出杯中，在37℃±0.5℃恒温下，在规定的转速、溶出介质中依法操作，在规定的时间内取样并测定其溶出量。

4.2　仪器与用具

4.2.1　溶出度仪主要由电动机、恒温水浴、篮体、篮轴、搅拌桨、转筒、溶出杯及杯盖等组成。

4.2.2 取样器包括注射器(5 mL、10 mL、15 mL、20 mL 等合适的注射器)及取样针头。

4.2.3 过滤器一般常用滤头及滤膜(不同规格,孔径不得大于 0.8 μm)。

4.3 溶出度测定前的准备

4.3.1 测定前,应对仪器装置进行必要的调试,第二法使桨叶底部距溶出杯的内底部 25 mm±2 mm。

4.3.2 溶出介质的制备:溶出介质要求经脱气处理。脱气方法:取溶出介质,在缓慢搅拌下加热至约 41℃,并在真空条件下不断搅拌 5 分钟以上;或采用煮沸、超声、抽滤等其他有效的除气方法。

4.3.3 将该品种项下所规定的溶出介质脱气,并按规定量置于溶出杯中,开启仪器的预制温度,使溶出杯中溶出介质的温度保持在 37℃±0.5℃,使用 0.1℃分度的温度计,测量每个溶出杯的温度,确保六个溶出杯之间的温度差异在 0.5℃之内。

4.3.4 对滤过和滤材的要求

4.3.4.1 对滤过的要求:从每个溶出杯内取出规定体积的溶液,立即用适当的微孔滤膜过滤,自取样至滤过应在 30 秒内完成,滤液应澄清。

4.3.4.2 对滤材的要求:所用滤器和滤膜均应是惰性的,不能明显吸附溶液中的有效成分,亦不能含有能被溶出介质提取的物质而使规定的分析方法受到干扰。

4.3.5 滤膜吸附的检查:实验前必须进行干扰试验。用对照品溶液按规定的方法测定吸光度或响应值,然后用滤膜过滤后再测定吸光度或响应值,滤膜吸附应在 2%以下,如果滤膜的吸附较大,可以将滤膜在水中煮沸 1 小时以上,如果吸附仍很大,应改用其他滤膜或滤材。必要时可将微孔滤膜过滤改为离心操作,取上清液测定。

4.3.6 空胶囊的干扰试验:进行胶囊剂溶出度检查时,应取 6 粒胶囊,尽可能完全地除尽内容物,置同一容器中用该品种项下规定体积的溶出介质溶解空胶囊壳,并按规定的分析方法测定,作必要的校正。如校正值不大于标示量的 2%,可忽略不计;如校正值小于等于标示量的 25%,可进行校正;如校正值大于标示量的 25%,试验无效。

4.4 取样位置

第二法应在桨叶顶端至液面的中点,并距溶出杯内壁 10 mm 处进行取样。

4.5 样品的测定

4.5.1 普通制剂:分别量取经脱气处理的溶出介质,置各溶出杯内,实际量取的体积与规定体积的偏差应不超过±1%,待溶出介质温度恒定在 37℃±0.5℃后,取供试品 6 片(粒、袋),分别投入 6 个溶出杯内。注意避免供试品表面产生气泡,立即按各品种项下规定的转速启动仪器,计时;至规定的取样时间(实际取样时间与规定时间的差异不得超过±2%),吸取溶出液适量(取样位置应在转篮或桨叶顶端至液面的中点,距溶出杯内壁 10 mm 处;需多次取样时,所量取溶出介质的体积之和应在溶出介质的 1%之内,如超过总体积的 1%,应及时补充相同体积的温度为 37℃±0.5℃的溶出介质,或在计算时加以校正),立即用适当的微孔滤膜过滤,自取样至滤过应在 30 秒内完成。取澄清滤液,照该品种项下规定的方法测定,计算每片(粒、袋)的溶出量。

4.5.2 缓释制剂或控释制剂:照普通制剂方法操作,但至少采用三个取样时间点,在规定取样时间点吸取溶液适量，及时补充相同体积的温度为37 ℃±0.5 ℃的溶出介质，过滤，自取样至滤过应在30秒内完成。照各品种项下规定的方法测定，计算每片(粒)的溶出量。

4.6　注意事项

4.6.1　在规定的取样时间，应在仪器开动的情况下取样。应在1分钟以内完成自6杯内的取样。

4.6.2　实验结束后，应用水冲洗搅拌桨、桨碟，必要时可用水或其他溶剂超声处理、洗净。

4.6.3　溶出介质必须经脱气处理，气体的存在可产生干扰。

4.6.4　在多次取样时，所量取溶出介质的体积之和应在溶出介质的1%之内。如超过总体积的1%，应及时补充相同体积的温度为37 ℃±0.5 ℃的溶出介质，或在计算时加以校正。

4.6.5　桨法转速通常设定为50转/分。

4.6.6　测定时，除另有规定外，每个溶出杯中只允许投入供试品1片(粒、袋)，不得多投。并应注意投入杯底中心位置。

4.7　记录与计算

4.7.1　记录：应记录所用方法、溶出介质及加入量、转速、温度、取样时间、取样体积、滤材、测定方法(紫外-可见分光光度法或荧光分光光度法应记录测定波长与吸光度或荧光强度，用对照品时应记录称取量与稀释倍数；高效液相色谱法应记录色谱条件与峰面积、对照品的称取量与稀释倍数)，以及溶出量计算值6个、平均值1个。

4.7.2　计算：溶出量以标示量的百分率形式(%)表示。

4.7.2.1　采用吸收系数($E_{1\,\text{cm}}^{1\%}$)时的计算见式(6-1)：

$$溶出量=标示量\times 100\%=\frac{A\times 10\times S}{E_{1\,\text{cm}}^{1\%}\times W}\times 100\% \qquad (6-1)$$

式中，A为供试品吸光度；S为供试品溶出介质的体积(mL)及稀释倍数；W为供试品的标示规格，mg。

4.7.2.2　用对照品时的计算见式(6-2)：

$$溶出量=标示量\times 100\%=\frac{A\times W_r\times S}{A_r\times W\times S_r}\times 100\% \qquad (6-2)$$

式中，A为供试品溶液的吸光度或峰面积；W_r为对照品的取用量，mg；S_r为对照品的溶解体积及稀释倍数；A_r为对照品溶液的吸光度或峰面积；W为供试品的标示规格，mg；S为供试品溶出介质的体积及稀释倍数。

4.8　结果判定

除另有规定外，应符合《中国药典》2025年版四部通则0931溶出度与释放度测定法项下的规定，具体判断方法如下。

4.8.1　普通制剂符合下述条件之一者，可判为符合规定：

4.8.1.1　6片(粒、袋)中，每片(粒、袋)的溶出量按标示量计算，均不低于规定限度(Q)；

4.8.1.2　6片(粒、袋)中,如有1～2片(粒、袋)低于Q,但不低于$Q-10\%$,且其平均溶出量不低于Q;

4.8.1.3　6片(粒、袋)中,有1～2片(粒、袋)低于Q,其中仅有1片(粒、袋)低于$Q-10\%$,但不低于$Q-20\%$,且其平均溶出量不低于Q时,应另取6片(粒、袋)复试;初、复试的12片(粒、袋)中有1～3片(粒、袋)低于Q,其中仅有1片(粒、袋)低于$Q-10\%$,但不低于$Q-20\%$,且其平均溶出量不低于Q。

以上结果判断中所示的10%、20%是指相对于标示量的百分率(%)。

4.8.2　缓释制剂或控释制剂除另有规定外,符合下述条件之一者,可判为符合规定:

4.8.2.1　6片(粒)中,每片(粒)在每个时间点测得的溶出量按标示量计算,均未超出规定范围;

4.8.2.2　6片(粒)中,在每个时间点测得的溶出量,如有1～2片(粒)超出规定范围,但未超出规定范围的10%,且在每个时间点测得的平均溶出量未超出规定范围;

4.8.2.3　6片(粒)中,在每个时间点测得的溶出量,如有1～2片(粒)超出规定范围,其中仅有1片(粒)超出规定范围的10%,但未超出规定范围的20%,且其平均溶出量未超出规定范围,应另取6片(粒)复试;初、复试的12片(粒)中,在每个时间点测得的溶出量,如有1～3片(粒)超出规定范围,其中仅有1片(粒)超出规定范围的10%,但未超出规定范围的20%,且其平均溶出量未超出规定范围。

以上结果判断中所示超出规定范围的10%、20%是指相对于标示量的百分率(%)。其中,超出规定范围10%是指:每个时间点测得的溶出量不低于低限－10%,或不超过高限＋10%;每个时间点测得的溶出量应包括最终时间测得的溶出量。

小组讨论

溶出度测定的注意事项包括哪些?

相应的原始记录表见表6－J2,应记录所用方法、溶出介质及加入量、转速、温度、取样时间、取样体积、滤材;高效液相色谱法应记录色谱条件与峰面积、对照品的称取量与稀释倍数;溶出量计算值6个、平均值1个。计算溶出量以标示量的百分率形式表示。

表6－J2　溶出度(释放度)测定原始记录

第　　页　　共　　页

日期:　　　　　　　温度/℃:　　　　　　　相对湿度/%:

样品编号		样品名称	
批　　号			
检验项目	□溶出度　　□释放度		
检验依据	□《中国药典》2025年版四部通则0931 □其他		
仪器型号		仪器编号	

续表

天平型号		天平编号	
装　　置	□转篮法　□桨法　□小杯法　□崩解法　□其他		
滤膜孔径	□0.8 μm　□0.45 μm □其他	转　　速	转/分
溶　　剂	□水　□0.1 mol/L 盐酸溶液 □其他		
取样时间			
限　　度			
测定方法	□UV　□HPLC　□容量分析 □其他		
实测结果	测定数据及结果见　　页 溶出度　□(均)符合限度规定 　　　　□(均)不符合限度规定 释放量　□(均)符合每片释放量的规定 　　　　□(均)不符合每片释放量的规定		
结　　论	□(均)符合规定　□(均)不符合规定		
检验者： 日　期：	校对者： 日　期：	审核者： 日　期：	

注：如部分参数未用到，请在相应栏目内画“/”。

三、装量差异的检查

硝酸异山梨酯缓释胶囊(40 mg 规格)装量差异的检查参考“项目五　维生素 E 软胶囊的质量检验”。

任务四　完成硝酸异山梨酯缓释胶囊的含量测定

硝酸异山梨酯缓释胶囊的含量测定在《中国药典》2025 年版中采用高效液相色谱法。该方法具有分离效率高、分析速度快、灵敏度高等优点，可实现准确的含量测定。任务准备清单见表 6-4。

表 6-4　任务准备清单

	名称	项目名称	准备情况
检验资料	药品质量标准		□齐全/□缺少
	标准操作规程		□齐全/□缺少
	检验原始记录		□齐全/□缺少

续表

药品试剂及耗材	名称	总耗量	领取人	剩余试剂量
实验仪器	名称	型号	数量	准备情况
试液配制	试液	配制方法		配制人

一、高效液相色谱法中的色谱柱

因为色谱的核心问题——分离，是在色谱柱中完成的，所以色谱柱也被称为高效液相色谱仪的“心脏”。色谱柱有不同的柱型、不同的柱材料及规格，为了适应不同的分离分析要求，需要做合适的选择，因此必须对此有一定的认识和了解。

色谱柱由柱管、压帽、卡套(密封环)、筛板(滤片)、接头、螺丝等组成。柱管多用不锈钢制成，压强不高于 $70\ kg/cm^2$ 时，也可采用厚壁玻璃或石英管，管内壁要求有很高的光洁度。为提高柱效，减小管壁效应，不锈钢柱内壁多经过抛光。也可在不锈钢柱内壁涂敷氟塑料以提高内壁的光洁度，其效果与抛光相同。对于细管柱，还可使用熔融硅或玻璃衬里。色谱柱两端的柱接头内装有筛板，为烧结不锈钢或钛合金，目的是防止填料漏出。

色谱柱按用途可分为分析型和制备型两类，尺寸规格也不同:①常规分析柱(常量柱)，内径 2～5 mm(常用尺寸为 4.6 mm，国内尺寸有 4 mm 和 5 mm)，柱长 10～30 cm;②窄径柱(又称细管径柱、半微柱)，内径 1～2 mm，柱长 10～20 cm;③毛细管柱(又称微柱)，内径 0.2～0.5 mm;④半制备柱，内径＞5 mm;⑤实验室制备柱，内径 20～40 mm，柱长 10～30 cm;⑥生产制备柱，内径可达几十厘米。柱内径一般根据柱长、填料粒径和折合流速来确定，目的是避免管壁效应。

(一) 正相色谱

正相色谱用的固定相通常为硅胶(Silica)，以及其他具有极性的官能团，如胺基团($—NH_2$，APS)和氰基团(—CN，CPS)的键合相填料。由于硅胶表面的硅羟基(Si—OH)

或其他基团的极性较强，因此分离的次序是依据样品中的各组分的极性大小，即极性较弱的组分最先被冲洗出色谱柱。

正相色谱使用的流动相极性相对比固定相低，如正己烷，氯仿，二氯甲烷等。

（二）反相色谱

反相色谱填料常是以硅胶为基础，表面键合极性相对较弱的官能团的键合相。反相色谱所使用的流动相极性较强，通常为水或缓冲液与甲醇、乙腈等的混合物。样品流出色谱柱的顺序是极性较强的组分最先被冲出，而极性弱的组分则会在色谱柱上有更长时间的保留。常用的反相填料有碳十八柱（ODS/C18）、碳八柱（MOS/C8）、碳四柱（Butyl/C4）、苯基柱（Phenyl）等。

用高效液相色谱进行硝酸异山梨酯缓释胶囊的含量测定时，通常使用十八烷基硅烷键合硅胶为填充剂，以甲醇-水（54∶46）为流动相。ODS（C18）反相色谱柱在使用时应注意：

（1）使用预柱保护分析柱（硅胶在极性流动相/离子性流动相中有一定的溶解度）。

（2）将样品溶解在流动相或极性相近的溶剂中。样品溶液不应含有任何颗粒物，需使用孔径为 0.5 μm 或更小孔径的滤膜过滤。样品溶液如果使用强溶剂（例如，流动相为水，样品溶剂为甲醇），为获得较好峰形，需要降低进样量。

（3）在进行分析之前，请使用至少 20 倍柱体积的流动相冲洗色谱柱，以使色谱柱达到平衡。

（4）所有硅胶基质色谱柱的使用温度应低于 60 ℃。

（5）流动相使用前必须经脱气和过滤处理。

（6）ODS（C18）反相色谱柱的保存溶剂通常是含至少 30%有机相的水溶液，也可在常规清洗后直接保存在有机相中；如果需要长时间储藏，则需要使用较高比例的有机相（有机相比例至少大于 50%）。

（7）大多数反相色谱柱的 pH 值稳定范围是 2～7.5，尽量不超过该色谱柱的 pH 值范围。

（8）避免流动相组成及性质的剧烈变化。

（9）所有流动相，特别是含有缓冲盐的流动相，应当日实验当日配制；如果使用前日配制的流动相，需确保流动相 pH 值没有变化，并确保流动相没有长菌。尽量避免在常规流动相中使用很高比例的水（>95%）作为流动相，可能会造成保留时间的不稳定或者色谱柱键合相的损害。

（10）应在实验完毕后将色谱柱冲洗干净，并保存于甲醇或乙腈中。

（11）在条件允许的情况下，使用前按照说明书方法进行柱效测试，以确保色谱柱正常工作。

小组讨论

高效液相色谱中正相色谱和反相色谱的区别有哪些？

二、如何解决色谱柱使用过程中出现的问题

（一）保留时间重现性不稳定

高效液相色谱分析时，保留时间重现性不稳定会影响峰面积的重现性，从而导致实验数

据不精确，使色谱分析无法正常进行，请及时确认以下几点：

(1) 色谱柱是否正常；

(2) 流动相是否为新鲜配制，比例是否正确，过滤器是否长菌或堵塞；

(3) 柱前压是否有变化。

(二) 色谱峰(不对称)拖尾

可能的原因如下：

(1) 色谱柱本身填装存在问题，如筛板堵塞或填料塌陷；

(2) 柱头受到污染；

(3) 样品超载；

(4) 样品溶剂不合适；

(5) 柱外效应；

(6) 化学或二次保留(硅羟基)效应；

(7) 缓冲容量不足或不合适；

(8) 重金属污染。

解决的方法：

(1) 与化学有关的拖尾问题：

① 在流动相中，加入 30 mmol 的三乙胺(适用于碱性化合物)或醋酸胺(适用于酸性化合物)，对于未知化合物可加入醋酸三乙胺；

② 如仍然拖尾，将三乙胺换为二甲基辛胺(或醋酸二甲基辛胺)；

③ 降低进样量至$<1\ \mu g$。

(2) 与色谱柱有关的拖尾问题：

① 若柱头处有强保留的样品组分积聚，反相柱可用 20 倍柱体积的 96%二氯甲烷、4%甲醇与 1%氢氧化铵混合液冲洗，正相柱可用甲醇冲洗；

② 使用保护柱。

(3) 与高效液相色谱系统有关的峰拖尾和峰加宽：

① 进样体积过大；

② 进样阀与色谱柱及检测器之间的管路体积过大；

③ 检测器流通池的体积过大。

三、外标法含量计算方式注意事项

(一) 样品称样量

在进行样品称量时，选择加量法还是减量法是很关键的。通常情况下，优先采用加量法，即一次称取到位，这样能够确保获得准确的称样量。在称量操作过程中，务必小心谨慎，避免在转移样品时出现洒漏的情况。

若样品具有挥发性，直接称样必然会有一部分样品挥发，从而导致测量误差；此外，如果样品本身不稳定，或者在溶液中不稳定，同样会对实际的样品量产生影响。另外，样品的均匀性也非常重要，对于固体样品这是显而易见的；而对于液体样品，则要确保其为均相体系，在称量之前需充分摇匀。

（二）对照品含量

对照品的保存必须严格按照规定要求进行。另外，如果对照品保存在冰箱中，称量时应取出放在干燥器中恢复至室温再称量，否则其很有可能会吸收空气中的水分，影响含量值。

（三）样品峰面积

若所采用的分析方法可靠性欠佳，样品的峰面积或保留时间容易发生变化，那么检测结果的重现性也会较差。当仪器系统被污染并产生残留，且样品本身峰面积较小时，这种因素所导致的误差会更加显著。另外，当样品峰形不理想或者分离度不够时，准确的积分操作就显得尤为重要。

（四）样品的稀释体积

在进行定量操作时（包括容量瓶和移液管的使用），必须严格按照操作规程规范进行。同时，要特别注意操作过程中温度的一致性。例如，在本实验中，所用的稀释剂为甲醇-水（54∶46），若对照溶液是之前配制好的，而样品溶液是新配制的，由于水和甲醇混合时会放热，溶液体积会增大。当样品溶液恢复至室温时，体积会减小，若直接进样，可能会造成检测结果偏高。

硝酸异山梨酯缓释胶囊的含量测定标准操作规程

1. 目的

建立硝酸异山梨酯缓释胶囊的含量测定标准操作规程，保证操作规范、结果准确。

2. 适用范围

适用于硝酸异山梨酯缓释胶囊的含量测定的操作。

3. 职责

检验员负责本操作规程的执行。

4. 内容

4.1　概述

硝酸异山梨酯为血管扩张类药剂，临床可用作冠心病、心绞痛疾病的预防治疗，用药过程中应根据患者的个体反应来调整用药剂量，准确测定硝酸异山梨酯的含量可以进一步规范临床用药。《中国药典》2025年版采用高效液相色谱法进行硝酸异山梨酯缓释胶囊中硝酸异山梨酯的含量测定。

4.2　仪器与试剂

4.2.1　仪器：高效液相色谱仪、电子天平、容量瓶（50 mL、25 mL）、研钵。

4.2.2　试剂：硝酸异山梨酯对照品、色谱纯甲醇与去离子水、硝酸异山梨酯缓释胶囊。

4.3　色谱条件与测定方法

4.3.1　色谱条件：用十八烷基硅烷键合硅胶为填充剂，以甲醇-水（54∶46）为流动相，检测波长为230 nm，进样体积为20 μL。

4.3.2　测定方法

4.3.2.1　供试品溶液：取本品20粒，精密称定，计算平均装量，取内容物（20 mg规格）或取装量差异项下的内容物，研细，精密称取适量（约相当于硝酸异山梨酯 25 mg），置 50 mL 容量瓶中，加甲醇适量使硝酸异山梨酯溶解，用流动相稀释至刻度，摇匀，滤过，精密量取续滤液 5 mL，置 25 mL 容量瓶中，用流动相稀释至刻度，摇匀。

4.3.2.2 对照品溶液：取硝酸异山梨酯对照品约 25 mg，精密称定，置 50 mL 容量瓶中，加甲醇适量使溶解，用流动相稀释至刻度，摇匀，精密量取 5 mL，置 25 mL 容量瓶中，用流动相稀释至刻度，摇匀。

4.3.2.3 系统适用性要求：理论板数按硝酸异山梨酯峰计算不低于 5 000，硝酸异山梨酯峰与相邻杂质峰之间的分离度应符合要求。

4.3.2.4 测定法：精密量取供试品溶液与对照品溶液，分别注入液相色谱仪，记录色谱图。按外标法以峰面积计算。

4.4 计算

按式(6-3)计算含量。

$$含量\% = \frac{c_R \times \frac{A_X}{A_R} \times D \times V \times \overline{W}}{m \times m_S} \times 100\% \qquad (6-3)$$

式中，A_X 为供试品的峰面积或峰高；A_R 为对照品的峰面积或峰高；c_R 为对照品的浓度，mg/mL；D 为供试品的稀释倍数；m 为供试品的取样量，g；V 为供试品初次配制的体积，mL；$\overline{W}$ 为平均片重，g；m_S 为片剂的标示量，g。

4.5 结果判定

本品含硝酸异山梨酯($C_6H_8N_2O_8$)应为标示量的 93.0%～107.0%。

相应的原始记录表见表 6-J3，需记录仪器型号、检测波长、色谱柱与柱温、流动相与流速、供试品与对照品的称量（平行试验各 2 份）和溶液的配制过程、进样量、测定数据、计算式与结果；并附色谱图。如标准中规定有系统适用性试验者，应记录该试验的数据（如理论板数、分离度、校正因子的相对标准偏差等）。

表 6-J3 高效液相色谱法原始记录

第　页　共　页

日期：　　　　温度/℃：　　　　相对湿度/%：

样品编号		样品名称	
批　号			
检验项目	□鉴别　□检查（项目名称：　　　） □含量测定　□其他		
检验依据	□《中国药典》2025 年版四部通则 0512 □其他		
仪器名称		仪器编号	
天平型号		天平编号	

续表

色谱条件	色谱柱固定相类型： □C18　□C8　□TMS　□CN　□NH_2　□Si　□其他（　　　　　　　　） 色谱柱编号：________　粒径：________μm　________cm×________cm 柱温：________℃　预柱： □紫外检测器：________nm　□其他检测器： 流动相组成： □恒比例： □梯度洗脱： 流速：________mL/min　进样量：________μL 衰减：________　灵敏度：________　纸速：________
系统适用性	理论板数（n）：________　拖尾因子（T）：________ 分　离　度（R）：________
分析方法	□外标法　□内标法　□归一化法 □其他（　　　　　　　　　　　）
对照品溶液的制备及校正因子	
供试品溶液的制备	
计算公式	
实测结果	
标准规定	
结　　论	□（均）符合规定　□（均）不符合规定
检验者： 日　期：	校对者：　　　　审核者： 日　期：　　　　日　期：

注：如部分参数未用到，请在相应栏目内画“/”。

练一练、赛一赛

根据高效液相色谱技能大赛的评分标准(表 6-5),练习硝酸异山梨酯缓释胶囊的含量测定,相互评价并找出问题。

表 6-5 高效液相色谱技能大赛的评分标准

项目	考核内容	分值	扣分标准	记录	扣分	得分
(一)仪器准备(4分)	试验台清洁、整理	1	每一项扣1分,扣完为止			
	玻璃量具的选择	1				
	玻璃量具的清洗	1				
	仪器自检(正确开关机)	1				
(二)称量操作(8分)	天平水平、清扫,敲样	1	每错一项扣0.5分,扣完为止			
	对照品称量	3	① 不超过规定量的±5%,不扣分			
			② 在规定量±5%~±10%内,超一份扣1分,扣完为止			
			③ 超过规定量的±10%,超一份扣2分,扣完为止			
	样品称量	3	① 不超过规定量的±5%,不扣分			
			② 在规定量±5%~±10%内,超一份扣1分,扣完为止			
			③ 超过规定量的±10%,超一份扣2分,扣完为止			
	结束工作	1	复原、清扫天平,登记、放回凳子			
	重称	0	重称倒扣,每份3分			
(三)溶液的制备(7分)	移液管润洗	1	未润洗或操作错误扣1分			
	容量瓶的试漏	1	未进行试漏操作扣1分			
	移液管的正确操作	1	① 不规范(不垂直、放液管尖不靠壁)扣1分			
			② 从容量瓶中直接取样扣1分			
	移取溶液	1	① 取样量错误扣1分			
			② 吸空、重吸溶液扣1分			
	容量瓶定容	2	① 定容操作不平摇(2/3处)扣1分			
			② 定容不准确,每次扣1分			
	待测溶液的过滤	1	待测溶液未用微孔滤头扣1分			

续表

项目	考核内容	分值	扣分标准	记录	扣分	得分
（四）流动相的制备（6 分）	流动相配制	2	配制比例不合理扣 2 分			
	流动相过滤	2	① 流动相未进行过滤扣 1 分			
			② 滤膜选择错误扣 1 分			
	流动相脱气	2	① 流动相未进行脱气操作扣 1 分			
			② 脱气不完全扣 1 分			
（五）仪器的使用（17 分）	开机前检查	1	色谱柱信息（填料、粒径、柱长、内径），色谱柱安装方向，并填写相关记录			
	开机	1	联机、进入分析页面			
	排气、平衡色谱柱	1	未排气、平衡色谱柱扣 1 分			
	参数的正确设定	1	参数设置错误每一项扣 0.5 分，扣完为止			
	进样，结束后冲洗、保存色谱柱	8	① 进样器未清洗、润洗扣 2 分			
			② 定量环未清洗、润洗扣 2 分			
			③ 进样六通阀模式错误扣 2 分			
			④ 进样量不足扣 1 分			
			⑤ 未经流动相冲洗，甲醇保存扣 1 分			
	测量数据的采集、保存、记录、关机	3	① 文件命名不规范扣 1 分			
			② 保存路径错误扣 1 分			
			③ 不正确关机扣 1 分			
	微量注射器手动进样	2	① 吸液，排气泡			
			② 载样、运行时手柄位置			
（六）色谱条件和系统性试验（5 分）	色谱柱的选择	2	色谱柱类型选择错误扣 2 分			
	理论塔板数的确定	2	未能通过塔板数判断数据有效性扣 2 分（$n<2\ 000$）			
	分离度和拖尾因子的确定	1	未能通过分离度或拖尾因子判断数据有效性扣 1 分			
（七）方法、数据文件编辑（4 分）	方法文件编辑、保存	1	方法文件编辑，方法文件保存			
	数据文件编辑	3	① 文件夹建立			
			② 调出方法文件			
			③ 每一针编辑名称明确、进样体积清楚			
（八）分析图谱（2 分）	查看图谱数据	1	调出数据文件			
		1	① 查看系统适应性			
			② 打印（或记录信息）图谱、信息不缺项			

续表

项目	考核内容	分值	扣分标准	记录	扣分	得分
（九）数据处理（2分）	数据记录、计算	1	① 记录分析所用的有关信息，不缺项			
		1	② 计算正确，有效数字位数保留正确或修约正确			
（十）对照品测定结果（20分）	精密度	12	对一份对照品溶液连续进5针：			
			①RSD≤0.50%不扣分			
			② 0.50%＜RSD≤1.00%扣3分			
			③ 1.00%＜RSD≤1.50%扣6分			
			④ 1.50%＜RSD≤2.00%扣9分			
			⑤ RSD＞2.00%扣12分			
	准确度	8	校正因子比值（较大值比较小值）：			
			① f≤1.005不扣分			
			② 1.005＜f≤1.010扣3分			
			③ 1.010＜f≤1.015扣6分			
			④ f＞1.015扣8分			
（十一）样品测定结果（20分）	精密度	12	样品测定结果相对偏差：			
			① RSD≤0.50%不扣分			
			② 0.50%＜RSD≤1.00%扣4分			
			③ 1.00%＜RSD≤1.50%扣8分			
			④ RSD＞1.50%扣12分			
	准确度	8	以测定结果与全班有效数据的平均值的相对误差大小扣分：			
			① RSD≤0.50%不扣分			
			② 0.50%＜RSD≤1.00%扣3分			
			③ 1.00%＜RSD≤1.50%扣6分			
			④ RSD＞1.50%扣8分			
（十二）原始记录和报告（3分）	原始记录正确，项目无缺失	1	① 原始记录不完整扣1分			
			② 数据书写不规范扣1分			
	无涂改	2	有涂改痕迹，每次扣0.5，最多扣2分			
（十三）文明操作、测定结束后处理（2分）	电源、台面整洁	0.5	未按要求进行扣0.5分			
	仪器使用记录填写	0.5	未按要求进行扣0.5分			
	三废处理	1	未按要求进行扣1分			

任务五 撰写硝酸异山梨酯缓释胶囊的检验报告书

硝酸异山梨酯缓释胶囊检验报告书见表 6－6。

表 6－6　硝酸异山梨酯缓释胶囊检验报告书

检品名称：	检品编号：	检验目的：
批号：	规格：	检验项目：
生产单位：	供样单位：	检验日期：
检验依据：	报告日期：	
检验项目	标准规定	检验结果
[性状]	本品内容物为白色至淡黄色小丸	
[鉴别]	在含量测定项下记录的色谱图中，供试品溶液主峰的保留时间应与对照品溶液主峰的保留时间一致	
[检查]		
含量均匀度(20 mg 规格)	应符合规定	
溶出度	每粒在 0.5 小时、2 小时和 8 小时时的溶出量应分别为标示量的 30％以下、30％～65％和 70％以上，均应符合规定	
装量差异(40 mg 规格)	应符合规定	
[含量测定]	应为标示量的 93.0％～107.0％	
结论：		

检验人：　　　　复核人：　　　　负责人：

任务六 项目总结与评价

一、画出本项目的流程

二、项目评价标准

硝酸异山梨酯缓释胶囊的质量检验考核表见表 6 - 7。

表 6 - 7　硝酸异山梨酯缓释胶囊的质量检验考核表

班级：　　　　　　　　　　学号：　　　　　　　　姓名：

指标属性及配分	序号	评价指标要素	评价依据	分值	考评记录		
					学生自评	小组互评	教师评价
预习 10 分	1	阅读项目相关材料		5			
	2	积极参加讨论，完成小组任务		5			
准备 20 分	3	实验室安全	遵守实验室安全规则制度	3			
	4	文件准备	准备项目的标准操作规程和原始记录	5			
	5	试剂准备	正确选择试药、试剂	3			
	6	试液配制	按照规定正确、规范地配制试液	5			
	7	仪器准备	保证仪器选择正确，能正常使用	4			
专业能力 50 分	8	方案准备	完成任务前认真预习	3			
	9	标准解读	标准解读正确、规范	5			
	10	仪器洗涤	仪器的洗涤方法正确	2			
	11	称量操作	药品的称量操作符合要求、规范	3			
	12	药品的溶解	符合要求、规范	2			
	13	样品配制	样品和流动相配制处理得当	5			
	14	实验操作	符合要求、规范	20			
	15	资料规范填写	原始记录、仪器使用记录及时、规范填写	5			
	16	结果判定	结果的比较方法、结论正确	2			
	17	检验报告单	检验报告单的填写规范	3			
职业素养 15 分	18	实验防护	实验过程中通风橱、护目镜及防护手套的使用及时、规范	3			
	19	标识记录	操作过程中及时做好各种标识，防止混淆	2			
	20	职业习惯	操作过程系统条理，质量意识、环保意识、无菌意识强	5			
	21	实验整理与清洁	操作过程中台面整洁，仪器等洗刷干净并及时归位，废液与废纸的处理符合规范	3			
	22	诚实可信	实验测定中无作弊等行为	2			

续表

指标属性及配分	序号	评价指标要素	评价依据	分值	考评记录		
					学生自评	小组互评	教师评价
劳动意识 5 分	23	检验完毕后，自主清理实验台，打扫实验室卫生		4			
	24	操作中爱护仪器、沉着细心		1			
考评小计				100			

三、项目考核

（一）单项单选题

1. 用反相高效液相色谱法测定硝酸异山梨酯缓释胶囊的含量，所采用的流动相系统是（　　）。

A. 甲醇-水　　B. 乙腈-水
C. 庚烷磺酸钠溶液-甲醇　　D. 磷酸二氢钾溶液-甲醇

2. 在反相高效液相色谱法中，常用的固定相是（　　）。

A. 硅胶　　B. 氧化铝
C. 十八烷基硅烷键合硅胶　　D. 甲醇

3.《中国药典》2025 年版硝酸异山梨酯缓释胶囊含量测定的方法是（　　）。

A. 气相色谱法　　B. 高效液相色谱法
C. 薄层色谱法　　D. 紫外分光光度法

4.《中国药典》2025 年版硝酸异山梨酯缓释胶囊含量测定的计算方法是（　　）。

A. 主成分自身对照法　　B. 外标法
C. 面积归一化法　　D. 内标法

5.《中国药典》2025 年版规定，硝酸异山梨酯缓释胶囊(20 mg)需要检查（　　）。

A. 重量差异　　B. 崩解时限　　C. 含量均匀度　　D. 有关物质

6. 根据药品质量标准规定，评价一个药品的质量采用（　　）。

A. 鉴别、检查、质量测定　　B. 生物利用度
C. 物理性质　　D. 药理作用

7. 药物制剂的崩解时限测定可被下列试验代替的是（　　）。

A. 重量差异检查　　B. 含量均匀度检查
C. 溶出度测定　　D. 含量测定

8. 溶出度的检查操作中，溶出液的温度应恒定在（　　）。

A. 30 ℃±0.5 ℃　　B. 36 ℃±0.5 ℃
C. 37 ℃±0.5 ℃　　D. 39 ℃±0.5 ℃

9. 含量均匀度的检查是为了（　　）。

A. 控制小剂量固体制剂、单剂中含药量的均匀度
B. 避免辅料造成的影响

C. 严格含量测定的可信度

D. 避免制剂工艺的影响

10. 含量均匀度检查判别式($A+2.2S\leqslant15.0$)中 A 表示(　　)。

A. 初试中以 100 表示的标示量与测定均值之差

B. 初试中以 100 表示的标示量与测定均值之差的绝对值

C. 复试中以 100 表示的标示量与测定均值之差

D. 复试中以 100 表示的标示量与测定均值之差的绝对值

11.《中国药典》2025 年版硝酸异山梨酯缓释胶囊溶出度的检查采用的是(　　)。

A. 篮法　　B. 桨法　　C. 小杯法　　D. 桨碟法

(二) 多项选择题

1. 药物制剂分析中,下列说法中不正确的有(　　)。

A. 杂质检查项目与原料药物的检查项目相同

B. 杂质检查项目与附加剂的检查项目相同

C. 杂质检查主要是检查制剂生产、贮藏过程中引入的杂质

D. 不再进行杂质检查

E. 除杂质检查外还应进行制剂学方面的检查

2. 硝酸异山梨酯缓释胶囊中应检查的项目有(　　)。

A. 重量差异　　B. 装量差异

C. 溶出度　　D. 不溶性微粒

E. 含量均匀度

3. 关于含量均匀度的检查,下列说法中正确的是(　　)。

A. 对于小剂量的制剂,需要进行含量均匀度检查

B. 含量均匀度是指每片(个)制剂含量偏离标示量的程度

C. 凡是已测定含量均匀度的制剂可不再进行重量差异检查

D. 含量均匀度检查所用方法和含量测定方法必须相同

E. 除片剂和注射剂外,其他不需要进行含量均匀度检查

4. 符合硝酸异山梨酯缓释胶囊溶出度检查测定条件的是(　　)。

A. 桨叶底部距溶出杯的内底部 25 mm±2 mm

B. 溶出介质要求经脱气处理

C. 溶出介质的温度保持在 37 ℃±0.5 ℃

D. 桨法转速通常设定为 50 转/分

E. 溶出度检查为第一法

(三) 简答题

1. 含量均匀度的测定需取硝酸异山梨酯缓释胶囊几粒进行分析?结果如何判定?

2. 硝酸异山梨酯缓释胶囊含量测定采用什么方法?该法操作时应注意什么?

3. 请简述硝酸异山梨酯缓释胶囊溶出度测定时的溶出条件。

项目七　维生素C注射液的质量检验

项目目标

1. 能够查阅《中国药典》等药品质量标准，按要求设计维生素C注射液质量检验的方案，完成其pH值、颜色、细菌内毒素等检查项目和含量测定检验，树立规范意识，培养团队协作精神。

2. 能根据质量检验方案，选择合适的仪器和试剂，正确配制试剂、维护电位滴定仪等检验仪器，养成爱护公物、依规做事的良好习惯。

3. 能根据标准操作规程正确进行维生素C注射液的质量检验并及时记录，正确判断检验结果，增强工作责任感。

医药故事

维生素C的发现

坏血病早在几百年前就被发现，但直到1911年才确定其病因是营养缺乏。18世纪时，坏血病在远洋航行的水手中极为常见，同时也流行在长期困战的陆军士兵、长期缺乏食物的社区、被围困的城市、监狱犯人和劳工营中。坏血病开始时的症状是四肢无力、精神消退、烦躁不安，做任何工作都易疲惫，皮肤红肿。患者觉得肌肉疼痛、精神抑郁，然后出现脸部肿胀、牙龈出血、牙齿脱落、口臭。皮肤下大片出血看起来像是严重淤伤。最后患者出现严重疲惫、腹泻、呼吸困难、骨折、肺脏或肾脏衰竭而致死亡。

著名的詹姆斯·库克(James Cook)船长是第一个了解并运用维生素C治疗作用的人。16世纪到19世纪，航海是欧洲的主旋律，然而数以万计的海员却因为坏血病而丧生大海。英国的库克船长注意到经常食用绿色蔬菜的船员不易患病，便在航行中总是购置水果蔬菜以补充营养，因此他的舰队没有一人丧生于坏血病。虽然当时的人们并不知道水果蔬菜里有什么，但是它们对治疗坏血病的奇效是有目共睹的。

卡西米尔·冯克(Casimir Funk)是维生素理论的提出者，他从自然食物中发现了四种可以治愈疾病的物质，并将其命名为“维生素”。在卡西米尔后，匈牙利化学家阿尔伯特·圣捷尔吉(Albert Szent-Györgyi)首次分离出了纯维生素C，他将这些维生素C送给英国化学家沃尔特·霍沃思(Walter Norman Haworth)进行分析并确定了维生素C的化学结构，在二人的努力下维生素C得以人工合成，圣捷尔吉和霍沃思在1937年分别获得了诺贝尔生理学或医学奖和化学奖。

项目概述

注射剂系指药物制成的供注入体内的灭菌溶液、乳浊液或混悬液，以及供临用前配成溶液或混悬液的无菌粉末或浓缩液。

注射剂的质量要求包括：无菌；无热原；不得有肉眼可见的浑浊或异物；不能引起对组织的刺激性或发生毒性反应，特别是一些非水溶剂及一些附加剂，必须经过必要的动物实验，以确保安全；渗透压要求与血浆的渗透压相等或接近，供静脉注射的大剂量注射剂还要求具有等张性；pH 要求与血液相等或接近（血液 pH 值约 7.4），一般控制在 4～9 的范围内；要求注射剂具有必要的物理和化学稳定性，以确保产品在储存期内安全有效；降压物质必须符合规定，确保安全。

现在部门收到请验单（表 7－1），请求对本企业生产的维生素 C 注射液进行检验。

表 7－1　××药业有限公司请验单

品名：	
进厂编码：	
进料日期：	
批号：	规格：
包装规格：	产地：
件数：	总数量：
供货单位：	
检验目的：	
请检人：	请验日期：
请验部门：	
备注：	

第一联：请验部门备查
第二联：质量部门存档

项目资料

资料一：维生素 C 的结构式

维生素 C 的结构式如图 7－1 所示。

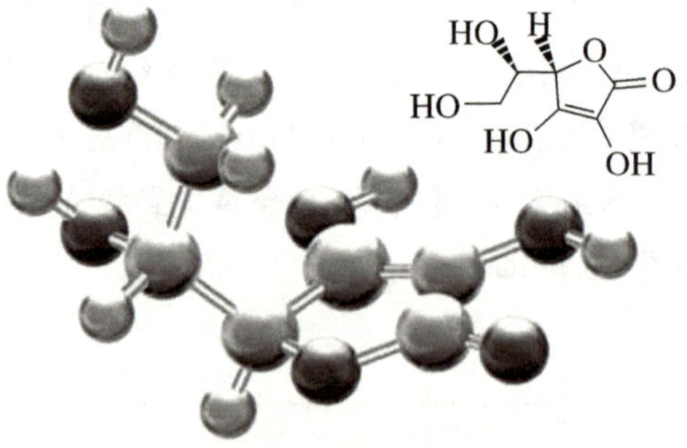

图 7－1　维生素 C 的结构式

资料二：维生素C的性质

维生素C的性质见表7－2。

表7－2　维生素C及其性质

化学式	$C_6H_8O_6$
分子量/摩尔质量	176.13 g/mol
密度	1.65 g/cm³
熔点	190～192 ℃，熔融时同时分解
比旋度	＋20.5°～＋21.5°

资料三：维生素C摄入过多的健康风险

过量服用维生素C，反而会使体内维生素C的含量减少。这是由于大剂量服用维生素C改变了体内维生素C的调节机制，加速其分解和排泄。所以，一旦停药可招致停药反应，出现早期坏血病症状(包括齿龈肿胀及出血、牙齿松动)。

任务一　研读标准——《中国药典》2025年版

维生素C注射液

Weishengsu C Zhusheye

Vitamin C Injection

本品为维生素C的灭菌水溶液。含维生素C($C_6H_8O_6$)应为标示量的93.0%～107.0%。

【性状】　本品为无色至微黄色的澄明液体。

> 逐字阅读质量标准，根据凡例和通则准确理解突出显示文字的正确含义或试剂配制方法。

【鉴别】　(1) 取本品，用水稀释制成1 mL中含维生素C 10 mg的溶液，取4 mL，加0.1 mol/L盐酸溶液4 mL，混匀，加0.05 %亚甲蓝乙醇溶液4滴，置40 ℃水浴中加热，3分钟内溶液应由深蓝色变为浅蓝色或完全褪色。

(2) 照薄层色谱法(通则0502)试验。

供试品溶液　取本品适量，用水稀释制成每1 mL中约含维生素C 1 mg的溶液。

对照品溶液　取维生素C对照品适量，加水溶解并稀释制成每1 mL中约含1 mg的溶液。

色谱条件　采用硅胶GF_{254}薄层板，以乙酸乙酯-乙醇-水(5∶4∶1)为展开剂。

测定法　吸取供试品溶液与对照品溶液各2 μL，分别点于同一薄层板上，展开，取出，晾干，立即(1小时内)置紫外灯(254 nm)下检视。

结果判定　供试品溶液所显主斑点的位置和颜色应与对照品溶液的主斑点相同。

【检查】　**pH值**　应为5.0～7.0(通则0631)。

颜色　取本品，用水稀释制成每1 mL中含维生素C 50 mg的溶液，照紫外-可见分光光度法(通则0401)，在420 nm的波长处测定，吸光度不得过0.06。

草酸 取本品，用水稀释制成每 1 mL 中约含维生素 C 50 mg 的溶液，精密量取 5 mL，加稀醋酸 1 mL 与氯化钙试液 0.5 mL，摇匀，放置 1 小时，作为供试品溶液；精密称取草酸 75 mg，置 500 mL 量瓶中，加水溶解并稀释至刻度，摇匀，精密量取 5 mL，加稀醋酸 1 mL 与氯化钙试液 0.5 mL，摇匀，放置 1 小时，作为对照溶液。供试品溶液产生的浑浊不得浓于对照溶液(0.3%)。

细菌内毒素 取本品，依法检查(通则 1143)，每 1 mg 维生素 C 中含内毒素量应小于 0.020 EU。

其他 应符合注射剂项下有关的各项规定(通则 0102)。

【含量测定】 精密量取本品适量(约相当于维生素 C 0.2 g)，加水 15 mL 与丙酮 2 mL，摇匀，放置 5 分钟，加稀醋酸 4 mL 与淀粉指示液 1 mL，用碘滴定液(0.05 mol/L)滴定至溶液显蓝色并持续 30 秒不褪。每 1 mL 碘滴定液(0.05 mol/L)相当于 8.806 mg 的 $C_6H_8O_6$。

【类别】 同维生素 C。

【规格】 (1)1 mL:0.25 g；(2)2 mL:0.1 g；(3)2 mL:0.25 g；(4)2 mL:0.5 g；(5)2 mL:1 g；(6)2.5 mL:1 g；(7)5 mL:0.5 g；(8)5 mL:1 g；(9)10 mL:1 g；(10)10 mL:2 g；(11)20 mL:2 g；(12)20 mL:2.5 g。

【贮藏】 遮光，密闭保存。

任务二 完成维生素 C 注射液的检查

维生素 C 注射液要求检查的项目包括：pH 值、颜色、草酸、细菌内毒素和注射剂项下其他有关项目。任务准备清单见表 7-3。

表 7-3 任务准备清单

检验资料	名称		项目名称	准备情况
	药品质量标准			□齐全/□缺少
	标准操作规程			□齐全/□缺少
	检验原始记录			□齐全/□缺少
药品试剂及耗材	名称	总耗量	领取人	剩余试剂量
实验仪器	名称	型号	数量	准备情况

续表

	试液	配制方法	配制人
试液配制			

一、pH值测定

注射剂的pH值要求一般在4～9之间，大量输入的注射液pH值应近中性。调整注射液的pH值至适宜范围能够减少对机体的刺激，增加溶液的稳定性，加速药物的吸收。常用调整pH值的附加剂有盐酸、枸橼酸、氢氧化钠、氢氧化钾、碳酸氢钠、磷酸氢二钠、磷酸二氢钠等。

pH值测定标准操作规程

1. 目的

建立pH值测定标准操作规程，保证正确操作。

2. 适用范围

适用于pH值的测定。

3. 职责

检验员负责本操作规程的执行。

4. 内容

4.1　定义

pH值是水溶液中氢离子活度的方便表示方法。pH值定义为水溶液中氢离子活度(a_{H^+})的负对数，即$pH=-\lg a_{H^+}$。

4.2　原理

氢离子活度难以由实验准确测定。为使用方便，溶液的pH值规定为根据式(7-1)计算得出：

$$pH=pH_s-(E-E_s)/k \qquad (7-1)$$

式中，E为含有待测溶液(pH)的原电池电动势，V；E_s为含有标准缓冲液(pH_s)的原电池电动势，V；k为与温度(t，℃)有关的常数，可根据式(7-2)计算得出。

$$k=0.05916+0.000\,198(t-25) \qquad (7-2)$$

测定pH值时需选择适宜的指示电极(对氢离子敏感的电极)与参比电极(具有稳定的已知电位)组成电池。常用的指示电极有玻璃电极、氢电极、醌-氢醌电极与锑电极等；参比电极主要指外参比电极，有银-氯化银电极、甘汞电极等。最常用的指示电极是玻璃电极，最常用的参比电极是银-氯化银电极或饱和甘汞电极。现已广泛使用将指示电极与参比电极组合成一体的复合电极。复合电极中，pH 敏感玻璃电极位于中间，外围被充满了参比电极液的参比电极所包围。复合电极中的指示电极和参比电极部分，与独立的单电极拥有同样的功能，唯一区别是把两支独立的单电极整合为一支复合电极，使用更方便。最常用的复合电极是玻璃电极-银-氯化银电极和玻璃电极-饱和甘汞电极。

pH 值测定法各国药典均有收载。除另有规定外，水溶液的 pH 值应以玻璃电极为指示电极、银-氯化银电极或饱和甘汞电极为参比电极的不低于 0.01 级的酸度计进行测定。

4.3　测定方法

由于各酸度计的精度与操作方法有所不同，应严格按各仪器说明书与注意事项进行操作，并遵从下列要点。

4.3.1　测定之前，按各品种项下的规定，选择 2 种标准缓冲液(pH 值相差约 3 个单位)，使待测溶液的 pH 值处于两者之间，并将所选用的标准缓冲液平衡至室温。

4.3.2　开机通电预热数分钟，调节零点(有的不需调零)与温度补偿(有的自动进行温度补偿)，选择与供试品溶液 pH 值较接近的标准缓冲液进行校正(定位)，使仪器读数与标示 pH 值一致；再用另一种标准缓冲液进行核对，相差应不大于±0.02 pH 单位。若大于此偏差，应调节斜率(有的自动进行调节)，使仪器读数与第二种标准缓冲液的标示 pH 值相符合。重复上述操作，直至不需调节仪器，读数与两种标准缓冲液的标示 pH 值相差不大于±0.02 pH 单位。或者采用上述两种标准缓冲液对仪器进行自动校正，使斜率为 90%～105%，漂移值在 0 mV±30 mV 之内，再用 pH 值介于两种校正缓冲液之间的第三种标准缓冲液验证，至仪器示值与验证缓冲液的规定数值相差不大于±0.05 pH 单位。

4.3.3　按规定取供试品或制备供试品溶液，置于小烧杯中，用供试品溶液淋洗电极数次，将电极浸入供试品溶液中，轻摇供试品溶液平衡稳定后，进行读数。对弱缓冲液或无缓冲作用溶液的 pH 值测定，除另有规定外，用邻苯二甲酸氢钾标准缓冲液校正仪器后测定供试品溶液，并重取供试品溶液再测，直至 pH 值的读数在 1 分钟内改变不超过±0.05 为止；然后用硼砂标准缓冲液校正仪器，再如上法测定；两次 pH 值的读数相差应不超过±0.1，取两次读数的平均值为其 pH 值。

4.3.4　当 pH 值不需很精确时，可使用 pH 试纸或指示剂进行粗略比较。

4.4　注意事项

4.4.1　配制标准缓冲液与供试品溶液用水，应是新沸放冷除去二氧化碳的蒸馏水或纯化水(pH 5.5～7.0)，并尽快使用以免二氧化碳重新溶入造成测量误差。

4.4.2　标准缓冲液最好新鲜配制，在抗化学腐蚀、密闭的容器中一般可保存 2～3 个月，如发现浑浊、发霉或沉淀等现象，不能继续使用。

4.4.3　对于强酸溶液，会产生酸差现象，显示结果会偏高，可通过选择用来校正的标准缓冲液范围来降低误差，比如选择 pH 1.68 的标准缓冲液来校正电极。同样，在强碱溶液中，或溶液中钠离子或锂离子浓度较高时，会产生碱差现象，显示结果会偏低，可通过选择合适的 pH 电极，如低钠玻璃电极来降低误差。

4.4.4　针对某些弱电解质(如水)，普通电极测试反应速度慢、准确性低，可选用相应的纯化水电极或低离子浓度电极，并且测试前将供试液轻摇混匀，平衡稳定后再进行读数。

4.4.5　对于单电极，新玻璃电极应在水中浸泡24小时后再用，以稳定其不对称电位，降低电阻，平时浸泡在水中，下次使用时可以很快平衡使用。玻璃电极球泡中的缓冲液不应有气泡，应与内参比电极接触。在电极架上应高于甘汞电极，以免触及容器。甘汞电极中应充满饱和氯化钾溶液，不得有气泡隔断溶液，盐桥中应保持有少量氯化钾晶体，但不可结块堵塞陶瓷渗出孔。

4.4.6　对于复合电极，尤其是以银-氯化银为参比电极的，平时电极应保存在电极储存液中(饱和氯化钾溶液和pH 4.00标准缓冲液按1∶1配制的溶液)，不要浸泡在蒸馏水或脱离子水中存储。玻璃电极球泡中不应有气泡，如果发现有气泡，应轻轻甩动电极(类似甩动体温计)除去气泡。

4.4.7　玻璃电极的球膜极易破损，切勿触及硬物。有时破损后从外观辨别不出来，可用放大镜仔细观察，或用不同的缓冲液核对其电极响应。有时虽未破损，但玻璃膜内的溶液发生浑浊，电极响应值不符合要求，即不可再用。

4.4.8　每次更换标准缓冲液或待测溶液之前，均应用水和该溶液充分淋洗电极，然后用滤纸吸干，再将电极浸入该溶液进行测定。

小组讨论

pH值测定时如何选择标准缓冲溶液?

以梅特勒实验室酸度计的使用为例，介绍酸度计的标准操作规程。

梅特勒实验室酸度计标准操作规程

1. 目的

建立梅特勒实验室酸度计标准操作规程，规范仪器操作。

2. 适用范围

适用于梅特勒实验室酸度计的操作。

3. 职责

质检员、QC主任对本操作规程的实施负责。

4. 内容

4.1　显示说明

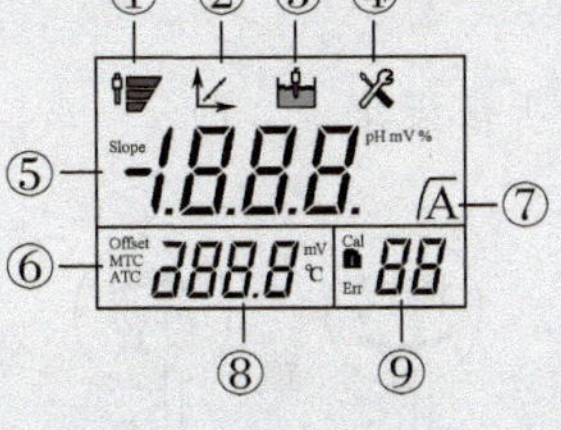

①电量显示；②电极校准图标；③电极测量图标；④参数设定；⑤pH/mV读数或者斜率；⑥温度补偿；⑦自动终点/读数稳定图标；⑧测定过程中的温度/校准过程中的零点值；

⑨缓冲液组/校准点/错误索引。

4.2 按键说明

按键	短按	长按 3 秒 (3 sec.)
读数 /A	读数；确认设置	设置终点方式
校准	校准	校准数据回显
退出	退出	关机；开机
设置	设置；向上键选择数值	/
模式	模式；向下键选择数值	/

梅特勒 EL20-教育系列 pH 计仪表按键说明

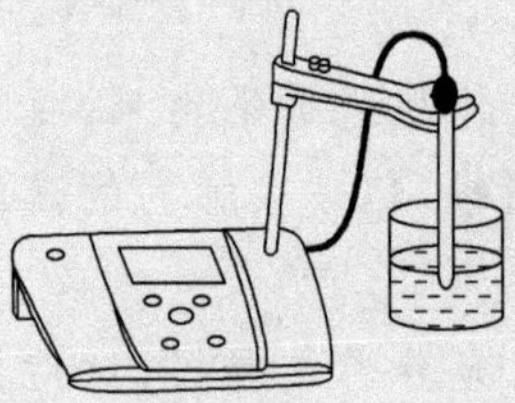

4.3 仪器使用步骤

4.3.1 开机：长按退出键开启仪器。

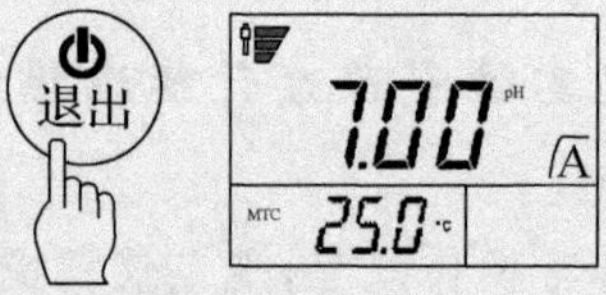

4.3.2 仪器参数设置。

4.3.2.1 短按设置键，温度值闪烁。

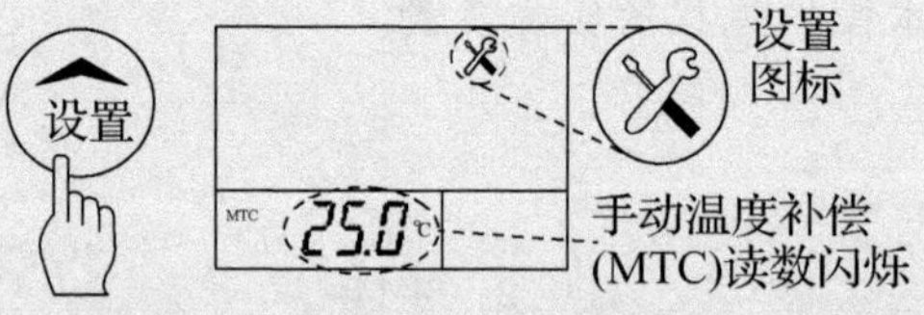

4.3.2.2 按上、下箭头键调节到所需温度。

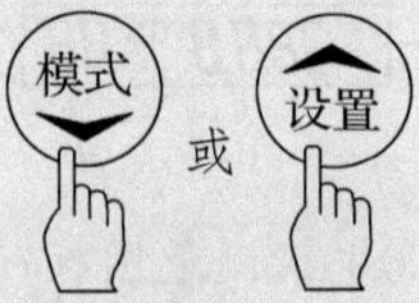

4.3.2.3　按读数键确认所选择的温度，同时缓冲液组的组号闪烁。

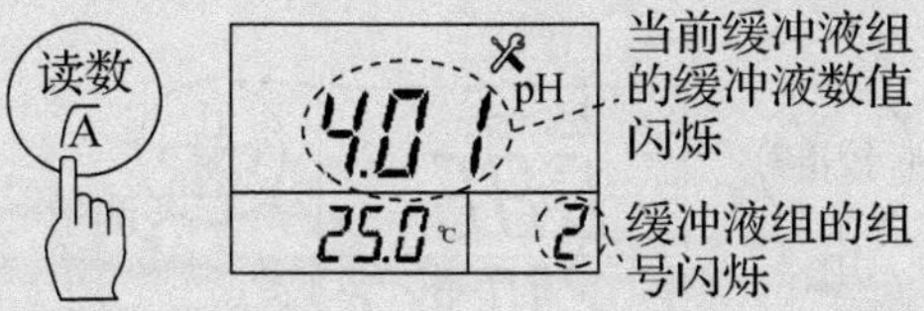

4.3.2.4　按上、下箭头键选择合适的缓冲液组号。

4.3.2.5　按读数键确认所选择的缓冲液组号。

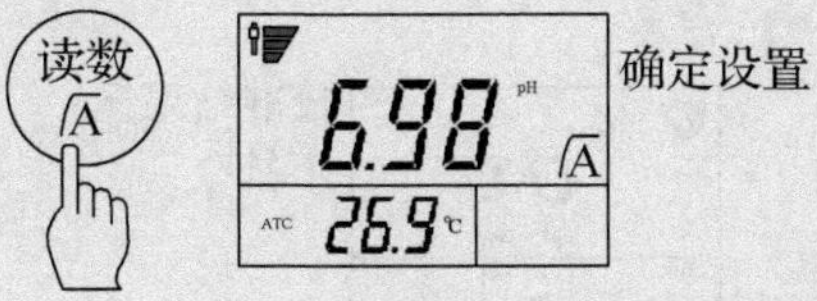

4.3.3　仪器的校准。

4.3.3.1　将电极插入第一个缓冲液中，并按校准键开始校准，校准和测量图标同时显示，校准点显示1。

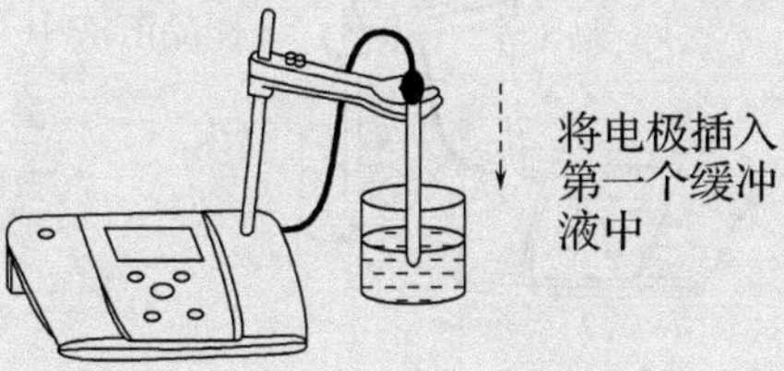

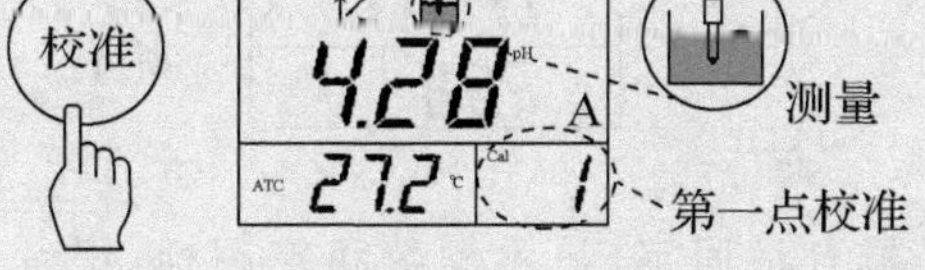

4.3.3.2　信号稳定后，仪器自动停止，显示屏显示读数稳定图标。

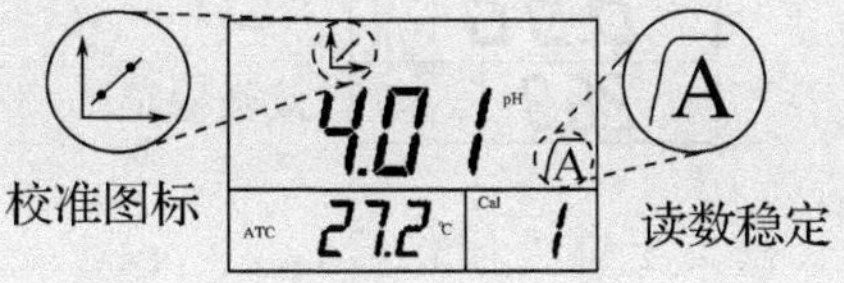

4.3.3.3 电极清洗后，插入第二个缓冲液中，并按校准键，校准和测量图标同时显示，校准点显示2。

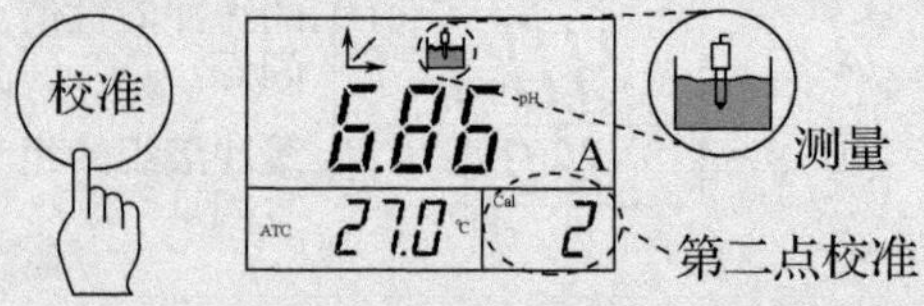

4.3.3.4 信号稳定后，仪器自动停止，显示屏显示读数稳定图标。

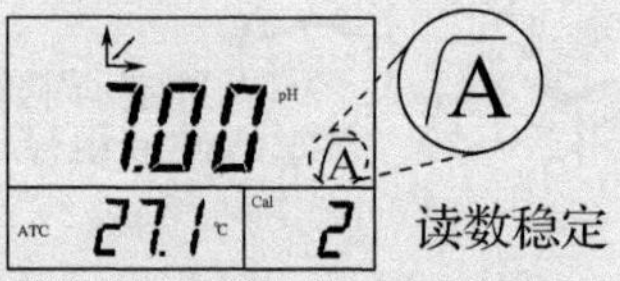

4.3.3.5 按读数键结束校准，仪器显示斜率，同时保存校准数据，然后仪器自动调回到测量界面。

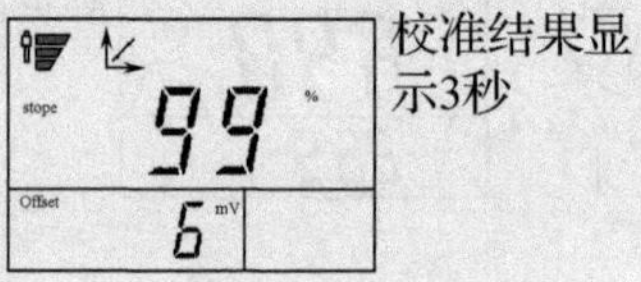

4.3.4 样品测量。

4.3.4.1 电极清洗后，插入样品溶液中，按读数键开始测量。

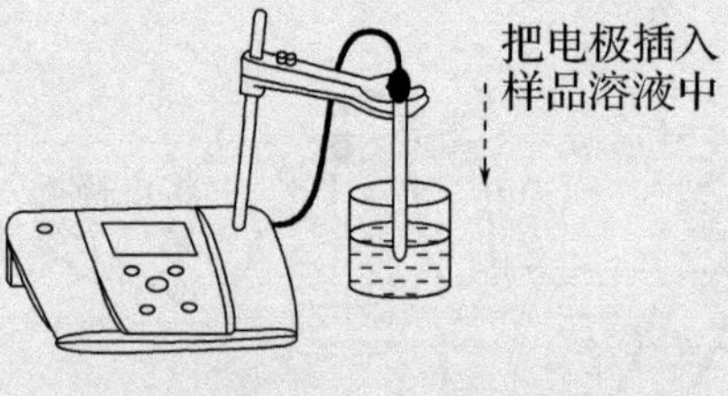

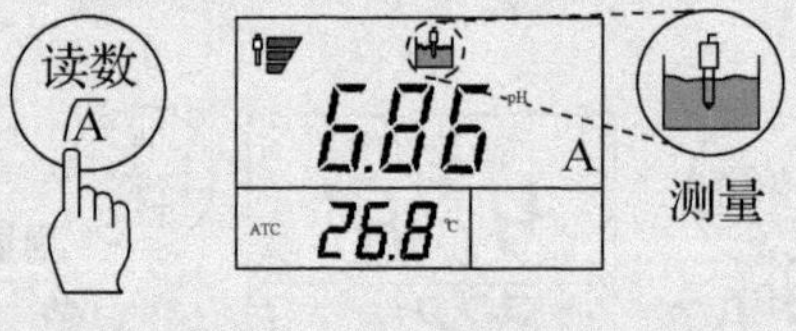

4.3.4.2 读数稳定后，仪器自动固定，显示读数稳定图标，记录读数。

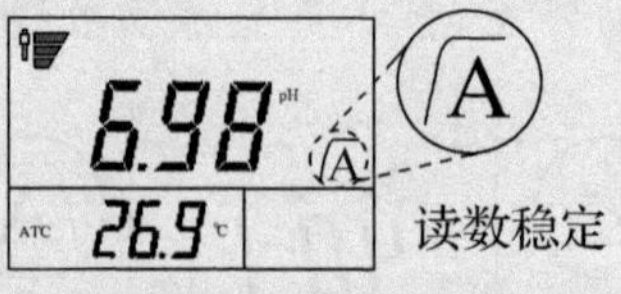

4.3.5 关机：清洗电极后，长按退出键关闭仪器。

相应的原始记录表见表7－J1，应记录酸度计型号、供试品溶液的制备过程、测定时的温度、使用的标准缓冲液以及重复测定2次的数据及其平均值。按各品种项下规定限度的精度要求，对上述平均值进行修约，作为供试品的pH值；再根据各品种项下规定限度的范围，判定“符合规定”或“不符合规定”。

表7－J1　pH值测定原始记录

第　页　共　页

日期：　　　　　　温度/℃：　　　　　　相对湿度/%：

<table>
<tr><td>样品编号</td><td colspan="2"></td><td>样品名称</td><td colspan="2"></td></tr>
<tr><td>批　号</td><td colspan="5"></td></tr>
<tr><td>检验依据</td><td colspan="5">□《中国药典》2025年版四部通则0631
□其他</td></tr>
<tr><td>仪器型号</td><td colspan="2"></td><td>仪器编号</td><td colspan="2"></td></tr>
<tr><td>天平型号</td><td colspan="2"></td><td>天平编号</td><td colspan="2"></td></tr>
<tr><td>pH计校正</td><td colspan="5">两点校正用缓冲液：□邻苯二甲酸氢钾标准缓冲液
□磷酸盐标准缓冲液(pH=6.8)
□其他</td></tr>
<tr><td></td><td colspan="5">核　对用缓冲液：□邻苯二甲酸氢钾标准缓冲液
□磷酸盐标准缓冲液(pH=6.8)
□其他
结　果：实测pH值</td></tr>
<tr><td>供试液的制备</td><td colspan="5"></td></tr>
<tr><td rowspan="11">实测结果</td><td>编号</td><td colspan="3">测得pH值</td><td>报告pH值</td></tr>
<tr><td></td><td></td><td></td><td></td><td></td></tr>
<tr><td></td><td></td><td></td><td></td><td></td></tr>
<tr><td></td><td></td><td></td><td></td><td></td></tr>
<tr><td></td><td></td><td></td><td></td><td></td></tr>
<tr><td></td><td></td><td></td><td></td><td></td></tr>
<tr><td></td><td></td><td></td><td></td><td></td></tr>
<tr><td></td><td></td><td></td><td></td><td></td></tr>
<tr><td></td><td></td><td></td><td></td><td></td></tr>
<tr><td></td><td></td><td></td><td></td><td></td></tr>
<tr><td></td><td></td><td></td><td></td><td></td></tr>
</table>

续表

标准规定	
结　　论	□(均)符合规定　　□(均)不符合规定
检验者： 日　期：	校对者： 日　期：　　　　审核者： 日　期：

注：如部分参数未用到，请在相应栏目内画“/”。

二、颜色检查

溶液颜色检查法是控制原料及注射剂、口服溶液、滴眼液和滴耳液等制剂中有色杂质限量的方法。药品的颜色与药品本身的性质、纯度、杂质的含量有着密切的关系。药品颜色通常来源于三个方面：第一，药物本身的化学结构，有颜色的药物化学结构式中一般具有不饱和碳环的共轭体系，颜色深浅与 N、S、O 等原子的种类及数目相关；第二，制备工艺中有色杂质的引入；第三，药物本身不稳定，由于氧化、水解、络合、聚合等原因使药物颜色加深。药品颜色的变化是药品内在质量改变最直观的表现，往往意味着分解物的产生、增加，纯度或主成分含量的降低等。溶液颜色的检查可以简易、直观、快速地判断药品中有色杂质的量，并与通常采用的高效液相色谱法测定有关物质相结合，可以从两个不同的角度来控制药品质量，两者可互相补充，不能互相替代。

维生素 C 注射液在贮存期间易变色，且颜色随贮存时间的延长而逐渐变深。这是由于维生素 C 水溶液的 pH 值在高于 6 或低于 5 时，受空气、光线和温度的影响，分子中的内酯环可发生水解，并进一步发生脱羧反应生成糠醛聚合成色。

《中国药典》2000 年版以后的历版药典，均收载了溶液颜色检查法：第一法是目视法，第二法是紫外-可见分光光度法，第三法色差计法。《中国药典》2025 年版二部中维生素 C 注射液颜色的检查采用第二法（紫外-可见分光光度法）：取本品，用水稀释制成每 1 mL 中含维生素 C 50 mg 的溶液，照紫外-可见分光光度法（通则 0401），在 420 nm 的波长处测定，吸光度不得过 0.06。

溶液颜色检查法标准操作规程

1. 目的

建立溶液颜色检查法标准操作规程，保证正确操作。

2. 适用范围

适用于溶液颜色检查法的操作。

3. 职责

检验员负责本操作规程的执行。

4. 内容

4.1　概述

本法为紫外-可见分光光度法，即照紫外-可见分光光度法标准操作规范于规定波长处测定吸光度，按各品种项下规定判断结果。

4.2　仪器

紫外-可见分光光度计。

4.3　操作方法

4.3.1　除另有规定外，如供试品为原料药，称取该药品规定量的细粉，加水溶解使成10 mL(或加水溶解使成规定量的体积)，必要时滤过，取续滤液照紫外-可见分光光度法标准操作规范，于规定的波长处测定吸光度。

4.3.2　如供试品为固体制剂，取该供试品研细，称取该药品项下规定量的细粉，加水溶解使成规定量的体积，振摇或用其他规定的方法使溶解，滤过，取续滤液照紫外-可见分光光度法标准操作规范，于规定波长处测定吸光度。

4.3.3　如供试品为注射剂或液体制剂，取该药品适量，加水或规定的溶剂稀释成规定的浓度(供试品的浓度与规定浓度相同时，可直接测定)，照紫外-可见分光光度法标准操作规范，以水或规定的溶剂为空白，于规定波长处测定吸光度。

4.3.4　除另有规定外，比色法所用的空白系指用同体积的溶剂代替供试品溶液，然后依次加入等量的相应试剂，并用同样方法处理。

4.4　记录

应记录仪器型号与测定波长，以及供试品溶液的制备方法、吸光度读数。

4.5　结果判定

对按规定溶剂与浓度配制成的供试品溶液进行测定，如吸光度小于或等于规定值，判为符合规定；大于规定值，则判为不符合规定。

4.6　注意事项

4.6.1　试验中所用的容量瓶和移液管均应经检定校正，洗净后使用。

4.6.2　使用的石英吸收池必须洁净。当吸收池中装入同一溶剂，在规定波长测定各吸收池的透光率时，如透光率相差在0.3%以下者可配对使用，否则必须加以校正。

4.6.3　取吸收池时，手指拿毛玻璃面的两侧。装入样品溶液的体积以吸收池体积的4/5为宜，使用挥发性溶液时应加盖，透光面要用擦镜纸由上而下擦拭干净，检视应无残留溶剂。为防止溶剂挥发后溶质残留在吸收池的透光面，可先用蘸有空白溶剂的擦镜纸擦拭，然后再用干擦镜纸拭净。吸收池放入样品室时应注意每次放入方向相同。测定完毕后吸收池应及时用溶剂及水冲洗干净，晾干，防尘保存。

4.6.4　在4.3.1与4.3.2中的滤过是指在规定“滤过”而无进一步说明时，使液体通过适当的滤纸或滤膜过滤，直到滤液澄清，取续滤液测定。

相应的原始记录表见表7-J2，应记录仪器型号与测定波长，以及供试品溶液的制备方法、吸光度读数。

表7-J2　颜色检查原始记录

第　　页　共　　页

日期：　　　　温度/℃：　　　　相对湿度/%：

样品编号		样品名称	
批　　号			

续表

检验依据	□《中国药典》2025 年版四部通则 0901 □其他
检验方法	□第一法　目视法 □第二法　紫外-可见分光光度法 □第三法　色差计法
供试液制备	□检品为原料药，称取该药品规定量的细粉，加水溶解使成 10 mL（或加水溶解使成规定量的体积），必要时滤过，取续滤液照紫外-可见分光光度法标准操作规范，于规定的波长处测定吸光度 □检品为固体制剂，取该供试品研细，称取该药品项下规定量的细粉，加水溶解使成规定量的体积，振摇或用其他规定的方法使溶解，滤过，取续滤液照紫外-可见分光光度法标准操作规范，于规定波长处测定吸光度 □供试品为注射剂或液体制剂，取该药品适量，加水或规定的溶剂稀释成规定的浓度（供试品的浓度与规定浓度相同时，可直接测定），照紫外-可见分光光度法标准操作规范，以水或规定的溶剂为空白，于规定波长处测定吸光度 □检品为固体，取________g 用超纯水溶解至________mL 后作为供试品溶液
实验结果	供试品溶液浓度： 测定吸光度：
标准规定	照紫外-可见分光光度法（通则 0401），在________nm 的波长处测定，吸光度不得超过____________________
结　　论	□（均）符合规定　　□（均）不符合规定
检验者： 日　期：	校对者：　日　期：　　审核者：　日　期：

注：如部分参数未用到，请在相应栏目内画“/”。

三、草酸的检查

维生素 C 注射液中草酸的检查要求供试品溶液产生的浑浊不得浓于对照溶液，操作细节可参考“项目二　可压性蔗糖的质量检验”相关部分。

四、细菌内毒素检查

细菌内毒素检查法是判断供试品中细菌内毒素是否符合规定的方法。内毒素即革兰阴性菌细胞壁的脂多糖，其毒性成分为类脂 A，菌体死亡崩解后释放出来。微量的细菌内毒素进入机体后即可引起机体内发热、血管扩张、血管通透性增加、中性粒细胞增多、补体激活、机体血压下降等一系列病理、生理反应，严重时可导致弥漫性血管内凝血及多器官功能衰竭直至休克、死亡。《中国药典》2025 年版二部对维生素 C 注射液中细菌内毒素检查规定：每 1 mg 维生素 C 中含内毒素量应小于 0.020 EU。

细菌内毒素检查法标准操作规程

1. 目的

建立细菌内毒素检查法标准操作规程，保证操作规范、准确。

2. 适用范围

适用于细菌内毒素检查法的操作。

3. 职责

检验员负责本操作规程的执行。

4. 内容

4.1　概述

4.1.1　本法系利用鲎试剂来检测或量化由革兰阴性菌产生的细菌内毒素，以判断供试品中细菌毒素的限量是否符合规定的一种方法。

4.1.2　细菌内毒素检查包括凝胶法和光度测定法两种方法，后者包括浊度法和显色基质法。供试品检测时可使用其中任何一种方法进行试验。当测定结果有争议时，除另有规定外，以凝胶法结果为准。

4.1.3　供试品的最大有效稀释倍数(MVD)按式(7-3)计算：

$$MVD = c \cdot L/\lambda \qquad (7-3)$$

式中，L 为供试品的细菌内毒素限值。c 为供试品溶液的浓度，当 L 以 EU/mg 或 EU/U 表示时，c 的单位为 mg/mL 或 U/mL；当 L 以 EU/mL 表示时，则 c 等于 1.0 mL/mL。如需计算在 MVD 时的供试品浓度，即最小有效稀释浓度(c)，可使用公式 $c=\lambda/L$。λ 在凝胶法中为鲎试剂的标示灵敏度(EU/mL)，在光度测定法中为所使用的标准曲线的最低内毒素浓度。

4.1.4　《中国药典》、国家标准以及其他内毒素检验标准中已有规定的品种，可直接进行内毒素检查，如在检验中出现干扰的情况需再进行干扰试验的验证。

4.1.5　在使用新一批号的鲎试剂前，必须进行鲎试剂灵敏度复核试验。

4.1.6　细菌内毒素检查过程中的阴性对照、阳性对照和供试品阳性对照必须同时进行，否则试验结果无效。

4.2　仪器与用具

4.2.1　天平供试品称量用，分度值为 0.1 mg 以下。

4.2.2　电热干燥箱用于去除外源性内毒素，温度应能达到 250 ℃。

4.2.3　其他仪器：恒温水浴箱或适宜的恒温器(37 ℃±1 ℃)、旋涡混合器、细菌内毒素光度测定仪器。

4.2.4　试验用具：移液管(或刻度吸管、微量加样器及无热原吸头)、凝集管(10 mm×75 mm)、试管、试管架、洗耳球、封口膜、时钟、75%乙醇棉球、剪刀、砂轮。试验所用的器皿需经过处理，以去除可能存在的外源性内毒素。耐热器皿常用干热灭菌法(250 ℃、30 分钟以上)去除，也可采用其他确证不干扰细菌内毒素检查的适宜方法。若使用塑料器具，如微孔板和与微量加样器配套的吸头等，应选用标明无内毒素并且对试验无干扰的器具。

4.3 试药与试剂

4.3.1 细菌内毒素国家标准品或细菌内毒素工作标准品，除另有规定外，应使用由中国食品药品检定研究院统一发放的标准品。

4.3.2 细菌内毒素检查用水应符合灭菌注射用水标准，其内毒素含量小于0.015 EU/mL(用于凝胶法)或0.005 EU/mL(用于光度测定法)且对内毒素试验无干扰作用。

4.3.3 鲎试剂包括凝胶法和光度法鲎试剂。凝胶法鲎试剂和光度法鲎试剂在首次使用前应分别通过鲎试剂灵敏度复核试验和标准曲线可靠性验证试验，符合规定方可使用。

4.4 凝胶法操作方法

4.4.1 凝胶法系通过鲎试剂与内毒素产生凝集反应的原理进行限度检测或半定量检测内毒素的方法。

4.4.2 鲎试剂灵敏度复核：鲎试剂灵敏度复核的目的不仅是考查鲎试剂的灵敏度是否准确，还包括检验人员操作方法是否正确及试验条件是否符合规定。因此，要求每个实验室在使用新一批鲎试剂前必须进行灵敏度复核试验。

4.4.2.1 试验操作。

4.4.2.1.1 细菌内毒素标准溶液的制备：取细菌内毒素国家标准品或细菌内毒素工作标准品1支，按照标准品说明书加入规定量的细菌内毒素检查用水溶解其内容物，用封口膜将瓶口封严，置旋涡混合器上混合15分钟。然后进行稀释，制备成4个浓度的细菌内毒素标准溶液，即2λ、λ、0.5λ、0.25λ(λ为所复核的鲎试剂的标示灵敏度)，每稀释一步均应在旋涡混合器上混合30秒(详细过程请参见标准品使用说明书)。

若使用的为细菌内毒素国家标准品，可按其使用说明书将其稀释至规定浓度后分装、保存。若为细菌内毒素工作标准品，为一次性使用。

4.4.2.1.2 待复核鲎试剂的准备：取规格为0.1 mL/支的鲎试剂18支，每支加入0.1 mL检查用水溶解，轻轻转动瓶壁，使内容物充分溶解，避免产生气泡。若待复核鲎试剂的规格不是0.1 mL/支时，取若干支按其标示量加入检查用水复溶，充分溶解后将鲎试剂溶液混合在一起，然后每0.1 mL分装到10 mm×75 mm凝集管中，要求至少分装18管备用。

4.4.2.1.3 加样：2λ、λ、0.5λ、0.25λ的内毒素标准溶液每一浓度加4支(管)；另取2支(管)加入检查用水作为阴性对照。加样体积均为0.1 mL。

4.4.2.1.4 保温：加样结束后，将鲎试剂用封口膜封口，轻轻振动混匀，避免产生气泡，放入37℃±1℃水浴或适宜恒温器中，保持水平状态，保温60分钟±2分钟。

4.4.2.1.5 观察并记录结果：将每管拿出缓缓倒转180°观察，若管内形成凝胶，并且凝胶不变形，不从管壁滑脱者为阳性，记录为(+)；未形成凝胶或形成的凝胶不坚实、变形并从管壁滑脱者为阴性，记录为(—)。保温和拿取试管过程应避免受到振动造成假阴性结果。

4.4.2.2 试验结果计算：当最大浓度2λ的4管均为阳性，最低浓度0.25λ的4管均为阴性，阴性对照为阴性时试验为有效，按式(7-4)计算反应终点浓度的几何平均值，即为鲎试剂灵敏度的复核结果(λ_c)。

$$\lambda_c = \text{antilg}(\sum X/n) \tag{7-4}$$

式中，X为反应终点浓度的对数值(lg)，反应终点浓度是指系列递减的内毒素标准溶液中最后一个呈阳性结果的浓度；n为每个浓度的平行管数。

4.4.2.3　结果判断：当λ_c在$0.5\lambda \sim 2\lambda$(包括0.5λ和2λ)时，判定该批鲎试剂灵敏度复核合格，可用于干扰试验和供试品的细菌内毒素检查，并以λ(标示灵敏度)为该批鲎试剂的灵敏度。

4.4.3　干扰试验：干扰试验的目的是确定供试品在多大的稀释倍数或浓度下对内毒素和鲎试剂的反应不存在干扰作用，为能否使用细菌内毒素检查法提供依据。并且验证当供试品的配方和工艺有变化，鲎试剂来源改变或供试品阳性对照结果呈阴性时，供试品是否存在干扰作用。建议使用较低灵敏度(如0.5 EU/mL或0.25 EU/mL)的鲎试剂进行干扰试验的预试验，可尽量避免供试品所含的内毒素对干扰试验造成的阳性影响。正式干扰试验时，应尽量选择不干扰稀释倍数或浓度对应灵敏度的鲎试剂进行试验。

4.4.3.1　干扰试验预试验：预试验的目的是初步确定供试品的最大不干扰浓度(当限值以EU/mg或EU/U活性单位表示时)或最小不干扰稀释倍数(当限值以EU/mL表示时)，为正式干扰试验提供依据。

4.4.3.1.1　将无可检测到内毒素的供试品进行一系列倍数的稀释，但最大的稀释倍数一般不得超过$MVD=cL/\lambda_{0.03}$。

4.4.3.1.2　使用鲎试剂对每一稀释倍数进行检验。每一稀释倍数下做2支供试品管和2支供试品阳性对照(用该浓度的供试品稀释液将内毒素标准品制成2λ浓度)。另取2支加入细菌内毒素检查用水作为阴性对照，2支加入2λ浓度的内毒素标准溶液作为阳性对照。保温60分钟±2分钟后，观察并记录结果。

4.4.3.1.3　当阴性对照为阴性、阳性对照为阳性时，试验为有效。当系列浓度中出现供试品溶液2管为阴性、供试品阳性对照2管为阳性时，认为供试品在该浓度下不干扰试验，此稀释倍数即为最小不干扰稀释倍数，即可选择该稀释倍数进行正式干扰试验。

当系列浓度中所有浓度的供试品管都不为阴性，或供试品阳性对照管不为阳性时，说明供试品对内毒素与鲎试剂的反应存在干扰，则应对供试品进行更大倍数稀释(不得超过$MVD=cL/\lambda_{0.03}$)，或通过其他适宜的方法(如过滤、中和、透析或加热处理等)排除干扰。为确保所选择的处理方法能有效地排除干扰且不会使内毒素失去活性，要使用预先添加了标准内毒素再经过处理的供试品溶液作为供试品阳性对照进行干扰试验。

当供试品的内毒素限值单位为EU/mg或EU/U时，应将最小不干扰稀释倍数换算成最大不干扰浓度(该稀释倍数下溶液的浓度)，以mg/mL或U/mL表示。

4.4.3.2　正式干扰试验：目的是检验在某一浓度下的供试品对于鲎试剂与内毒素的反应有无干扰作用。

4.4.3.2.1　制备内毒素标准对照溶液：取1支细菌内毒素标准品，用细菌内毒素检查用水稀释成4个浓度的标准溶液即2λ、λ、0.5λ、0.25λ(方法同4.4.2.1.1)。

4.4.3.2.2　制备含内毒素的供试品溶液：将供试品稀释至预试验中确定的不干扰稀释倍数，再用此稀释液将4.4.3.2.1中的同一支细菌内毒素标准品稀释成4个浓度，即2λ、λ、0.5λ、0.25λ的含内毒素的供试品溶液。

4.4.3.2.3 鲎试剂的准备：按 4.4.2.1.2 的方法准备鲎试剂 28 支。

4.4.3.2.4 加样：将准备好的 28 支鲎试剂放在试管架上。将 2λ、λ、0.5λ、0.25λ 的内毒素标准溶液每一浓度加 2 支管，另取 2 支加入检查用水作为阴性对照。将含 2λ、λ、0.5λ、0.25λ 的内毒素的供试品溶液每一浓度加 4 支管，另取 2 支加入供试品溶液作为样品阴性对照。加样体积均为 0.1 mL。

加样结束后，放入 37 ℃±1 ℃水浴或适宜恒温器中，保温 60 分钟±2 分钟，观察并记录结果。

4.4.3.2.5 结果判断：只有当阴性对照和样品阴性对照溶液的所有平行管都为阴性，并且内毒素标准系列的结果在鲎试剂灵敏度复核范围内时，试验方为有效。当供试品系列的结果符合鲎试剂灵敏度复核试验的要求，即最大浓度 2λ 的 4 管均为阳性，最小浓度 0.25λ 的 4 管均为阴性，阴性对照为阴性时，认为供试品在该浓度下无干扰作用。

其他情况则认为供试品在该浓度下干扰试验。应使用适宜方法排除干扰，如对供试品进行更大倍数的稀释，这是排除干扰因素的简单有效方法。

在建立品种的细菌内毒素检查法时，为验证样品和不同鲎试剂反应的一致性，要求同时使用两个生产厂家的鲎试剂对至少三批样品进行干扰试验。如为上市品种建立统一的细菌内毒素检查法，应检测两个以上生产厂家的样品(独家上市品种除外)。如为新药需检测连续生产的样品。

4.4.4 凝胶限度试验：在细菌内毒素检查中，每批供试品必须做 2 支供试品管和 2 支供试品阳性对照，同时每次试验须做 2 支阳性对照和 2 支阴性对照。

4.4.4.1 操作方法

4.4.4.1.1 供试品溶液的制备首先计算 MVD$=c \cdot L/\lambda$，c、L 的意义同 4.1.3。λ 为所使用鲎试剂的标示灵敏度。然后将供试品进行稀释，其稀释倍数不得超过 MVD。

4.4.4.1.2 阳性对照溶液的制备：用检查用水将标准品稀释制成 2λ 浓度的内毒素标准溶液(方法同 4.4.2.1.1)。

4.4.4.1.3 供试品阳性对照溶液的制备：用待检测的供试品溶液或其稀释液将内毒素标准品制成 2λ 浓度的内毒素溶液(方法同 4.4.3.2.2 供试品阳性对照溶液的制备)。

4.4.4.1.4 阴性对照品溶液：细菌内毒素检查用水。

4.4.4.1.5 鲎试剂的准备：取复溶后规格为 0.1 mL/支或分装好的鲎试剂 8 管备用。

4.4.4.1.6 加样：其中 2 支加入 0.1 mL 供试品溶液或其稀释液(其稀释倍数不得超过 MVD)作为供试品管，2 支加入 0.1 mL 阳性对照溶液作为阳性对照(PC)，2 支加入 0.1 mL 检查用水作为阴性对照(NC)，2 支加入 0.1 mL 供试品阳性对照溶液作为供试品阳性对照(PPC)。

4.4.4.1.7 将管中溶液轻轻混匀后，用封口膜封闭管口，垂直放入 37 ℃±1 ℃水浴或适宜恒温器中，保温 60 分钟±2 分钟。

4.4.4.2 结果判断：当阳性对照都为阳性、供试品阳性对照都为阳性且阴性对照都为阴性时，试验方为有效。若供试品 2 管均为阴性，认为该供试品符合规定。当供试品的稀释倍数等于 MVD 时结果出现供试品 2 管均为阳性，应认为不符合规定；如 2 管中 1 管为阳性，1管为阴性，按上述方法另取4支供试品管复试，4管中如有1管为阳性，即认为不符合规定；若供试品的稀释倍数小于MVD而结果出现2管均为阳性或2管中1管为阳性时，按同样方法将其稀释至MVD重新试验，再对结果进行判断。

4.5 光度法操作方法

4.5.1 概述：光度测定法分为浊度法和显色基质法。

4.5.1.1 浊度法系利用检测鲎试剂与内毒素反应过程中浊度变化而测定内毒素含量的方法。根据检测原理，可分为终点浊度法和动态浊度法。终点浊度法是依据反应混合物中的内毒素浓度和其在孵育终止时的浊度(吸光度或透光率)之间存在的量化关系来测定内毒素含量的方法。动态浊度法是检测反应混合物的浊度到达某一预先设定的吸光度或透光率所需要的反应时间，或是检测浊度增加速度的方法。

4.5.1.2 显色基质法系利用检测鲎试剂与内毒素反应过程中产生的凝固酶使特殊底物释放出呈色团的多少而测定内毒素含量的方法。根据检测原理，分为终点显色法和动态显色法。终点显色法是依据反应混合物中的内毒素浓度和其在孵育终止时释放出的呈色团的量之间存在的量化关系来测定内毒素含量的方法。动态显色法是检测反应混合物的吸光度或透光率到达某一预先设定的吸光度或透光率所需要的反应时间，或是检测值增加速度的方法。

4.5.2 仪器的设置：浊度法分为终点浊度法和动态浊度法，显色基质法也分为终点显色法和动态显色法。针对不同的方法，应配置相应的测定仪器。

在试验开始前，应根据仪器的说明和试验的设计设定反应时间、反应温度(一般为37℃±1℃)、检测波长等相关系数。

供试品和鲎试剂的分装加样量、供试品和鲎试剂的比例及保温时间等，需参照所用仪器和试剂的有关说明进行。

4.5.3 标准曲线的可靠性试验：当使用新批号的鲎试剂或试验条件发生了任何可能会影响检验结果的改变时，需进行标准曲线的可靠性试验。

4.5.3.1 试验操作

4.5.3.1.1 细菌内毒素标准溶液的制备：用检查用水将1支内毒素标准品溶解稀释，并制成至少3个浓度的稀释液(相邻浓度间稀释倍数不得大于10)，最低浓度不得低于所用鲎试剂的标示检测限。稀释操作方法同凝胶法。

4.5.3.1.2 鲎试剂的准备要求：内毒素标准系列中每一浓度至少做3支平行管，并要求同时做2支阴性对照。根据所制备的标准曲线中浓度的个数来计算所需要的鲎试剂体积。

由于凝胶法鲎试剂和光度测定法鲎试剂在工艺上有所不同，因此在进行光度法检测时需使用专用鲎试剂而不能用凝胶法鲎试剂代替。光度法鲎试剂都为0.5 mL以上装量，在溶解后需将所有鲎试剂混合在一起，备用。

4.5.3.1.3 加样：将标准内毒素溶液和阴性对照按仪器要求的体积分装到仪器配置的反应容器中，如小试管或微孔板。再加入要求体积的鲎试剂，轻轻混匀，避免产生气泡，然后将反应容器放入光度测定仪中进行反应。

4.5.3.2 结果判断：当阴性对照内毒素的检测值小于标准曲线最低点的检测值或反应时间大于标准曲线最低点的反应时间，将全部数据进行线性回归分析。根据线性回归分析，标准曲线的相关系数(r)的绝对值应大于或等于0.980，试验方为有效。否则须重新试验。

4.5.4 干扰试验：干扰试验的目的同凝胶法干扰试验。当鲎试剂、供试品的来源、配方、生产工艺改变或试验环境中发生了任何有可能影响试验结果的变化时，须重新进行干扰试验。

4.5.4.1 试验操作

4.5.4.1.1 标准曲线的制备操作同4.5.3.1.1。

4.5.4.1.2 将供试品进行一系列的稀释，但不得超过MVD。选择标准曲线中点或一个靠近中点的内毒素浓度，设为λ_m，作为添加到供试品中的标准内毒素浓度。

4.5.4.1.3 鲎试剂的准备：根据标准曲线及供试品浓度个数来计算所需要的鲎试剂体积。鲎试剂溶解后需将所有试剂混合在一起，备用。

4.5.4.1.4 加样标准曲线：每个浓度不少于2支平行管，供试品每个浓度不少于2支平行管，同时供试品每个浓度的样品阳性对照也不少于2支平行管。并用检查用水制备2支阴性对照。

4.5.4.2 试验结果计算：当反应完毕后，仪器自动生成标准曲线并按所得线性回归方程分别计算出供试品溶液和含标准内毒素的供试品溶液的内毒素含量c_T和c_S，按式(7-5)计算供试品每一浓度的回收率(R)。

$$R=(c_S-c_T)/\lambda_m\times 100\% \qquad (7-5)$$

4.5.4.3 结果判断：当阴性对照的检测值小于标准曲线最低点的检测值或反应时间大于标准曲线最低浓度的反应时间，标准曲线的相关系数(r)的绝对值应大于或等于0.980，试验有效。

当供试品的内毒素的回收率在50%～200%之间时，则认为在此浓度下供试品溶液不存在干扰作用。

当供试品系列的内毒素的回收率都不在指定的范围内，可重新制备比最低浓度(λ)更低的标准曲线，从而提高MVD，可将供试品进行更大倍数的稀释来排除干扰。或按“凝胶法干扰试验”中提及的其他适宜方法去除干扰因素，并要重复干扰试验来验证处理的有效性。

4.5.5 供试品细菌内毒素检查

4.5.5.1 试验操作

4.5.5.1.1 标准曲线的制备操作同4.5.3.1.1。

4.5.5.1.2 将供试品稀释至一个已证实无干扰作用的浓度，并同时制备该浓度下的供试品阳性对照。

4.5.5.1.3 鲎试剂的准备及加样：标准曲线每个浓度不少于2支平行管，供试品不少于2支平行管，供试品阳性对照也不少于2支平行管。并用检查用水做2支阴性对照。

将标准内毒素溶液、供试品、供试品阳性对照和阴性对照按仪器要求的体积分装到仪器配置的反应容器中，再将鲎试剂也按要求的体积加入到反应容器中，轻轻混匀，避免产生气泡，然后将反应容器放入光度测定仪中进行反应。

4.5.5.2　结果判断：当反应完毕后，使用标准曲线来计算供试品的每一个平行管的内毒素浓度。

试验必须符合以下三个条件方为有效。

(1) 标准曲线的结果要符合“标准曲线的可靠性试验”中的要求。

(2) 该浓度下的内毒素回收率要在50%～200%的范围内。

(3) 阴性对照的检测值小于标准曲线最低点的检测值或反应时间大于标准曲线最低点的反应时间。

若供试品溶液所有平行管的平均内毒素浓度乘以稀释倍数后，小于规定的内毒素限值，判供试品符合规定。若大于或等于规定的内毒素限值，判供试品不符合规定。

4.6　注意事项

4.6.1　实验操作应在清洁环境中进行，过程中应防止内毒素的污染。

4.6.2　在使用洗耳球、移液管取样时，应注意不要将洗耳球中的气体吹入溶液中，以防止气体中的内毒素进入供试液。

4.6.3　溶解鲎试剂及混匀供试品和鲎试剂时，不要剧烈振荡，避免产生气泡。

4.6.4　由于凝集反应是不可逆的，所以在反应过程中及观察结果时应注意不要使试管受到振动，以免凝胶破碎产生假阴性结果。

4.6.5　进行干扰实验时，标准对照系列和含内毒素的供试品溶液系列应同时进行。

4.6.6　在进行鲎试剂灵敏度复核、干扰实验和供试品细菌内毒素检查时，各个实验中要求的对照应同时进行，并且只有在实验有效的情况下才能进行计算和判断。

4.6.7　有些供试品在使用非简化法制备供试品阳性对照时结果是存在干扰作用的，但是如果使用简化法则结果表现为无干扰，说明使用简化法会掩盖供试品的干扰作用，这样的供试品不适合使用简化法。供试品阳性对照能否采用简化法，应根据具体品种进行验证。

4.6.8　玻璃器皿的洗涤：将玻璃器皿放入铬酸洗液或其他热原灭活剂或清洗液中充分浸泡，然后取出将洗液晾干，用自来水将残留洗液彻底洗净，再用蒸馏水反复冲洗三遍以上，晾干后放入适宜的密闭金属容器中或用锡箔纸包好后再放入金属容器内，放置入烤箱。

4.6.9　耐热器皿外源性内毒素的去除：将洁净干燥的器皿放入适宜的密闭金属容器中或用锡箔纸包好后再放入金属容器内，放入电热干燥箱。将干燥箱调至250℃，待干燥箱温度升至设定的温度后开始计时，250℃干烤30分钟以上。达到规定时间后，关闭电源，待干燥箱温度自然降至室温后使用。

4.6.10　供试品溶液的制备：某些供试品需进行复溶、稀释或在水性溶液中浸提制成供试品溶液。一般供试品溶液和鲎试剂混合后溶液的pH值在6.0～8.0为宜。对于过酸、过碱或本身有缓冲能力的供试品，需调节被测溶液(或其稀释液)的pH值至6.0～8.0，可使用酸、碱溶液或适宜的缓冲液调节pH值。酸或碱溶液须用细菌内毒素检查用水在已去除内毒素的容器中配制。缓冲液必须经过验证不含内毒素和干扰因子。

相应的原始记录表见表 7 - J3，应记录仪器型号，鲎试剂、细菌内毒素标准品、细菌内毒素检查用水的来源，细菌内毒素标准品溶液配制方法，样品溶液配制方法及含标准内毒素的样品溶液的配制方法。

表 7 - J3　细菌内毒素定量测定原始记录

第　页　共　页

日期：　　　　温度/℃：　　　　相对湿度/%：

样品编号		样品名称	
批　号		规　格	
生产国及厂家名称			
检验依据			
检验方法	□凝胶法　□浊度法　□显色基质法 □其他		
仪器型号		仪器编号	
天平型号		天平编号	
鲎试剂	生产单位： 批号：　　　　规格：　　mL/支		
细菌内毒素标准品	□国家标准品　　□工作标准品 来源：□中国药品生物制品检定所 □其他： 批号：　　　　标定效价：　　EU/支		
细菌内毒素检查用水	生产单位： 批号：		
细菌内毒素标准品溶液配制	内毒素标准曲线范围：$\lambda_1=$　　EU/mL，$\lambda_n=$　　EU/mL		
样品溶液配制			

续表

含标准内毒素的样品溶液配制	根据内毒素标准曲线浓度，λ_m = EU/mL，配制如下：
实验结果	回归方程： 相关系数(r) 阴性对照 λ_1
标准规定	
结　论	□(均)符合规定　□(均)不符合规定
检验者： 日　期：	校对者： 日　期：　审核者： 日　期：

注：如部分参数未用到，请在相应栏目内画"/"。

五、注射剂项下其他有关检查

(一) 装量检查

注射液的装量检查指判断药物与适宜的溶剂或分散介质制成的溶液，每瓶(支)的装量与平均装量相比较，是否符合装量差异限度的一种检查方法。

注射液装量检查标准操作规程

1. 目的

建立注射液装量检查标准操作规程，保证操作规范、准确。

2. 适用范围

适用于注射液装量检查的操作。

3. 职责

检验员负责本操作规程的执行。

4. 内容

4.1 概述

适用于50 mL及50 mL以下的单剂量注射液的装量检查，其目的在于保证单剂量注射液的注射用量不少于标示量，以达到临床用药剂量要求。

凡规定检查含量均匀度的注射液，可不进行装量检查。

4.2 仪器与用具

4.2.1 注射器及注射针头。

4.2.2 量筒(量入型)规格：1 mL、2 mL、5 mL、10 mL及20 mL的量筒，均应预经标化。

4.3 操作方法

4.3.1 按表7-4规定取用量抽取供试品。

表7-4 注射剂供试品取用量

标示装量	供试品取用量/支
2 mL或2 mL以下	5
2 mL以上至50 mL	3

4.3.2 取供试品，擦净瓶外壁，轻弹瓶颈部使液体全部下落，小心开启，将每支内容物分别用相应体积的干燥注射器(包括注射器针头)抽尽，注入预经标化的量筒内，在室温下检视，读出每支装量。

4.4 结果与判定

每支注射液的装量均不得少于其标示装量；如有少于其标示装量者，即判为不符合规定。

4.5 注意事项

4.5.1 所用注射器及量筒必须洁净、干燥并经定期校准；其最大容量应与供试品的标示装量相一致，量筒的体积应使待测体积至少占其额定体积的40%。

4.5.2 注射器应配上适宜号数的注射针头，其大小与临床使用情况相近为宜。

相应的原始记录表见表7-J4，主要记录室温、抽取供试品支数、供试品的标示装量及每支供试品的实测装量。

表7-J4 重(装)量检查原始记录

第　　页　　共　　页

日期：　　　　　　温度/℃：　　　　　　相对湿度/%：

样品编号		样品名称	
批　　号			
检验项目	□重量检查　　□装量检查		

续表

<table>
<tr><td>检验依据</td><td colspan="3">□《中国药典》2025 年版　　部通则(　　　　)
□其他</td></tr>
<tr><td>天平型号</td><td></td><td>天平编号</td><td></td></tr>
<tr><td>实测结果</td><td colspan="3"></td></tr>
<tr><td>标准规定</td><td colspan="3"></td></tr>
<tr><td>结　　论</td><td colspan="3">□(均)符合规定　　□(均)不符合规定</td></tr>
<tr><td colspan="4">检验者：　　　　　　　　校对者：　　　　　　　　审核者：
日　期：　　　　　　　　日　期：　　　　　　　　日　期：</td></tr>
</table>

注：如部分参数未用到，请在相应栏目内画“/”。

(二) 渗透压摩尔浓度测定

生物膜，如人体的细胞膜或毛细血管壁，一般具有半透膜的性质，溶剂通过半透膜由低浓度溶液向高浓度溶液扩散的现象称为渗透，阻止渗透所需要施加的压力，称为渗透压。溶液的渗透压通常以渗透压摩尔浓度来表示，它反映的是溶液中各种溶质对溶液渗透压贡献的总和。渗透压摩尔浓度的单位，通常以每千克溶剂中溶质的毫渗透压摩尔浓度(mOsmol/kg)来表示，如式(7-6)所示。

$$\text{毫渗透压摩尔浓度(mOsmol/kg)}=\frac{\text{每千克溶剂中溶解的溶质克数}}{\text{分子量}}\times n\times 1\,000 \tag{7-6}$$

式中，n 为一个溶质分子溶解或解离时形成的粒子数。例如，在理想溶液中，葡萄糖 $n=1$，氯化钠或硫酸镁 $n=2$，氯化钙 $n=3$，枸橼酸钠 $n=4$。

在涉及溶质的扩散或通过生物膜的液体转运各种生物的过程中，渗透压都起着极其重要的作用。因此，在制备注射剂、眼用液体制剂等药物制剂时，必须关注其渗透压。处方中添加了渗透压调节剂的制剂，均应控制其渗透压摩尔浓度。

静脉输液、营养液、电解质或渗透利尿药(如甘露醇注射液)等制剂，应在药品说明书上标明其渗透压摩尔浓度，以便临床医生根据实际需要对所用制剂进行适当的处置(如稀释)。正常人体血液的渗透压摩尔浓度范围为 285～310 mOsmol/kg，0.9%氯化钠注射液或 5%葡萄糖注射液的渗透压摩尔浓度与人体血液相当。虽然人体本身具有一定的渗透压调节能力，但静脉输液、眼用溶液应尽可能与血液等渗。

除另有规定外，等渗的范围一般为260～320 mOsmol/kg；冰点下降0.48～0.59 ℃或渗透压比为0.9～1.1。

渗透压摩尔浓度测定标准操作规程

1. 目的

建立渗透压摩尔浓度测定标准操作规程，保证操作规范、准确。

2. 适用范围

适用于渗透压摩尔浓度测定的操作。

3. 职责

检验员负责本操作规程的执行。

4. 内容

4.1 概述

理想的稀溶液具有四个依数性质，即渗透压、沸点上升、冰点下降和蒸气压下降。所谓依数性，是指其性质决定于溶质粒子的数量。在理论上，这四个依数性质均与溶液的重量摩尔浓度成正比。

在理想的稀溶液中，冰点下降符合 $\Delta T_f = K_f \cdot m$ 的关系。式中，ΔT_f 为冰点下降值，K_f 为冰点下降常数（当水为溶剂时为1.86），m 为溶液的重量摩尔浓度。而渗透压符合 $P_o = K_o \cdot m$ 的关系。式中，P_o 为渗透压，K_o 为渗透压常数，m 为溶液的重量摩尔浓度。由于两式中的浓度等同，故通常可以采用测量溶液的冰点下降来间接测定其渗透压摩尔浓度。

4.2 仪器与用具

采用冰点下降的原理设计的渗透压摩尔浓度测定仪通常由制冷系统、用来测定电流或电位差的热敏探头和振荡器（或金属探针）组成。测定时将测定探头浸入供试溶液的中心，并降至仪器的冷却槽中。启动制冷系统，当供试溶液的温度降至凝固点以下时，仪器采用振荡器（或金属探针）诱导溶液结冰，自动记录冰点下降的温度。仪器显示的测定值可以是冰点下降的温度，也可以是渗透压摩尔浓度。

4.3 试药与试剂

4.3.1 渗透压摩尔浓度测定仪校正用标准溶液：取基准氯化钠试剂，于500～650 ℃干燥40～50分钟，置干燥器（硅胶）中放冷至室温。根据需要，按所列数据精密称取适量（表7-5），溶于1 kg水中，摇匀，即得。

表7-5 校正标准溶液参数表

每1 kg水中氯化钠的重量/g	毫渗透压摩尔浓度/(mOsmol/kg)	冰点下降温度 ΔT/℃
3.087	100	0.186
6.260	200	0.372
9.463	300	0.558

续表

每1 kg水中氯化钠的重量/g	毫渗透压摩尔浓度/(mOsmol/kg)	冰点下降温度ΔT/℃
12.684	400	0.744
15.916	500	0.930
19.147	600	1.116
22.380	700	1.302

4.3.2　渗透压摩尔浓度比测定用标准溶液：取基准氯化钠试剂，于500～650℃干燥40～50分钟，置干燥器(硅胶)中放冷至室温，取0.900 g，精密称定，加水使溶解并稀释至100 mL，摇匀，即得。

4.4　操作方法

4.4.1　供试品溶液的制备：供试品如为液体，通常可直接测定；但如为渗透压摩尔浓度大于700 mOsmol/kg的高渗溶液(如甘露醇注射液、氨基酸注射液等)或为浓溶液，可用适宜的溶剂(如注射用水、0.9%氯化钠注射液或5%葡萄糖注射液等)稀释制备供试品溶液，并使其摩尔浓度处于表7-5测定范围内；如为固体(如注射用无菌粉末)，可采用药品标签或说明书中的规定溶剂溶解并稀释至表7-5测定范围内。供试品如需溶解稀释后测定，应按品种各论项下规定具体的溶解或稀释方法。需特别注意的是，溶液经稀释后，粒子间的相互作用与原溶液有所不同，一般不能简单地将稀释后溶液渗透压的测定值乘以稀释倍数来计算原溶液的渗透压摩尔浓度。

4.4.2　渗透压摩尔浓度的测定：按仪器说明书操作，首先取适量新沸放冷的水调节仪器零点，然后由表7-5中选择两种标准溶液[供试品溶液的渗透压摩尔浓度应介于两者之间，在0～100 mOsmol/kg测定范围内，水(0 mOsmol/kg)可以作为一个标准溶液使用]校正仪器，再测定供试品溶液的渗透压摩尔浓度或冰点下降值。供试品溶液重复测定两次(每次均重新取样测定)，两次测定值的相对标准偏差不超过2%。计算两次测定结果的平均值。

4.4.3　渗透压摩尔浓度比测定：供试品溶液与0.9%(g/mL)氯化钠标准溶液的渗透压摩尔浓度比率称为渗透压摩尔浓度比。用渗透压摩尔浓度测定仪分别测定供试品溶液与0.9%(g/mL)氯化钠标准溶液的渗透压摩尔浓度O_T与O_S，方法同4.4.2，并用式(7-7)计算渗透压摩尔浓度比：

$$\text{渗透压摩尔浓度比}=\frac{O_T}{O_S} \qquad (7-7)$$

4.5　注意事项

4.5.1　为了使测定结果准确并有良好的重现性，应按各仪器说明书规定的取样体积，准确取样至测定管中，同时应避免测定溶液中存在气泡。在每次测定后应用水清洗热敏探头并用滤纸吸干。一般不宜使用有机溶剂清洗。

4.5.2　供试品溶液再次测定时，需重新取样至另一干净的测定管中，测定后的溶液不得重复使用，因为降至冰点再融化的溶液，溶质可能已不是均匀分布于溶剂中，易导致过早结晶，影响测定结果的重现性。

4.5.3 "渗透压摩尔浓度测定法"首次在《中国药典》2000 年版中收载时，曾列出有 1 000 mOsmol/kg、2 000 mOsmol/kg、3 000 mOsmol/kg 标准溶液的数据，但自《中国药典》2005 年版后未再继续收载。也有一些渗透压测定仪生产企业的仪器说明书中收载有高浓度标准溶液的数据，但相关数据无工具书收载作为佐证。中国食品药品检定研究院在 2005 年起草"渗透压摩尔浓度测定法"的研究期间，发现高渗溶液因接近过饱和，在测定渗透压时因取样量较少(通常 50～100 μL)，溶剂易挥发，造成结晶过早析出而诱发结冰，使测定数据波动很大，结果重复性差。

相应的原始记录表见表 7 - J5，记录一般应包括所用仪器型号、标准溶液的制备、供试品溶液的制备(直接测定或稀释后测定)、两种标准溶液的校准结果、供试品溶液测定结果、数据处理器打印出的相应数据等。

表 7 - J5　渗透压摩尔浓度测定原始记录

第　页　共　页

日期：　　　　温度/℃：　　　　相对湿度/%：

样品编号		样品名称	
批　　号			
检验项目			
检验依据	□《中国药典》2025 年版　　部通则(　　　) □其他		
仪器型号		仪器编号	
标准溶液的制备			
供试品溶液的制备			
两种标准溶液的校准结果			

续表

供试品溶液的测定结果	
标准规定	
结　　论	□(均)符合规定　　□(均)不符合规定
检验者： 日　期： 校对者： 日　期： 审核者： 日　期：	

注：如部分参数未用到，请在相应栏目内画"/"。

（三）可见异物检查

可见异物检查是注射剂质量控制的重要项目，注射剂在生产制造、物流运输、储存、使用等环节均有可能引入可见异物。注射剂、眼用液体如有可见异物，不得使用。为了解决可见异物的影响，通常的解决方法是通过各种技术手段对可见异物进行定性鉴定，然后对其进行溯源研究，最后达到改善生产工艺、提高产品质量的要求。

可见异物检查标准操作规程

1. 目的

建立可见异物检查标准操作规程，保证操作规范、准确。

2. 适用范围

适用于可见异物检查的操作。

3. 职责

检验员负责本操作规程的执行。

4. 内容

4.1　概述

可见异物系指存在于注射剂、眼用液体制剂和无菌原料药中，在规定条件下目视可以观测到的不溶性物质，其粒径或长度通常大于 50 μm。《中国药典》2025 年版四部通则 0904 中采用了灯检法和光散射法两种检查方法。

4.2　灯检法

本法为注射剂、眼用液体制剂和无菌原料药中可见异物检查的常用方法，还用于光散射法检出可见异物的供试品的复核确认。本实验所用供试品必须按规定随机抽样。

4.2.1　检查装置和人员

4.2.1.1　检查装置

4.2.1.1.1　光源：采用带遮光板的日光灯，光照度在 1 000～4 000 lx 范围内可以调节。用无色透明容器包装的无色供试品溶液，观察所在处的光照度为 1 000～1 500 lx；用透明塑料容器包装、棕色透明容器包装的供试品或有色供试品溶液，光照度为 2 000～3 000 lx；

混悬型供试品或乳状液，光照度应增加至 4 000 lx。

4.2.1.1.2　背景：不反光的黑色背景用于检查无色或白色异物；不反光的白色背景用于检查有色异物。

4.2.1.2　检查人员条件：远距离和近距离视力测验，均应为 4.9 及以上（矫正后应为 5.0 及以上）；应无色盲。

4.2.2　检视距离：检查人员调节位置，使供试品位于眼部的明视距离处（指供试品至人眼的清晰观测距离，通常为 25 cm）。

4.2.3　操作方法：取规定量供试品，除去容器标签，擦净容器外壁，必要时将药液转移至洁净透明的适宜容器内。将供试品置遮光板边缘处，手持容器颈部，轻轻旋转和翻转容器（避免产生气泡），使药液中可能存在的可见异物悬浮，分别在黑色和白色背景下目视检查，重复观察，总检查时限为 20 秒。供试品装量每支（瓶）在 10 mL 及 10 mL 以下的，每次检查可手持 2 支（瓶）。50 mL 或 50 mL 以上大容量注射液按直、横、倒三步法检视。

4.2.3.1　注射液：除另有规定外，取供试品 20 支（瓶），按上述方法检查。

4.2.3.2　注射用无菌粉末：除另有规定外，取供试品 5 支（瓶），用适宜的溶剂和适当的方法将样品完全溶解后，按上述方法检查。

4.2.3.3　无菌原料药：除另有规定外，按抽样要求称取各品种制剂项下的最大规格量 5 份，分别置洁净透明的适宜容器内，用适宜的溶剂和适当的方法使药物完全溶解后，按上述方法检查。

4.2.3.4　眼用液体制剂：除另有规定外，取供试品 20 支（瓶），按上述方法检查。

4.2.4　结果判定

4.2.4.1　供试品中不得检出金属屑、玻璃屑、长度超过 2 mm 的纤维、最大粒径超过 2 mm 的块状物，以及静置一段时间后轻轻旋转时肉眼可见的烟雾状微粒沉积物、无法计数的微粒群或摇不散的沉淀，以及在规定时间内较难计数的蛋白质絮状物等明显可见异物。

供试品中如检出点状物、2 mm 以下的短纤维和块状物等微细可见异物，生化药品或生物制品如检出半透明的小于 1 mm 的细小蛋白质絮状物或蛋白质颗粒等微细可见异物，除另有规定外，应符合表 7-6、表 7-7 中的规定。

表 7-6　生物制品注射液、滴眼剂结果判定

类别	微细可见异物限度	
	初试 20 支（瓶）	初、复试 40 支（瓶）
注射液	装量 50 mL 及以下，每支（瓶）中微细可见异物不得超过 3 个 装量 50 mL 以上，每支（瓶）中微细可见异物不得超过 5 个	≥3 支（瓶）超出，不符合规定
滴眼剂	如仅有 1 支（瓶）超出，符合规定 如检出 2 支（瓶）超出，复试 如检出 3 支（瓶）及以上超出，不符合规定	≥4 支（瓶）超出，不符合规定

表 7-7　非生物制品注射液、滴眼剂结果判定

类别		微细可见异物限度	
		初试 20 支(瓶)	初、复试 40 支(瓶)
注射液	静脉用	如 1 支(瓶)检出,复试 如 2 支(瓶)或以上检出,不符合规定	≥2 支(瓶)检出,不符合规定
	非静脉用	如 1～2 支(瓶)检出,复试 如 2 支(瓶)以上检出,不符合规定	≥3 支(瓶)检出,不符合规定
滴眼剂		如 1 支(瓶)检出,符合规定 如 2～3 支(瓶)检出,复试 如 3 支(瓶)以上检出,不符合规定	≥4 支(瓶)检出,不符合规定

4.2.4.2　既可静脉用也可非静脉用的注射液,以及脑池内、硬膜外、椎管内用的注射液应执行静脉用注射液的标准,混悬液与乳状液仅对明显可见异物进行检查。

4.2.5　注意事项

4.2.5.1　对于振摇或晃动后极易产生气泡且不易消失的供试品,应放置一定时间直至气泡消失再进行检查。

4.2.5.2　液体制剂中如有结晶析出,可参照药品使用说明书中的溶解结晶方式先处理,再进行可见异物检查。

4.2.5.3　检查时注意气泡通常是向上走的且速度较快,但对于略黏稠的液体来说,气泡会停止不动或向上走得很慢。在这种情况下,应注意区别气泡和可见异物。

4.2.5.4　对于颜色较深的样品,可适当增加光照度。

4.2.5.5　对于 1 名检测人员判断不明确的样品,可由 2～3 名检测人员共同进行判断。

4.3　光散射法

4.3.1　检测原理:当一束单色激光照射溶液时,溶液中存在的不溶性物质使入射光发生散射,散射的能量与不溶性物质的大小有关。本方法通过对溶液中不溶性物质引起的光散射能量的测量,并与规定的阈值比较,检查可见异物。

4.3.2　仪器装置:仪器主要由旋瓶装置、激光光源、图像采集器、数据处理系统和终端显示系统组成。

供试品被放置至检测装置后,旋瓶装置使供试品沿垂直中轴线高速旋转一定时间后迅速停止,同时激光光源发出的均匀激光束照射在供试品上;当药液涡流基本消失,瓶内药液因惯性继续旋转,图像采集器在特定角度对旋转药液中悬浮的不溶性物质引起的散射光能量进行连续摄像,采集图像不少于 75 幅;数据处理系统对采集的序列图像进行处理,然后根据预先设定的阈值自动判定超过一定大小的不溶性物质的有无,或在终端显示器上显示图像供人工判定,同时记录检测结果。

4.3.3　仪器校准:仪器应具备自动校准功能,在检测供试品前可采用标准粒子进行校准。

除另有规定外,分别用粒径为 40 μm 和 60 μm 的标准粒子溶液对仪器进行标定。根据标定结果得到曲线方程,并计算出与粒径 50 μm 相对应的检测像素值。

当把检测像素参数设定为与粒径 50 μm 相对应的数值时，对 60 μm 的标准粒子溶液测定 3 次，应均能检出。

4.3.4　操作方法：除另有规定外，按第一法中溶液型供试品、注射用无菌粉末和无菌原料药项下要求取供试品规定数量或制备供试品溶液，除去不透明标签，擦净容器外壁，置仪器检测装置上，从仪器提供的菜单中选择与供试品规格相应的测定参数，并根据供试品瓶体大小对参数进行适当调整后，启动仪器，将供试品检测 3 次并记录检测结果。凡仪器判定有 1 次不合格者，可用灯检法确认。用深色透明容器包装或液体色泽较深等灯检法检查困难的品种不用灯检法确认。

4.3.5　结果判定：同灯检法。

4.3.6　注意事项

4.3.6.1　设置检测参数时，一般情况下取样视窗的左右边线和底线应与瓶体重合，上边线与液面的弯月面成切线；旋转时间应能使液面漩涡到底，以能带动固体物质悬浮并消除气泡；旋瓶停止至摄像启动的时间应尽可能短，但应避免液面漩涡以及气泡的干扰，同时保证摄像启动时固体物质仍在转动。

4.3.6.2　供试品溶液应为目视透明溶液。安瓿上的印字在仪器旋瓶时如不脱落，不影响测定结果。

4.3.6.3　本方法不适用于易产生气泡且气泡不易消除的供试品，如高分子溶液。

相应的原始记录表见表 7－J6，应记录光照度、检查供试品的数量及异物存在情况。对于不合格的可见异物结果，可以拍照留存图像；无法拍照的，可将样品留存。

表 7－J6　可见异物检查原始记录

第　　页　　共　　页

日期：　　　　　　　　温度/℃：　　　　　　　　相对湿度/%：

样品编号		样品名称	
批　　号		规　　格	
检验项目			
检验依据	□《中国药典》2025 年版　　　部通则(　　　　) □其他		
供试品溶液的制备			

续表

考察结果						
样品序号	烟雾状旋涡①	玻璃屑②	金属屑②	纤毛③	其他不得检出的异物④	白点⑤
1						
2						
3						
4						
5						
6						
7						
8						
9						
10						
11						
12						
13						
14						
15						
16						
17						
18						
19						
20						
标准规定						
结　　论	□(均)符合规定　　□(均)不符合规定					
检验者： 日　期：		校对者： 日　期：			审核者： 日　期：	

注：如部分参数未用到，请在相应栏目内画"/"。

结果记录填写说明：

① 如无，以"－"表示；如有，写"＋"。
② 如无，以"－"表示；如有，写明个数。
③ 如无，以"－"表示；如有，写明估计长度(mm)及个数。
④ 如无，以"－"表示；如有，写明异物名称及个数。
⑤ 如无，以"－"表示；如有，写明个数。

（四）不溶性微粒检查

不溶性微粒检查法（《中国药典》2025年版四部通则0903）系用以检查静脉用注射剂（溶液型注射液、注射用无菌粉末、注射用浓溶液）及供静脉注射用无菌原料药中不溶性微粒的大小及数量。

不溶性微粒检查法标准操作规程

1. 目的

建立不溶性微粒检查法标准操作规程，确保检验人员正确操作。

2. 适用范围

适用于不溶性微粒检查法的测定。

3. 职责

检验员负责本操作规程的执行。

4. 内容

4.1 概述

本法包括光阻法和显微计数法。当光阻法测定结果不符合规定或供试品不适于用光阻法测定时，应采用显微计数法进行测定，并以显微计数法的测定结果作为判定依据。

光阻法不适用于黏度过高和易析出结晶的制剂，也不适用于进入传感器时容易产生气泡的注射剂。对于黏度过高，采用两种方法都无法直接测定的注射液，可用适宜的溶剂稀释后测定。

4.2 试验环境及检测

试验操作环境应不得引入外来微粒，测定前的操作应在洁净工作台进行。玻璃仪器和其他所需的用品均应洁净、无微粒。本法所用微粒检查用水（或其他适宜溶剂），使用前须经孔径不大于1.0 μm的微孔滤膜过滤。

取微粒检查用水（或其他适宜溶剂）符合下列要求：光阻法取50 mL测定，要求每10 mL含10 μm及10 μm以上的不溶性微粒数应在10粒以下，含25 μm及25 μm以上的不溶性微粒数应在2粒以下。显微计数法取50 mL测定，要求含10 μm及10 μm以上的不溶性微粒数应在20粒以下，含25 μm及25 μm以上的不溶性微粒数应在5粒以下。

4.3 光阻法

4.3.1 测定原理：当液体中的微粒通过一窄细检测通道时，与液体流向垂直的入射光由于被微粒阻挡而减弱，因此由传感器输出的信号降低，这种信号变化与微粒的截面积大小相关。

4.3.2 对仪器的一般要求：仪器通常包括取样器、传感器和数据处理器三部分。测量粒径范围为2～100 μm，检测微粒浓度为0～10 000个/mL。

4.3.3 仪器的校准：所用仪器应至少每6个月校准一次。

4.3.3.1 取样体积：待仪器稳定后，取多于取样体积的微粒检查用水置于取样杯中，称定重量，通过取样器由取样杯中量取一定体积的微粒检查用水后，再次称定重量。以两次称定的重量之差计算取样体积。连续测定3次，每次测得体积与量取体积的示值之差应在

±5%以内。测定体积的平均值与量取体积的示值之差应在±3%以内。也可采用其他适宜的方法校准,结果应符合上述规定。

4.3.3.2 微粒计数:取相对标准偏差不大于5%、平均粒径为10 μm的标准粒子,制成每1 mL中含1 000~1 500微粒数的悬浮液,静置2分钟脱气泡,开启搅拌器,缓慢搅拌使其均匀(避免气泡产生),依法测定3次,记录5 μm通道的累计计数,弃第一次测定数据,后两次测定数据的平均值与已知粒子数之差应在±20%以内。

4.3.3.3 传感器分辨率:取相对标准偏差不大于5%、平均粒径为10 μm的标准粒子(均值粒径的标准差应不大于1 μm),制成每1 mL中含1 000~1 500微粒数的悬浮液,静置2分钟脱气泡,开启搅拌器,缓慢搅拌使其均匀(避免气泡产生),依法测定8 μm、10 μm和12 μm三个通道的粒子数,计算8 μm与10 μm两个通道的差值计数和10 μm与12 μm两个通道的差值计数,上述两个差值计数与10 μm通道的累计计数之比都不得小于68%。若测定结果不符合规定,应重新调试仪器后再次进行校准,符合规定后方可使用。

4.3.3.4 如所使用仪器附有自检功能,可进行自检。

4.3.4 检查法

4.3.4.1 标示装量为25 mL或25 mL以上的静脉用注射液或注射用浓溶液:除另有规定外,取供试品至少4个,分别按下法测定:用水将容器外壁洗净,小心翻转20次,使溶液混合均匀,立即小心开启容器,先倒出部分供试品溶液冲洗开启口及取样杯,再将供试品溶液倒入取样杯中,静置2分钟或适当时间脱气泡,置于取样器上(或将供试品容器直接置于取样器上)。开启搅拌,使溶液混匀(避免气泡产生),每个供试品依法测定至少3次,每次取样应不少于5 mL,记录数据,弃第一次测定数据,取后续测定数据的平均值作为测定结果。

4.3.4.2 标示装量为25 mL以下的静脉用注射液或注射用浓溶液:除另有规定外,取供试品至少4个,分别按下法测定:用水将容器外壁洗净,小心翻转20次,使溶液混合均匀,静置2分钟或适当时间脱气泡,小心开启容器,直接将供试品容器置于取样器上,开启搅拌或以手缓缓转动,使溶液混匀(避免产生气泡),由仪器直接抽取适量溶液(以不吸入气泡为限),测定并记录数据,弃第一次测定数据,取后续测定数据的平均值作为测定结果。

4.3.4.1与4.3.4.2项下的注射用浓溶液如黏度太大,不便直接测定时,可经适当稀释,依法测定。

也可采用适宜的方法,在洁净工作台小心合并至少4个供试品的内容物(使总体积不少于25 mL),置于取样杯中,静置2分钟或适当时间脱气泡,置于取样器上。开启搅拌,使溶液混匀(避免气泡产生),依法测定至少4次,每次取样应不少于5 mL。弃第一次测定数据,取后续3次测定数据的平均值作为测定结果,根据取样体积与每个容器的标示装置体积,计算每个容器所含的微粒数。

4.3.4.3 静脉注射用无菌粉末:除另有规定外,取供试品至少4个,分别按下法测定。用水将容器外壁洗净,小心开启瓶盖,精密加入适量微粒检查用水(或适宜的溶剂),小心盖上瓶盖,缓缓振摇使内容物溶解,静置2分钟或适当时间脱气泡,小心开启容器,直接将供试品容器置于取样器上,开启搅拌或以手缓缓转动,使溶液混匀(避免气泡产生),由仪器直接抽取适量溶液(以不吸入气泡为限),测定并记录数据;弃第一次测定数据,取后续测定数据的平均值作为测定结果。

也可采用适宜的方法,取至少 4 个供试品,在洁净工作台上用水将容器外壁洗净,小心开启瓶盖,分别精密加入适量微粒检查用水(或适宜的溶剂),缓缓振摇使内容物溶解,小心合并容器中的溶液(使总体积不少于 25 mL),置于取样杯中,静置 2 分钟或适当时间脱气泡,置于取样器上。开启搅拌,使溶液混匀(避免气泡产生),依法测定至少 4 次,每次取样应不少于 5 mL,弃第一次测定数据,取后续测定数据的平均值作为测定结果。

4.3.4.4　供注射用无菌原料药:按各品种项下规定,取供试品适量(相当于单个制剂的最大规格量)4 份,分别置取样杯或适宜的容器中,照上述 4.3.4.3 法,自"精密加入适量微粒检查用水(或适宜的溶剂),小心盖上瓶盖,缓缓振摇使内容物溶解"起,依法操作,测定并记录数据,弃第一次测定数据,取后续测定数据的平均值作为测定结果。

4.3.5　结果判定

4.3.5.1　标示装量为 100 mL 或 100 mL 以上的静脉用注射液,除另有规定外,每 1 mL 中含 10 μm 及 10 μm 以上的微粒数不得过 25 粒,含 25 μm 及 25 μm 以上的微粒数不得过 3 粒。

4.3.5.2　标示装量为 100 mL 以下的静脉用注射液、静脉注射用无菌粉末、注射用浓溶液及供注射用无菌原料药,除另有规定外,每个供试品容器(份)中含 10 μm 及 10 μm 以上的微粒数不得过 6 000 粒,含 25 μm 及 25 μm 以上的微粒数不得超过 600 粒。

4.4　显微计数法

4.4.1　对仪器的一般要求:仪器通常包括洁净工作台、显微镜、微孔滤膜及其滤器、平皿等。

4.4.1.1　洁净工作台:高效空气过滤器孔径为 0.45 μm,气流方向由里向外。

4.4.1.2　显微镜:双筒大视野显微镜,目镜内附标定的测微尺(每格 5～10 μm)。坐标轴前后、左右移动范围均应大于 30 mm,显微镜装置内附有光线投射角度、光强度均可调节的照明装置。检测时放大 100 倍。

4.4.1.3　微孔滤膜:孔径 0.45 μm、直径 25 mm 或 13 mm,一面印有间隔 3 mm 的格栅;膜上如有 10 μm 及 10 μm 以上的不溶性微粒,应在 5 粒以下,并不得有 25 μm 及 25 μm 以上的微粒,必要时可用微粒检查用水冲洗使符合要求。

4.4.2　检查前的准备:在洁净工作台上将滤器用微粒检查用水(或其他适宜溶剂)冲洗至洁净,用平头无齿镊子夹取测定用滤膜,用微粒检查用水(或其他适宜溶剂)冲洗后,置滤器托架上;固定滤器,倒置,反复用微粒检查用水(或其他适宜溶剂)冲洗滤器内壁,控干后安装在抽滤瓶上,备用。

4.4.3　检查法

4.4.3.1　标示装量为 25 mL 或 25 mL 以上的静脉用注射液或注射用浓溶液,除另有规定外,取供试品至少 4 个,分别按下法测定。用水将容器外壁洗净,在洁净工作台上小心翻转 20 次,使溶液混合均匀,立即小心开启容器,用适宜的方法抽取或量取供试品溶液 25 mL,沿滤器内壁缓缓注入经预处理的滤器(滤膜直径 25 mm)中。静置 1 分钟,缓缓抽滤至滤膜近干，再用微粒检查用水25 mL，沿滤器内壁缓缓注入，洗涤并抽滤至滤膜近干，然后用平头镊子将滤膜移置平皿上(必要时，可涂抹极薄层的甘油使滤膜平整)，微启盖子使滤膜适当干燥后，将平皿闭合，置显微镜载物台上。调好入射光，放大100倍进行显微测量，调节显微镜至滤膜格栅清晰，移动坐标轴，分别测定有效滤过面积上最长粒径大于10 μm和25 μm的微粒数。计算三个供试品测定结果的平均值。

4.4.3.2　标示装量为25 mL以下的静脉用注射液或注射用浓溶液，除另有规定外，取供试品至少4个，用水将容器外壁洗净，在洁净工作台上小心翻转20次，使混合均匀，立即小心开启容器，用适宜的方法直接抽取每个容器中的全部溶液，沿滤器内壁缓缓注入经预处理的滤器(滤膜直径13 mm)中，照上述4.4.3.1同法测定。

4.4.3.3　静脉注射用无菌粉末及供注射用无菌原料药，除另有规定外，照4.3.4.3或4.3.4.4制备供试品溶液，同上述4.4.3.1操作测定。

4.4.4　结果判定

4.4.4.1　标示装量为100 mL或100 mL以上的静脉用注射液，除另有规定外，每1 mL中含10 μm及10 μm以上的微粒数不得超过12粒，含25 μm及25 μm以上的微粒数不得超过2粒。

4.4.4.2　标示装量为100 mL以下的静脉用注射液、静脉注射用无菌粉末、注射用浓溶液及供注射用无菌原料药，除另有规定外，每个供试品容器(份)中含10 μm及10 μm以上的微粒数不得过3 000粒，含25 μm及25 μm以上的微粒数不得超过300粒。

相应的原始记录表见表7－J7，记录应包括所用仪器型号、试验环境的检测结果、供试品标示规格、检查数量及供试品制备等，根据微粒测定仪数据处理器打印出相应的数据，计算出供试品每1 mL(或每个容器或每份样品)中所含10 μm及10 μm以上和含25 μm及25 μm以上的不溶性微粒数。

表7－J7　注射液中不溶性微粒检查原始记录

第　页　共　页

日期：　　　　　　温度/℃：　　　　　　相对湿度/%：

样品编号			样品名称	
批　号				
检验依据				
仪器型号			仪器编号	
供试液配制				
测定结果 □个/mL □个/瓶	≥5 μm			
	≥10 μm			
	≥25 μm			
	其他			

续表

标准规定			
结　　论	□(均)符合规定　　□(均)不符合规定		
原始数据粘贴处			
检验者： 日　期：	校对者： 日　期：	审核者： 日　期：	

注：如部分参数未用到，请在相应栏目内画"/"。

任务拓展

请查阅药典，说说中药注射剂还应进行哪些项目的检查？能否试着撰写标准操作规程和原始记录？

任务三 完成维生素C注射液的含量测定

维生素C注射液的含量测定任务准备清单见表7-8。

表7-8　任务准备清单

检验资料	名称		项目名称	准备情况
	药品质量标准			□齐全/□缺少
	标准操作规程			□齐全/□缺少
	检验原始记录			□齐全/□缺少
药品试剂及耗材	名称	总耗量	领取人	剩余试剂量
实验仪器	名称	型号	数量	准备情况

续表

试液配制	试液	配制方法	配制人

一、维生素C注射液含量测定的原理

维生素C分子结构中的连二烯醇基具有较强的还原性，在酸性溶液中可以被碘定量氧化。因此，《中国药典》2025年版采用直接碘量法测定维生素C注射液的含量。相较于维生素C原料药，注射液中需加入焦亚硫酸钠、亚硫酸氢钠或亚硫酸钠等抗氧剂，对测定存在干扰，所以在含量测定时需加入丙酮或甲醛与抗氧剂反应生成加成物，从而排除对测定的干扰。本教材将采用电位滴定法测定维生素C注射液的含量，该方法无须使用指示剂来判断终点，而是以电位变化为依据，减少了因指示剂判断终点带来的误差，具有更高的准确性和精密度。

小组讨论

比较维生素C片和维生素C注射液含量测定过程。

二、电位滴定法原理

电位滴定法是在滴定过程中通过测量电位变化以确定滴定终点的方法。测定时，选用适当的指示电极和参比电极与被测溶液组成一个工作电池。随着滴定剂的加入，由于发生化学反应，被测离子的浓度不断发生变化，因而指示电极的电位随之变化。在滴定终点附近，被测离子浓度发生突变，引起电极电位的突跃。因此，根据电极电位的突跃便可确定滴定终点。

普通滴定法是依靠指示剂颜色变化来指示滴定终点。但如果待测溶液有颜色或浑浊，终点的指示就比较困难，甚至根本找不到合适的指示剂。此时，可以选择电位滴定法，依靠电极电位的突跃来指示滴定终点。

三、自动电位滴定仪简介

自动电位滴定仪包括电计和滴定系统两大部分，电计采用电子放大控制线路，将指示电极与参比电极间的电位同预先设置的某一终点电位相比较，两信号的差值经放大后控制滴定系统的滴液速度。达到终点预设电位后，滴定自动停止。实现了自动滴定、自动判断终点、自动计算分析结果，并可打印分析报告，使用方便、快速又准确。而且自动电位滴定仪还可根据用户习惯生成专用滴定模式，选用不同的电极可进行酸碱滴定、氧化还原滴定、沉淀滴定、络合滴定、非水滴定等多种滴定及pH测量，用途十分广泛。

电位滴定法标准操作规程

1. 目的

建立电位滴定法标准操作规程，保证电位滴定法的正确操作。

2. 适用范围

适用于电位滴定法的操作。

3. 职责

化验员执行本操作规程，化验室主任负责监督本规程正确执行。

4. 内容

4.1 概述

电位滴定法主要用于容量分析确定终点或帮助确定终点。它对一些尚无合适指示剂确定终点的容量分析和一些虽然有指示剂确定终点但终点时颜色变化复杂、难以判断终点颜色的方法非常适合。此外，对观察终点很不方便的外指示剂法和某些必须过量滴定才能指示终点到达的容量分析方法，采用电位滴定法能使结果更加准确。《中国药典》中电位滴定法明确规定了滴定方法和电极系统，以及终点的确认和计算方法，测定电位的仪器常用通常的pH计或专用的电位滴定仪。

4.2 仪器与用具

电位滴定仪、滴定杯、电极。

4.3 操作方法

按《中国药典》品种规定，称取样品，加溶剂溶解后置烧杯中，放于电磁搅拌器上。按规定方法选择电极系统，并将电极冲洗干净，用滤纸吸干水，将电极连于测定仪上并浸入供试液中，搅匀，调整仪器电极电位至规定值作为零点，然后自滴定管中分次滴加规定的滴定液，同时记录滴定液读数和电位数值。开始时，每次可加入较多量，搅拌均匀，记录。至将近终点时则应每次加少量，搅拌，记录。至突跃点已过，仍应继续滴加几次滴定液，并记录滴定液读数和电位。终点的确定可以采用$E-V$曲线法，即以电位值和滴定液毫升数为纵、横坐标，曲线的转折部分即为滴定终点。或以$\Delta E/\Delta V$，即间隔两次的电位差和加入滴定液的体积差之比为纵坐标，以滴定体积(V)为横坐标，绘制$\Delta E/\Delta V-V$曲线，并以$\Delta E/\Delta V$的极大值为滴定终点。如使用自动电位滴定仪，可在滴定前预先设好滴定终点的电位，当滴定液电极电位达到预设电位时，仪器将自动关闭滴定液或自动指示消耗滴定液的毫升数，按规定进行计算。电位滴定法的测定与化学容量分析方法的要求相同，均应同时做双份平行试验。

4.4 注意事项

4.4.1 电位滴定法主要用于中和、沉淀、氧化还原和非水溶液滴定，但必须选择使用适宜的指示电极，而且必须根据电极的性质进行充分的清洁处理，化学反应必须能按化学当量进行，而且进行的速度足够迅速且无副反应发生。

4.4.2 中和滴定时常用玻璃电极为指示电极。强酸、强碱滴定时，突跃明显准确性高，弱酸与弱碱滴定的突跃小，离解常数愈大突跃幅度愈大，终点愈明显。

4.4.3 沉淀法滴定时常用银电极为指示电极，它们的突跃幅度大小与溶度积有关，溶度积愈小的突跃幅度愈大，另外还须注意沉淀的吸附作用和影响。

4.4.4 氧化还原滴定法常用铂电极为指示电极，滴定突跃幅度的大小与两个电极的电极电位差值有关，差值愈大，突跃幅度愈大。

4.4.5 非水溶液滴定在《中国药典》中收载的主要是中和法，电极系统采用玻璃电极和饱和甘汞电极，非水溶液滴定时所用的甘汞电极盐桥内不能放饱和氯化钾水溶液，而应放饱和氯化钾的无水乙醇溶液或硝酸钾的无水乙醇溶液。

自动电位滴定仪的使用以 Mettler-Toledo T50 自动电位滴定仪操作为例，介绍其标准操作规程。

Mettler-Toledo T50 自动电位滴定仪标准操作规程

1. 目的

建立 Mettler-Toledo T50 自动电位滴定仪标准操作规程，以标定标准液和测试样品。

2. 适用范围

适用于实验室中 Mettler-Toledo T50 自动电位滴定仪的操作与使用。

3. 职责

质检员、QC 主任对本操作规程的实施负责。

4. 内容

4.1 仪器组成

本仪器主要由高亮度彩色触摸屏的控制终端、滴定管驱动器、通信口、激光打印机及各种型号的电极组成。

4.2 实验前准备和开机

4.2.1 根据不同反应类型选择相应的电极(如非水滴定用 DGi113 - SC)，并按各电极说明书上的预处理方法进行处理，然后接到电位滴定仪上。

4.2.2 装入滴定液，搭好装置。接通主机、触摸屏和打印机的电源开关。

4.2.3 待主机自检完毕后，仪器自动识别电极，触屏两侧有四个附加按键，Reset 为重置键，可中断所有正在进行的任务，i 为信息键，可调出相应屏幕内容交互式在线帮助，其余两个键均为起始位回到主界面。

4.2.4 在主界面上选择“手动操作”→“滴定管”→“冲洗”，输入循环次数，按“开始”冲洗滴定管管路，同时排除管路中的气泡。在所有冲洗循环完成后，点击“确定”重新返回手动操作界面，点击起始位按键，回到主界面。

4.3 方法编辑和分析

4.3.1 标准液方法编辑

4.3.1.1 在主界面上选择“方法”，显示存储在滴定仪中的方法列表。

4.3.1.2 选择按键“新建”，显示方法模板。选择标识号为 00 007 的模板滴定度“滴定(等当点滴定)”。

4.3.1.3 选择“样品(滴定度)”,显示参数,选择输入。在输入项下选择“之前”,则在开始确定滴定度时要求输入样品大小。按“确定”退出。

4.3.1.4 选择“计算 R1”,已经为确定滴定度预设了最初的五个参数,选择输入。按“确定”退出。

4.3.1.5 调用“滴定(等当点滴定)”,并选择“中止”,显示参数。勾选复选框“到达识别的 EQP 数目之后”,并为参数“EQP 数目”输入数值(例如“1”),即在探测到第一个 EQP 之后结束滴定度确定实验。

4.3.1.6 按“确定”键分别退出“中止”和“滴定(等当点滴定)”界面,随后选择“保存”,储存这个新方法。

4.3.1.7 选择“开始”,即进入方法起始屏。

4.3.1.8 选择“创建快捷键”,输入快捷菜单名称,选择“保存”,在主页上生成快捷键。按下新建的快捷键,进入分析起始屏。

4.3.2 标准液方法分析

4.3.2.1 在进入分析起始屏后,输入“样品数量”“样品大小”等参数,点击“开始”,开始测定滴定度。

4.3.2.2 屏显现在要求添加样品物质。将盛有样品溶液的滴定杯固定在滴定头上,并按“确定”键确认,开始滴定。

4.3.2.3 确定滴定度时在联机屏上以曲线的形式显示测量值(单位:pH;滴定的体积单位:mL)。选择“测量值”可以切换到测量数据表。选择“轴”可以更改联机曲线坐标轴的设置。

4.3.2.4 测定结束后,选择“任务”,再选择“排除”可以进行数据的删减,在“结果”中自动输出计算结果。确定滴定度后在打印机上输出报告。测定的滴定度被自动接收到“设置”中。

4.3.2.5 按“确定”进入结果屏。再按一次“确定”键可返回主页。

4.3.3 样品分析方法编辑

4.3.3.1 在主页上选择“方法”,显示储存在滴定仪中的方法列表。

4.3.3.2 选择按键“新建”,显示方法模板。选择模板标识号为 00 001 的模板“EQP”。

4.3.3.3 选择“标题”,显示参数,为新方法输入一个标题(如滴定盐酸)。将自动分配标识,但也可以更改。按“确定”退出。

4.3.3.4 选择“样品”,显示参数,在“样品号 1”下为要分析的样品输入一个标识(如 HCl)。在输入类型项下选择“体积”;将“上限”数值提高到 6 mL。在输入项下选择“之前”,则在开始滴定时要求输入样品的大小。按“确定”退出。

4.3.3.5 调用“滴定(等当点滴定)”,并选择“中止”显示参数。勾选复选框“到达识别的 EQP 数目之后”,并为参数“EQP 数目”输入数值(例如“1”),即在探测到第 1 个 EQP 之后结束滴定度确定实验。

4.3.3.6 选择“确定”键分别退出“中止”和“滴定(等当点滴定)”界面。

4.3.3.7 选择“计算 R1”,显示参数及预设的标准值。

4.3.3.8 选择“结果建议”,显示带有不同参数组合的建议表,可以不同的单位说明结果。选择后,“计算 R1”的最初四个参数(“结果”“结果单位”“公式”和“常数 C=”)相应地自动填写。

4.3.3.9 必须为参数“M”选择摩尔质量(如盐酸)。点击参数“M”旁的列表框,显示一个按照物质名称归类的摩尔质量和当量数 z 的选择列表。选择“盐酸”。参数“M”和“z”的数值自动填入“计算 R1”中。按“确定”退出。

4.3.3.10 可依次选择“计算 R2”和“计算 R3”,可用按键“删除”各个删除。

4.3.3.11 选择“保存”,储存这个新方法。

4.3.3.12 选择“开始”,进入方法起始屏。

4.3.3.13 选择“创建快捷键”,也为该方法设置一个快捷键。

4.3.4 样品分析

4.3.4.1 在进入分析起始屏后,按下“开始”,准备滴定。

4.3.4.2 输入样品的大小,并按“确定”退出输入窗口。

4.3.4.3 然后按要求添加样品,将盛有样品溶液(如 HCl)的滴定杯固定在滴定头上,并按“确定”确认,开始滴定。

4.3.4.4 测定结束后,得出的结果自动储存,按“任务”,再按“排除”可以进行数据的删减,可以在主页上“结果”中查看计算结果。在打印机上输出报告,报告的范围在方法开始前在“报告”中编辑确定。

4.4 关机

实验结束,按“退出”再按“shutdown”关机,关闭电源,用纯化水或指定溶剂冲洗电极、滴定头,保存电极并妥善放置。

4.5 注意事项

4.5.1 装入滴定液时,应注意管路和活塞中无气泡存在。

4.5.2 滴定时,为使复合电极内外平衡,滴定时应注意将填液帽打开。当电极内充液下降后,应及时补充电极内充液。

4.5.3 滴定时,加入的溶剂量应适量,一般控制总体积在 60 mL 左右。

4.5.4 样品测试完成后应按规定冲洗电极并保存,DGi111 - SC 电极应保存在 3 mol/L 氯化钾溶液中,DGi113 - SC 电极应保存在 1 mol/L 氯化锂乙醇溶液中,当发现溶液浑浊时应及时更换。

依据《中国药典》2025 年版第二部制定维生素 C 注射液含量测定标准操作规程。

维生素C注射液含量测定标准操作规程

1. 目的

建立维生素 C 注射液含量测定标准操作规程,保证操作规范、结果准确。

2. 适用范围

适用于维生素 C 注射液含量测定的操作。

3. 职责

检验员负责本操作规程的执行。

4. 内容

4.1　概述

I_2/I^-电对的标准电极电势为0.535 V，因此I_2是较弱的氧化剂，维生素C又名抗坏血酸，分子式为$C_6H_8O_6$，分子中的烯二醇基具有较强的还原性，故能被I_2定量氧化成二酮基。

维生素C的还原性很强，在空气中极易被氧化，尤其在碱性介质中更甚，所以测定时加入HAc使溶液呈弱酸性，减少维生素C的副反应，避免引起实验误差。

4.2　仪器与用具

电位滴定仪、容量瓶、移液管、滴定杯、磁力搅拌器(带聚四氟乙烯搅拌子)。

4.3　试药与试剂

滴定剂：碘滴定液(0.05 mol/L)，滴定剂的浓度按照国标标定。稀醋酸、丙酮、维生素C注射液。

4.4　操作方法

4.4.1　样品处理：精密量取维生素C注射液适量(约相当于维生素C 0.2 g)，置100 mL容量瓶中，加水15 mL与丙酮2 mL，摇匀，放置5分钟，加稀醋酸10 mL，用水稀释至刻度，摇匀。

4.4.2　滴定操作：精密量取50 mL样品溶液至滴定杯中，插入电极，立即用碘滴定液(0.05 mol/L)滴定至终点，记录消耗碘滴定液的体积(V_1)，平行测定3份。每1 mL碘滴定液(0.05 mol/L)相当于8.806 mg的$C_6H_8O_6$。

4.4.3　空白试验：按照上述滴定操作步骤进行空白滴定，记录空白试验消耗碘滴定液的体积(V_0)。

4.5　计算

按式(7-8)计算出维生素C注射液的含量。

$$\text{维生素C的含量}(\%)=\frac{8.806\times(V_1-V_0)\times\frac{c}{0.05}}{m}\times\frac{\text{每支容量}}{m_S}\times100\% \quad (7-8)$$

式中，c为碘滴定液浓度，mol/L；V_1为碘滴定液的体积，mL；V_0为空白试验消耗碘滴定液的体积，mL；m为注射液取样体积，mL；m_S为标示量，mg。

4.6　结果判定

本品为维生素C的灭菌水溶液。含维生素C($C_6H_8O_6$)应为标示量的93.0%～107.0%。

4.7　注意事项

4.7.1　测定中加入稀醋酸，是使滴定在酸性溶液中进行，在酸性介质中维生素C被空气中氧氧化的速度减慢，但样品溶于稀酸后仍需立即进行滴定。

4.7.2　应以重新煮沸冷却的水作为溶媒，目的是减少水中溶解氧对测定的干扰。
4.7.3　测定中加入丙酮，是为了消除注射液中的抗氧剂焦亚硫酸钠（或亚硫酸氢钠）的干扰。

滴定到达终点时，电极电位急剧变化，通过仪器的放大驱动，使滴定自动停止。自动电位滴定仪可以自动停止滴定，还可以自动处理信号和计算结果，相应的原始记录表见表7-J8。

表7-J8　电位滴定实验原始记录

第　页　共　页

日期：　　　　温度/℃：　　　　相对湿度/%：

样品编号		样品名称	
批　号			
检验依据			
仪器型号		仪器编号	
天平型号		天平编号	
电极 （参比/指示）		滴定类型	
滴定液		溶剂	
标准规定			
原始记录数据			
结　论	□（均）符合规定　□（均）不符合规定		
检验者： 日　期：	校对者： 日　期：	审核者： 日　期：	

练一练、赛一赛

根据技能大赛的评分标准（表7-9），练习维生素C注射液的含量测定，相互评价并找出问题。

表 7-9　自动电位滴定仪操作评价表

序号	项目	考核内容	分值	操作要求	记录	扣分	得分
1	仪器安装操作（20分）	支架的安装	4	① 固定螺丝放紧			
				② 电极架固定			
		滴定装置安装	4	① 活塞杆头和主机上顶杆的倒梯型槽相配合			
				② 在溶液杯中放入搅拌珠			
		输液装置安装	4	① 带有毛细管的输液管插入电极架			
				② 另一输液管插入储液瓶中			
		电极安装	4	① 正确选择电极			
				② 正确连接电极			
		电源线安装	4	正确安装电源线			
2	参数设置（20分）	各项参数设置	20	① 正确设置操作编号			
				② 正确设置滴定管系数			
				③ 正确设置搅拌速度			
				④ 设置适宜实验温度			
3	滴定操作（40分）	滴定过程参数设置和滴定操作	5	补液操作正确			
			5	清洗次数≥6次			
			5	标准溶液组选择正确			
			25	滴定剂浓度、药品体积、每次添加体积、终点控制设置正确			
4	原始数据记录（10分）	原始数据记录	10	① 原始数据记录不用其他纸张记录			
				② 原始数据及时记录			
5	文明操作结束工作（10分）	物品摆放 仪器洗涤 “三废”处理	10	① 仪器摆放整齐			
				② 废纸/废液不乱扔乱倒			
				③ 结束后清洗仪器			

任务四　撰写维生素C注射液的检验报告书

维生素C注射液检验报告书见表7-10。

表 7-10　维生素C注射液检验报告书

检品名称：	检品编号：	检验目的：
批号：	规格：	检验项目：
生产单位：	供样单位：	检验日期：

续表

检验依据：	报告日期：	
检验项目	标准规定	检验结果
[性状]	本品为无色至微黄色的澄明液体	
[检查]		
pH 值	应为 5.0～7.0	
颜色	吸光度不得超过 0.06	
细菌内毒素	每 1 mg 维生素 C 中含内毒素量应小于 0.020 EU	
其他	应符合注射剂项下有关的各项规定	
[含量测定]	含维生素 C($C_6H_8O_6$)应为标示量的 93.0%～107.0%	
结论：		

检验人：　　　　复核人：　　　　负责人：

任务五　项目总结与评价

一、画出本项目的流程

二、项目评价标准

维生素 C 注射液的质量检验考核表见表 7－11。

表 7－11　维生素C注射液的质量检验考核表

班级：　　　　　　　　　学号：　　　　　　　　　姓名：

指标属性及配分	序号	评价指标要素	评价依据	分值	考评记录		
					学生自评	小组互评	教师评价
预习 10 分	1	阅读项目相关材料		5			
	2	积极参加讨论，完成小组任务		5			
准备 20 分	3	实验室安全	遵守实验室安全规则制度	3			
	4	文件准备	准备项目的标准操作规程和原始记录	5			
	5	试剂准备	正确选择试药、试剂	3			
	6	试液配制	按照规定正确、规范地配制试液	5			
	7	仪器准备	保证仪器选择正确，能正常使用	4			
专业能力 50 分	8	方案准备	完成任务前认真预习	3			
	9	标准解读	标准解读正确、规范	5			
	10	仪器洗涤	仪器的洗涤方法正确	2			
	11	称量操作	药品的称量操作符合要求、规范	3			
	12	药品的溶解	符合要求、规范	2			
	13	样品配制	样品的配制处理得当	5			
	14	实验操作	符合要求、规范	20			
	15	资料规范填写	原始记录、仪器使用记录及时、规范填写	5			
	16	结果判定	结果的比较方法、结论正确	2			
	17	检验报告单	检验报告单的填写规范	3			
职业素养 15 分	18	实验防护	实验过程中通风橱、护目镜及防护手套的使用及时、规范	3			
	19	标识记录	操作过程中及时做好各种标识，防止混淆	2			
	20	职业习惯	操作过程系统条理，质量意识、环保意识、无菌意识强	5			
	21	实验整理与清洁	操作过程中台面整洁，仪器等洗刷干净并及时归位，废液与废纸的处理符合规范	3			
	22	诚实可信	实验测定中无作弊等行为	2			
劳动意识 5 分	23	检验完毕后，自主清理实验台，打扫实验室卫生		4			
	24	操作中爱护仪器、沉着细心		1			
考评小计				100			

三、项目考核

（一）单选题

1. 维生素C含量测定选用的滴定液是（　　）。

A. 碘滴定液　B. 高氯酸滴定液　C. 硝酸银滴定液　D. 氢氧化钠滴定液

2. 为了消除注射液中抗氧剂焦亚硫酸钠对测定的干扰，可在测定前加入（　　）使焦亚硫酸钠分解。

A. 丙酮　B. 中性乙醇　C. 甲醛　D. 盐酸

3. 测定维生素C注射液的含量时，在操作过程中要加入丙酮，这是为了（　　）。

A. 保持维生素C的稳定　B. 增加维生素C的溶解度

C. 加快反应速度　D. 消除注射液中抗氧剂的干扰

4. 使用碘量法测定维生素C的含量，已知维生素C的分子量为176.13，每1 mL碘滴定液（0.1 mol/L），相当于维生素C的量为（　　）。

A. 17.61 mg　B. 8.806 mg　C. 176.1 mg　D. 88.06 mg

5. 标示装量为100 mL以下的静脉用注射液、静脉注射用无菌粉末、注射用浓溶液及供注射用无菌原料药，除另有规定外，每个供试品容器（份）中含25 μm及25 μm以上的微粒数不得过（　　）粒。

A. 200　B. 300　C. 400　D. 500

6. 注射剂pH值要求一般在（　　）之间。

A. 4～9　B. 3～7　C. 2～8　D. 3～8

7. 2 mL或2 mL以下注射液装量检查，应取（　　）支进行检查。

A. 2　B. 3　C. 5　D. 8

（二）多项选择题

1.《中国药典》2025年版规定注射液的检查项目包括（　　）。

A. 热原　B. 无菌　C. 不溶性微粒　D. 可见异物　E. 装量

2. 排除注射剂分析中抗氧剂的干扰，可以采用的方法有（　　）。

A. 加入甲醛或丙酮为掩蔽剂　B. 有机溶剂稀释法

C. 加碱后加热水解　D. 加酸后加热　E. 加弱氧化剂

3. 维生素C与分析方法的关系有（　　）。

A. 二烯醇结构具有还原性，可用碘量法定量　B. 与糖结构类似，有糖的某些性质

C. 无紫外吸收　D. 有紫外吸收　E. 二烯醇结构有弱酸性

（三）简答题

1. 简述碘量法测定维生素C的原理。为什么要采用酸性介质和新煮沸的蒸馏水？如何消除维生素C注射液中稳定剂的影响？

2. 什么叫制剂分析？制剂分析与原料药分析相比较有哪些不同？

3. 维生素C中具有什么样的活性结构？该结构使之具有哪三大性质？

项目八 山楂的质量检验

项目目标

1. 能够查阅《中国药典》等药品质量标准和《药品质量检测标准操作规程》，按要求设计山楂的质量检验方案，熟悉中药的质量控制项目，树立规范意识，培养团队协作精神。

2. 能根据标准操作规程熟练运用相关仪器完成山楂的鉴别及水分、总灰分、含量测定等相关检验，培养良好的职业素养。

3. 能及时并正确记录实验现象及数据，正确判断检验结果，依规做事，增强工作责任感。

医药故事

1. 中药文化——国之瑰宝

中药的历史可追溯到五千多年前的炎帝神农氏时期。由于中药中草类占大多数，所以记载药物的书籍称为“本草”。据考证，现知最早的本草著作为《神农本草经》，该书总结了战国时期的许多用药经验，经秦汉医家不断抄录、增补而成。到了南北朝，由众多医家陆续汇集，梁代陶弘景(公元452～536年)整理和校订成《名医别录》。每药之下不但对原有的性味、功能与主治有所补充，而且增加了产地、采集时间和加工方法等，大大丰富了《神农本草经》的内容。到了唐代，随着生产力的发展以及对外交通日益频繁，为适应当时的需要，李绩等人主持增修了由陶氏所注写的本草经——《唐本草》。后来，又在朝廷的帮助下重修《唐本草》，称为《新修本草》。随着经济文化的交融，西方药物不断涌入中国，药物品种日益增加。《新修本草》是我国也是世界上最早的一部药典。它开创了我国本草著作图文对照的先例，不但对我国药物学的发展有很大影响，而且不久即流传国外，对世界医药的发展作出了重要贡献。随后的宋代，《开宝本草》《嘉祐补注本草》等著作，都具有总结性意义。北宋后期，蜀医唐慎微编成了《经史证类备急本草》(简称《证类本草》)。如今流传最广的当数明代伟大医药学家李时珍编写的《本草纲目》，它是在《证类本草》的基础上进行彻底修订，“岁历三十稔，书考八百余家，稿凡三易”，《本草纲目》的编成符合时代发展需要，是中药发展历程上一篇华丽的篇章。

中药是国之瑰宝，千百年来为我们的民族发展提供了坚实的保障。将其发扬光大，是使命，也是责任，更是我们不懈奋斗的目标。

2. 辨“南楂”与“北楂”，懂中药知识

山楂是起源于我国的特产果树，根据栽培的地理位置、品种的特异性、气候的差异等情况，山楂主要产区可分为北方山楂和云贵高原云南山楂两大产区。《中国药典》2025年版规定，中药山楂的原植物为蔷薇科植物山里红 *Crataegus pinnatifida* Bge. var. *major* N. E. Br. 或山楂 *Crataegus pinnatifida* Bge. 的干燥成熟果实。其中，山楂和山里红都属于

"北山楂"，在中国的栽培和应用最广，主产于山东、河南、辽宁、河北、陕西、山西等省；而"南山楂"大多为野山楂，多用于食品加工材料。

山楂富含多种有益化学成分，其中以山楂酸和黄酮类物质为主要成分。山楂酸具有良好的抗氧化和抗炎作用，药理安全性高，对心脑血管疾病、肿瘤、糖尿病等疾病具有显著的预防和治疗作用，是目前广泛应用于食品、保健品、药物等范围内的一种成分。黄酮类物质也非常重要，具有抗氧化、抗癌、抗炎、降脂、降血压、增强免疫力和抗菌等作用，被广泛应用于预防和治疗心脑血管疾病、糖尿病等疾病。

项目概述

中药质量的认识、评价和质量控制是保证中药安全性和有效性的重要手段，在中药研究、生产及临床应用过程中具有非常重要的作用。中药质量构成具有明显的自身特点：首先，中药大多为来源于自然界的生物有机体，其必然要遵循生物的遗传与变异规律，中药质量差异是生物遗传物质基础差异以及不同的外界环境因子作用于生物有机体的结果。其次，中药的制备过程包括产地加工和储存、炮制、提取纯化、制剂成型等，是对中药化学物质群的重新获取，是中药质量的二次形成。最后，中药质量还具有其本草学属性，承载品种、产地的传承沿革，功效的更迭、延伸和丰富。因此，针对中药复杂体系的特点，在对中药质量评价和质量控制研究时，应基于中药质量构成的自身特点，把握对中药的安全性和有效性一切相关的化学指征，并从整个药物形成过程认识和评价中药质量。

现在部门收到请验单（表 8－1），请求对本企业新药材与饮片供应商的产品山楂进行检验。

表 8－1　中药材、中药饮片请验单

样品名称：	检验单号：
批号：	进货数量：
取样日期：	请验部门：
请验人：	请验日期：　年　月　日
厂家来源：×××药业	接单人： 年　月　日
请验项目：	
备注：	

第一联：请验部门备查
第二联：质量部门存档

项目资料

资料一：山楂的标本图

山楂的标本图见图 8－1。

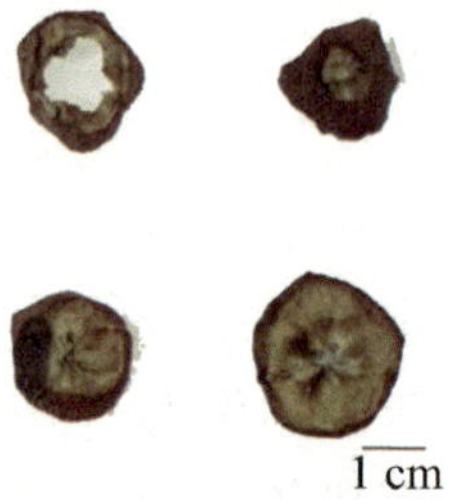

图 8－1　山楂的标本图

资料二：山楂的显微结构

山楂的显微结构见图 8－2。

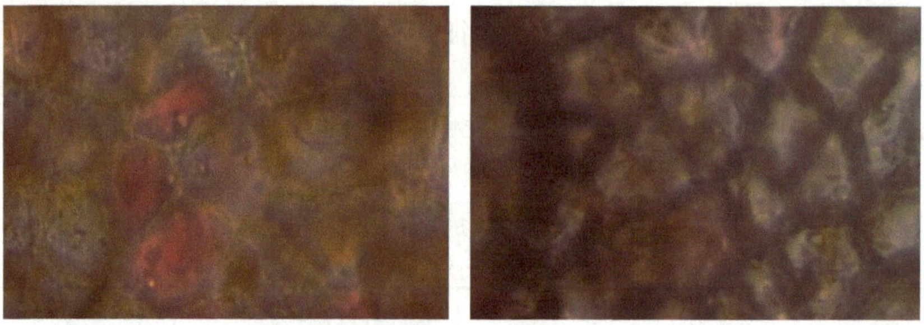

图 8－2　山楂的显微结构

任务一　研读标准——《中国药典》2025 年版

山楂

Shanzha

CRATAEGI FRUCTUS

本品为蔷薇科植物山里红 *Crataegus pinnatifida* Bge. var. *major* N. E. Br. 或山楂 *Crataegus pinnatifida* Bge. 的干燥成熟果实。秋季果实成熟时采收、切片、干燥。

> 逐字阅读质量标准，根据凡例和通则准确理解突出显示文字的正确含义或试剂配制方法。

【性状】　本品为圆形片，皱缩不平，直径 1～2.5 cm，厚 0.2～0.4 cm。外皮红色，具皱纹，有灰白色小斑点。果肉深黄色至浅棕色。中部横切片具 5 粒浅黄色果核，有的核已脱落而中空。有的片上可见短而细的果梗或花萼残迹。气微清香，味酸、微甜。

【鉴别】　(1) 本品粉末暗红棕色至棕色。石细胞单个散在或成群，无色或淡黄色，类多角形、长圆形或不规则形，直径 19～125 μm，孔沟及层纹明显，有的胞腔内含深棕色物。果皮表皮细胞表面观呈类圆形或类多角形，壁稍厚，胞腔内常含红棕色或黄棕色物。草酸钙方晶或簇晶存于果肉薄壁细胞中。

(2) 取本品粉末 1 g，加乙酸乙酯 4 mL，超声处理 15 分钟，滤过，取滤液作为供试品溶液。另取熊果酸对照品，加甲醇制成每 1 mL 含 1 mg 的溶液，作为对照品溶液。照薄层色谱法（通则 0502）试验，吸取上述两种溶液各 4 μL，分别点于同一硅胶 G 薄层板上，以甲苯-乙酸乙酯-甲酸(20∶4∶0.5)为展开剂，展开，取出，晾干，喷以硫酸乙醇溶液(3→10)，在 80℃加热至斑点显色清晰。供试品色谱中，在与对照品色谱相应的位置上，显相同的紫红色斑点；置紫外光灯(365 nm)下检视，显相同的橙黄色荧光斑点。

【检查】　水分　不得过 12.0%（通则 0832 第二法）。

总灰分　不得过 3.0%（通则 2302）。

【浸出物】　照醇溶性浸出物测定法（通则 2201）项下的热浸法测定，用乙醇作溶剂，不得少于 21.0%。

【含量测定】　取本品细粉约 1 g，精密称定，精密加入水 100 mL，室温下浸泡 4 小时，时时振摇，滤过。精密量取续滤液 25 mL，加水 50 mL，加酚酞指示液 2 滴，用氢氧化钠滴定液(0.1 mol/L)滴定，即得。每 1 mL 氢氧化钠滴定液(0.1 mol/L)相当于 6.404 mg 的枸橼酸($C_6H_8O_7$)。

本品按干燥品计算，含有机酸以枸橼酸($C_6H_8O_7$)计，不得少于 5.0%。

饮片

【炮制】　山楂　除去杂质及脱落的核。

炒山楂　取净山楂，照清炒法（通则 0213）炒至色变深。

【性状】　本品形如山楂片，果肉黄褐色，偶见焦斑。气清香，味酸、微甜。

【含量测定】　同药材，含有机酸以枸橼酸($C_6H_8O_7$)计，不得少于 4.0%。

【鉴别】【检查】（水分）　同药材。

焦山楂　取净山楂，照清炒法（通则 0213）炒至表面焦褐色，内部黄褐色。

【性状】　本品形如山楂片，表面焦褐色，内部黄褐色。有焦香气。

【含量测定】　同药材，含有机酸以枸橼酸($C_6H_8O_7$)计，不得少于 4.0%。

【鉴别】【检查】（水分）　同药材。

【性味与归经】　酸、甘，微温。归脾、胃、肝经。

【功能与主治】　消食健胃，行气散瘀，化浊降脂。用于肉食积滞，胃脘胀满，泻痢腹痛，瘀血经闭，产后瘀阻，心腹刺痛，胸痹心痛，疝气疼痛，高脂血症。焦山楂消食导滞作用增强。用于肉食积滞，泻痢不爽。

【用法与用量】　9～12 g。

【贮藏】　置通风干燥处，防蛀。

任务二　完成山楂的性状和鉴别检验

鉴定是评价中药材真伪及质量优劣的常用方法，有基源鉴定、性状鉴定、显微鉴定和理化鉴定。其中，中药材的基源鉴定、性状鉴定和显微鉴定属于对中药材外在情况的衡量和评价，而理化鉴别主要针对中药材所含有的化学成分而进行，属于对内在指标的评价和衡量。实际检验中，对中药材的质量判断，要综合考虑其内外指标，通过基源鉴定、性状鉴定与理化鉴定综合运用的方法，整体衡量中药材的质量状况。

（1）基源鉴定：即中药的原植（动）物鉴定，是应用生物分类学鉴定中药的生物学来源，确定其正确的学名，这是中药鉴定工作的基础。

（2）性状鉴定：应用看、摸、闻、尝等方法，对中药的性状，包括形状、大小、色泽、表面、质地、断面、气味等特征进行观察，作为鉴别的依据。它是我国中医药工作者长期的丰富经验的总结，具有简单、快速、直观的特点，性状鉴别主要是观察完整的药材及饮片。

（3）显微鉴定：生药的显微鉴定主要是利用显微镜观察植（动）物生药内部的细胞、组织结构及细胞内含物，通过描述显微特征来制定显微鉴别依据，从而鉴定真品、类似品或代用品的一种方法。该法通常应用于单凭性状不易识别的生药，性状相似不易区别的多来源生药、破碎生药、粉末生药，以及用粉末、生药制成的丸散片丹等中药成分制剂的鉴定。显微鉴定是一项专门技术，需要掌握植物解剖、植物显微化学的基本知识和显微切片的制作技术，显微鉴定也是鉴定中成药丸散片丹和制定品质标准的科学方法之一，对保证中成药的质量，有一定的科学意义和应用价值。

（4）理化鉴定：是利用中药所含化学成分的某些物理性质或化学反应对中药进行定性和定量分析的方法，一般应用于含不同化学成分、性状相似而又无明显显微鉴定特征的药材。

相应的任务准备清单见表 8－2。

表 8－2　任务准备清单

<table>
<tr><td rowspan="4">检验资料</td><td colspan="2">名称</td><td>项目名称</td><td>准备情况</td></tr>
<tr><td colspan="2">药品质量标准</td><td></td><td>□齐全/□缺少</td></tr>
<tr><td colspan="2">标准操作规程</td><td></td><td>□齐全/□缺少</td></tr>
<tr><td colspan="2">检验原始记录</td><td></td><td>□齐全/□缺少</td></tr>
<tr><td rowspan="5">药品试剂及耗材</td><td>名称</td><td>总耗量</td><td>领取人</td><td>剩余试剂量</td></tr>
<tr><td></td><td></td><td></td><td></td></tr>
<tr><td></td><td></td><td></td><td></td></tr>
<tr><td></td><td></td><td></td><td></td></tr>
<tr><td></td><td></td><td></td><td></td></tr>
<tr><td rowspan="5">实验仪器</td><td>名称</td><td>型号</td><td>数量</td><td>准备情况</td></tr>
<tr><td></td><td></td><td></td><td></td></tr>
<tr><td></td><td></td><td></td><td></td></tr>
<tr><td></td><td></td><td></td><td></td></tr>
<tr><td></td><td></td><td></td><td></td></tr>
</table>

续表

试液配制	试液	配制方法	配制人

一、性状

性状应根据样品的实际情况进行准确描述。中药材和饮片的性状应包括形状、颜色、表面特征、质地、断面、气味等。

二、鉴别

鉴别试验应符合重现性、专属性和耐用性的验证要求，根据药品的性质可分别采用显微鉴别、理化鉴别与色谱鉴别等方法，制定的色谱鉴别方法应能反映该药的整体特性。

《中国药典》2025年版一部山楂的鉴别中，鉴别方法分别为显微鉴别与薄层色谱鉴别。

（一）显微鉴别

显微鉴别系指利用显微镜对药材和饮片切片、粉末、解离组织或表面制片以及含有饮片粉末的制剂进行观察，并根据组织、细胞或内含物等特征进行相应鉴别的一种方法。

应选择容易观察、具有鉴别意义的专属特征列入标准。凡有下列情况的药材和饮片，应尽量规定显微鉴别：组织构造特殊或有明显特征，可以区别外形相似或破碎不易识别的类似品、伪品；或某些常以粉末入药而又无专属性理化鉴别方法的药材和饮片，尤其是毒性或贵重药材和饮片。

显微鉴别试验标准操作规程

1. 目的

建立显微鉴别试验标准操作规程，保证显微鉴别的结果明显、准确。

2. 适用范围

适用于显微鉴别试验操作。

3. 职责

检验员负责本操作规程的执行。

4. 内容

4.1　概述

显微鉴别法系指用显微镜对药材和饮片切片、粉末、解离组织或表面制片以及含有饮片粉末的制剂中饮片的组织、细胞或内含物等特征进行鉴别的一种方法。鉴别时选择具有代表性的供试品，根据各品种鉴别项的规定制片。制剂根据不同剂型适当处理后制片。

4.2　仪器与用具

4.2.1　仪器：生物光学显微镜(应配有目镜测微尺和载物台测微尺，最好具 2.5×或 4×的物镜镜头和偏光装置)、显微摄影装置或显微描绘器、电脑联机装置及其图像处理软件、滑走切片机、小型粉碎机、台式离心机、小型超声仪等。

4.2.2　用具

4.2.2.1　放大镜、刀片、解剖刀、镊子、剪子、解剖针等。

4.2.2.2　载玻片、盖玻片。

4.2.2.3　吸湿器(玻璃干燥器改装成底部放入蒸馏水并加微量苯酚防霉，上部瓷板放置药材或饮片样品，利用潮气润湿样品)、培养皿或小烧杯、酒精灯、铁三角架、石棉网、滴瓶、试管、试管架、滴管、玻璃棒、乳钵、量筒等。

4.2.2.4　软毛刷、铅笔、带盖的搪瓷盘(装切片标本用)、纱布、绸布或擦镜纸、滤纸等。

4.3　试药与试剂

4.3.1　水合氯醛试液：此液为常用封藏液，也是透化剂。可使干缩的细胞膨胀而透明，并能溶解淀粉粒、树脂、蛋白质、叶绿素及挥发油等，加热将使透化的效果更为明显。

4.3.2　甘油醋酸试液(斯氏液)：此液为常用封藏液。专用于观察淀粉粒形态，可使淀粉粒保持原形，便于测量其大小。

4.3.3　甘油乙醇试液：此液为封藏液，也是软化剂。常用于保存植物性材料及临时切片，有软化组织的作用。

4.3.4　苏丹Ⅲ试液：此液可使木栓化、角质化细胞壁及脂肪油、挥发油、树脂等染成红色或淡红色。建议稍放置或微热，效果更好。

4.3.5　钌红试液：此液可使黏液染成红色。本液应临用新制。

4.3.6　间苯三酚试液：此液与盐酸合用，可使木化细胞壁染成红色或紫红色。本液应置玻璃塞瓶内，在暗处保存。

4.3.7　碘试液：此液可使淀粉粒染成蓝色或紫色；蛋白质或糊粉粒染成棕色或黄棕色。

4.3.8　硝铬酸试液：此液为常用的植物组织解离液。解离浸泡时间按样品的质地不同而异。

4.3.9　α-萘酚试液：此液可使菊糖染成紫红色并溶解。

4.3.10　硝酸汞试液(米隆氏试液)：此液可使糊粉粒染成砖红色。

4.3.11　氯化锌碘试液：此液用于检查木质化与纤维素细胞壁，前者显黄棕色，后者显蓝色或紫色。

以上水合氯醛等试液，均应符合《中国药典》2025 年版四部通则 8000 试剂与标准物质规定。

4.4　制片

4.4.1　药材和饮片显微制片

4.4.1.1　横切片或纵切片制片：取供试品欲观察部位，经软化处理后，用徒手或滑走切片法，切成 10～20 μm 的薄片，必要时可包埋后切片。选取平整的薄片置载玻片上，根据观察对象不同，滴加甘油醋酸试液、水合氯醛试液或其他试液 1～2 滴，盖上盖玻片。必要时滴加水合氯醛试液后，在酒精灯上加热透化，并滴加甘油乙醇试液或稀甘油，盖上盖玻片。

4.4.1.2　粉末制片：供试品粉末过四或五号筛，挑取少许置载玻片上，滴加甘油醋酸试液、水合氯醛试液或其他适宜的试液，盖上盖玻片。必要时，按上法加热透化。

4.4.1.3　表面制片：将供试品湿润软化后，剪取欲观察部位约 4 mm^2，一正一反置载玻片上，或撕取表皮，加适宜的试液或加热透化后，盖上盖玻片。

4.4.2　含饮片粉末的制剂显微制片：按供试品不同剂型，散剂、胶囊剂（内容物为颗粒状，应研细）可直接取适量粉末；片剂取 2～3 片，水丸、糊丸、水蜜丸、锭剂等（包衣者除去包衣），取数丸或 1～2 锭，分别置乳钵中研成粉末，取适量粉末；蜜丸应将药丸切开，从切面由外至中央挑取适量样品或用水脱蜜后，吸取沉淀物少量。根据观察对象不同，分别按粉末制片法制片（1～5 片）。

4.5　鉴别

4.5.1　细胞壁性质的鉴别

4.5.1.1　木质化细胞壁：加间苯三酚试液 1～2 滴，稍放置，加盐酸 1 滴，因木质化程度不同，显红色或紫红色。

4.5.1.2　木栓化或角质化细胞壁：加苏丹Ⅲ试液，稍放置或微热，显橘红色至红色。

4.5.1.3　纤维素细胞壁：加氯化锌碘试液，或先加碘试液湿润后，稍放置，再加硫酸溶液（33→50），显蓝色或紫色。

4.5.1.4　硅质化细胞壁：加硫酸无变化。

4.5.2　细胞内含物性质的鉴别

4.5.2.1　淀粉粒

4.5.2.1.1　加碘试液，显蓝色或紫色。

4.5.2.1.2　用甘油醋酸试液装片，置偏光显微镜下观察，未糊化的淀粉粒显偏光现象；已糊化的无偏光现象。

4.5.2.2　糊粉粒

4.5.2.2.1　加碘试液，显棕色或黄棕色。

4.5.2.2.2　加硝酸汞试液，显砖红色。材料中如含有多量脂肪油，应先用乙醚或石油醚脱脂后进行试验。

4.5.2.3　脂肪油、挥发油、树脂

4.5.2.3.1　加苏丹Ⅲ试液，显橘红色、红色或紫红色。

4.5.2.3.2　加 90% 乙醇，脂肪油和树脂不溶解（蓖麻油及巴豆油例外），挥发油则溶解。

4.5.2.4　菊糖：加 10% α-萘酚乙醇溶液，再加硫酸，显紫红色并溶解。

4.5.2.5　黏液：加钌红试液，显红色。

4.5.2.6　草酸钙结晶

4.5.2.6.1　加稀醋酸不溶解，加稀盐酸溶解而无气泡产生。

4.5.2.6.2　加硫酸溶液（1→2）逐渐溶解，片刻后析出针状硫酸钙结晶。

4.5.2.7　碳酸钙结晶（钟乳体）：加稀盐酸溶解，同时有气泡产生。

4.5.2.8　硅质：加硫酸不溶解。

4.6　显微测量

4.6.1　目镜测微尺：放在目镜筒内的一种标尺，为一个直径 18～20 mm 的圆形玻璃片，中央刻有精确等距离的平行线刻度，常为 50 格或 100 格。

4.6.2　载物台测微尺：在特制的载玻片中央粘贴一刻有精细尺度的圆形玻片。通常将 1 mm（或 2 mm）长度精确等分成 100（或 200）小格，每 1 小格长为 10 μm，用以标定目镜测微尺。

4.6.3　目镜测微尺的标定：用以确定使用同一显微镜及特定倍数的物镜、目镜和镜筒长度时，目镜测微尺上每一格所代表的长度。

取载物台测微尺置显微镜载物台上，在高倍物镜（或低倍物镜）下，将测微尺刻度移至视野中央。将目镜测微尺（正面向上）放入目镜镜筒内，旋转目镜，并移动载物台测微尺，使目镜测微尺的“0”刻度线与载物台测微尺的某刻度线相重合，然后再找第二条重合刻度线，根据两条重合线间两种测微尺的小格数，计算出目镜测微尺每一小格在该物镜条件下相当的长度（μm）。

4.6.4　测量方法：将需测量的目的物显微制片置显微镜载物台上，用目镜测微尺测量目的物的小格数，乘以上述每一小格的微米数。通常是在高倍镜下测量，但欲测量较长的目的物，如纤维、导管、非腺毛等的长度时，需在低倍镜下测量。记录最大值与最小值（μm），允许有少量数值略高或略低于规定。

4.7　结果与判定

如果观察、记录的样品显微特征与标准规定内容一致，判符合规定；如果检出标准以外的纤维、石细胞、分泌组织等特征，以经鉴定的对照药材进行佐证。

4.8　注意事项

4.8.1　粉碎用具用毕后，必须处理干净并干燥后才能用于另一种药材或饮片的粉碎。

4.8.2　所用盖玻片和载玻片应保持洁净。新片要用洗液浸泡或用肥皂水煮半小时取出，先用流水冲洗，再用蒸馏水冲洗 1～2 次后，置于 70%～90% 乙醇中，备用。

4.8.3　显微鉴别实验时，应先观察淀粉粒、菊糖等，再观察其他显微特征。所以，一般先以甘油醋酸试液装片观察，然后以水合氯醛试液装片观察，最后加热透化或滴加其他试液进行观察。每步骤观察结果均应作记录。

4.8.4　可借助偏光装置寻找和观察，尤其是淀粉粒、结晶、纤维、石细胞、导管等显微特征。

4.8.5　显微测量通常在高倍镜下进行，因此时目镜测微尺的每一小格的长度值较小，结果较为准确。但如要测量较长的目的物如纤维、导管、非腺毛等，在低倍镜下测量较为方便。

4.8.6　显微测量应记录每次测量数据，并分析数据的最小量值、最大量值和多见量值（μm）。

记录要求详细、清晰、明确、真实。

组织特征的记录，应以从外至内的次序进行，对有鉴别意义的特征需详细地描述；药材和饮片的显微鉴别一般应绘制简图。必要时，应利用显微摄影装置拍摄显微照片，并注明放大倍数，或加比例尺。

粉末显微鉴别时，先记录原粉末的色泽、气味，然后边观察、边记录。注意观察的全面性。观察每张粉末装片时，应自上左至下右，呈“之”字形扫描，逐渐移动装片，全面观察目的物，描述其特征，测量其长度，并注意统计最小量值、多见量值和最大量值，一一记录。

通常以先多数后少数的顺序描述特征，并标明“多见”“少见”“偶见”。注意着重描述有鉴别意义的组织、细胞和内含物，对于各类药材和饮片均具有的一些基本组织，如叶类药材和饮片有栅栏细胞、海绵细胞、细小导管等可不作重点描述。

应注意标准规定以外的异常显微特征的记录，并根据药材和饮片的基源、成方制剂的处方和制法综合分析，必要时可采用对照药材或已经鉴定品种的药材作为对照进行判断。

相应的原始记录表见表 8 - J1。

表 8 - J1　显微鉴别原始记录

第　　页　　共　　页

日期：　　　　　　　温度/℃：　　　　　　　相对湿度/%：

样品编号		样品名称	
批　　号			
检验依据		检验项目	
仪器型号		仪器编号	
放大倍数 （目镜×物镜）			
操作步骤			
实测结果			
标准规定			
结　　论	□（均）符合规定　　□（均）不符合规定		
检验者： 日　期：	校对者： 日　期：	审核者： 日　期：	

（二）薄层色谱鉴别

薄层色谱鉴别具有直观、承载信息量大、专属性强、快速、经济、操作简便等优点，可作为中药鉴别的重要方法。在建立方法时，尽量采用对照品和对照提取物或对照药材同时进行对照。当对照品不易获得时，可采用对照提取物或对照药材为对照；应参照主要斑点确定主要成分的比移值(R_f)。

薄层色谱法标准操作规程

1. 目的

建立薄层色谱法标准操作规程，保证操作规范、准确。

2. 适用范围

适用于薄层色谱法的操作。

3. 职责

检验员负责本操作规程的执行。

4. 内容

4.1 概述

薄层色谱法系将供试品溶液点于薄层板上，在展开容器内用展开剂展开，使供试品所含成分分离，所得色谱图与适宜的标准物质按同法所得的色谱图对比，亦可用薄层色谱扫描仪进行扫描，用于鉴别、检查或含量测定。

4.2 仪器与用具

4.2.1 薄层板：按支持物的材质分为玻璃板、塑料板或铝板等；按固定相种类分为硅胶薄层板、键合硅胶板、微晶纤维素薄层板、聚酰胺薄层板、氧化铝薄层板等。固定相中可加入黏合剂、荧光剂。硅胶薄层板常用的有硅胶 G、硅胶 GF_{254}、硅胶 H、硅胶 HF_{254}，G、H 表示含或不含石膏黏合剂，F_{254} 为在紫外光 254 nm 波长下显绿色背景的荧光剂。按固定相粒径大小分为普通薄层板(10～40 μm)和高效薄层板(5～10 μm)。

在保证色谱质量的前提下，可对薄层板进行特别处理和化学改性以适应分离的要求，可用实验室自制的薄层板。固定相颗粒大小一般要求粒径为 10～40 μm。玻璃板应光滑、平整，洗净后不附水珠。

4.2.2 点样器：一般采用微升毛细管或手动、半自动、全自动点样器材。

4.2.3 展开容器：上行展开一般可用适合薄层板大小的专用平底或双槽展开缸，展开时须能密闭。水平展开用专用的水平展开槽。

4.2.4 显色装置：喷雾显色应使用玻璃喷雾瓶或专用喷雾器，要求用压缩气体使显色剂呈均匀细雾状喷出；浸渍显色可用专用玻璃器械或用适宜的展开缸代用；蒸气熏蒸显色可用双槽展开缸或适宜大小的干燥器代替。

4.2.5 检视装置：为装有可见光、254 nm 及 365 nm 紫外光光源及相应的滤光片的暗箱，可附加摄像设备供拍摄图像用。暗箱内光源应有足够的光照度。

4.2.6 薄层色谱扫描仪：系指用一定波长的光对薄层板上有吸收的斑点，或经激发后能发射出荧光的斑点进行扫描，将扫描得到的谱图和积分数据用于物质定性或定量的分析仪器。

4.3　操作方法

4.3.1　薄层板制备。

4.3.1.1　市售薄层板：临用前一般应在110℃活化30分钟。

4.3.1.2　自制薄层板：除另有规定外，将1份固定相和3份水(或加有黏合剂的水溶液，如0.2%～0.5%羟甲基纤维素钠水溶液，或为规定浓度的改性剂溶液)在研钵中按同一方向研磨混合，去除表面的气泡后，倒入涂布器中，在玻璃板上平稳地移动涂布器进行涂布(厚度为0.2～0.3 mm)，取下涂好薄层的玻璃板，置水平台上于室温下晾干后，在110℃烘30分钟，随即置于有干燥剂的干燥箱中备用。使用前检查其均匀度，在反射光及透视光下检视，表面应均匀、平整、光滑，并且无麻点、无气泡、无破损及污染。

4.3.2　点样：除另有规定外，在洁净干燥的环境中，用专用毛细管或配合相应的半自动、自动点样器械点样于薄层板上。一般为圆点状或窄细的条带状，点样基线距底边10～15 mm，高效板一般基线离底边8～10 mm。圆点状直径一般不大于4 mm，高效板一般不大于2 mm。接触点样时注意勿损伤薄层表面。点间距离可视斑点扩散情况以相邻斑点互不干扰为宜，一般不少于8 mm，高效板供试品间隔不少于5 mm。

4.3.3　展开：将点好供试品的薄层板放入展开缸中，浸入展开剂的深度为距原点5 mm为宜，密闭。除另有规定外，一般上行展开8～15 cm，高效薄层板上行展开5～8 cm。溶剂前沿达到规定的展距，取出薄层板，晾干，待检测。

展开前如需要溶剂蒸气预平衡，可在展开缸中加入适量的展开剂，密闭，一般保持15～30分钟。溶剂蒸气预平衡后，应迅速放入载有供试品的薄层板，立即密闭，展开。如需使展开缸达到溶剂蒸气饱和的状态，则须在展开缸的内壁贴与展开缸高、宽同样大小的滤纸，一端浸入展开剂中，密闭一定时间，使溶剂蒸气达到饱和再如法展开。

必要时，可进行二次展开或双向展开，进行第二次展开前，应使薄层板残留的展开剂完全挥干。

4.3.4　显色与检视：有颜色的物质可在可见光下直接检视，无色物质可用喷雾法或浸渍法以适宜的显色剂显色，或加热显色，在可见光下检视。有荧光的物质或显色后可激发产生荧光的物质可在紫外光灯(365 nm或254 nm)下观察荧光斑点。

4.3.5　记录：薄层色谱图像一般可采用摄像设备拍摄，以光学照片或电子图像的形式保存。也可用薄层色谱扫描仪扫描或其他适宜的方式记录相应的色谱图。

4.4　鉴别

按各品种项下规定的方法，制备供试品溶液和对照标准溶液，在同一薄层板上点样、展开与检视，供试品色谱图中所显斑点的位置和颜色(或荧光)应与标准物质色谱图的斑点一致。

4.5　注意事项

4.5.1　薄层板的活化与保存：自制薄层板和预制薄层板在使用前一般应进行活化，改性薄层板改性后也需活化。活化后的薄层板应立即置有干燥剂的干燥器中保存，保存时间不宜过长，最好随用随制。

4.5.2　供试品溶液的制备：建立方法时应选择适宜的溶剂进行提取，杂质较多时，应选择适宜的方法进行前处理。以克服薄层色谱背景较深、斑点不清晰的现象。

4.5.3　点样：一般手动点样时，溶剂选择是否合适影响点样原点及分离后斑点的形状，因此一般选择极性小的溶剂；若使用极性较大的溶剂反复点样时，应待每次点样溶剂挥干后再点样，防止展开后的斑点扩散或空心。点样量一般不超过 10 μL。

4.5.4　点样环境：实验环境的相对湿度和温度对薄层分离效果有着较大的影响（实验室一般要求相对湿度在 65%以下为宜），因此应保持点样环境的相对恒定。对温、湿度要求较高的品种必须按品种项下的规定，严格控制实验环境的温、湿度。此外，还应注意保证点样环境的清洁，防止粉尘等污染样品点。

4.5.5　展开：薄层展开时，气、液（展开剂）、固（固定性）三相之间的平衡对色谱结果有较大影响。预饱和是获得三相之间的稳定平衡、提高薄层色谱重现性的重要操作，同时也可有效减少薄层色谱边缘效应。

相应的原始记录表见表 8－J2，记录应尽量以电子形式保存薄层图谱，以保证薄层分析结果记录准确可靠。

表 8－J2　薄层色谱法原始记录

第　　页　　共　　页

日期：　　　　温度/℃：　　　　相对湿度/%：

样品编号		样品名称	
批　　号			
检验项目	□鉴别　□检查（项目名称：　　　　）　□含量测定		
检验依据	□《中国药典》2025 年版四部通则 0502 □其他		
展 开 剂		固 定 相	
天平型号		天平编号	
供试品溶液的制备			
对照品/药材溶液的制备			

续表

点 样 量	
检出条件	□日光下 □紫外光下　　　　nm □碘蒸气熏蒸 □其他
标准规定	

点样编号：

1. ______
2. ______
3. ______
4. ______
5. ______
6. ______
7. ______
8. ______
9 ______
10. ______
11. ______
12. ______

结　　果	
结　　论	□(均)符合规定　　□(均)不符合规定

检验者：　　　　校对者：　　　　审核者：

日　期：　　　　日　期：　　　　日　期：

任务拓展

除了显微鉴别法和薄层色谱法，药材及饮片还有哪些常用的鉴别方法？能否试着撰写标准操作规程和原始记录？

小组活动

根据所学所练，为薄层色谱鉴别这个知识点制作一个微课，注意理实结合。

任务三 完成山楂的检查

中药包括中药材、中药饮片和中成药。我国药典明确规定，要加强对中药中重金属及有害元素、毒性成分、残留溶剂、真菌毒素及生物安全等方面的检测。中药的检测项目有很多，主要有化学、物理、微生物等方面，检测项目的完备有助于中药的质量保证。

检查项主要包括安全性、均一性、纯度等方面。中药材和饮片、提取物根据各品种的特点建立检查项目，其检查方法按《中国药典》通则收载的方法执行。《中国药典》收载有多种检查方法的项目，应考查每种方法对所测样品的适用性，一般应明确规定使用第几法并说明使用该方法的理由。

中药的杂质来源主要包括：① 来源与规定相同，但其性状或部位与规定不符的杂质。例如，中药麻黄来源为麻黄科植物草麻黄或木贼麻黄的干燥草质茎，其根如混入，即为杂质。② 生产制备过程中引入的杂质，主要指药材生产制备过程中受到的污染，包括制剂生产中使用的试剂残留，以及粉碎、制备过程中所用的金属器皿引入的金属离子。③ 贮运过程中引入的杂质，包括中药在贮藏和运输过程中因包装破损、分解、霉变、腐败和虫蛀等现象而引入的杂质。

中药的典型检查项目主要包括：水分测定、灰分测定、重金属及有害元素检查、内源性有害物质检查等。本部分主要介绍前三种检查项目。

相应的任务准备清单见表 8－3。

表 8－3 任务准备清单

<table>
<tr><td rowspan="4">检验资料</td><td colspan="2">名称</td><td>项目名称</td><td>准备情况</td></tr>
<tr><td colspan="2">药品质量标准</td><td></td><td>□齐全/□缺少</td></tr>
<tr><td colspan="2">标准操作规程</td><td></td><td>□齐全/□缺少</td></tr>
<tr><td colspan="2">检验原始记录</td><td></td><td>□齐全/□缺少</td></tr>
<tr><td rowspan="5">药品试剂及耗材</td><td>名称</td><td>总耗量</td><td>领取人</td><td>剩余试剂量</td></tr>
<tr><td></td><td></td><td></td><td></td></tr>
<tr><td></td><td></td><td></td><td></td></tr>
<tr><td></td><td></td><td></td><td></td></tr>
<tr><td></td><td></td><td></td><td></td></tr>
</table>

续表

实验仪器	名称	型号	数量	准备情况
试液配制	试液	配制方法		配制人

一、水分测量

水分测定法是药品质量标准中的常规检查项目。中药材、饮片和中成药等的水分含量过高，会引起结块、霉变，造成成分分解。因此，有必要对药品中的水分进行检查并控制其限度。

《中国药典》2025年版水分测定法包含第一法费休氏法（分为容量滴定法和库仑滴定法）、第二法烘干法、第三法减压干燥法、第四法甲苯法和第五法气相色谱法。

五种水分测定法各有优劣，适用性也有所差异。其中，费休氏水分测定法由于具有重复性好、准确度高、适用范围广等特点，能最大限度地保证分析结果的准确性，受到社会各界的认可，现已成为国际上通用的经典水分测定法。烘干法由于操作简单等特点，广泛应用于中药多数品种的水分测定。减压干燥法为烘干法的补充，主要用于热敏性药物的水分测定。

《中国药典》2025年版规定山楂中水分的检查采用第二法烘干法。

水分测定法标准操作规程

1. 目的

建立水分测定法标准操作规程，确保检验人员正确操作。

2. 适用范围

适用于水分测定法的操作。

3. 职责

检验员负责本操作规程的执行。

4. 内容

4.1 概述

烘干法基于热重力原理，测定物质加热前后的质量改变量，即通过热力手段对样品加热，样品中的水分经加热而挥发，样品的质量减少，通过精确测量加热前后样品的质量值，从而得出样品中水分含量的相对值。

4.2 仪器与用具

本法主要仪器是干燥箱(烘箱)和分析天平。分析天平分度值为 0.001 g 及以上;烘箱应有精准的温控装置,使用温度计精度应高于±2℃。烘箱按外形可分为卧式烘箱和立式烘箱两种。加热方式分为燃油加热、燃气加热、电加热等,电加热烘箱最为常用。用具有扁形称量瓶和干燥器(底层放有干燥剂)。

4.3 试药与试剂

干燥器中常用的干燥剂为硅胶、五氧化二磷等。

4.4 供试品的测定

4.4.1 称量瓶恒重:取洁净的称量瓶,置烘箱内 105℃干燥数小时(一般 2 小时以上),取出,置干燥器中室温放置 30 分钟,精密称定重量,再置烘箱内 105℃干燥 1 小时,取出,置干燥器中室温放置 30 分钟,精密称定重量,直至连续两次干燥后称重的差异在 0.3 mg 以下为止。

4.4.2 称样:将供试品破碎成直径不超过 3 mm 的颗粒或碎片,取 2~5 g(或该品种项下所规定的重量),平铺于干燥至恒重的扁形称量瓶中,厚度不超过 5 mm,疏松供试品不超过 10 mm,精密称定。

4.4.3 干燥、称重:除另有规定外,将称取供试品后的称量瓶置于已升温至 105℃的烘箱内,将瓶盖取下,置称量瓶旁,在 100~105℃干燥 5 小时。盖好瓶盖,取出,移置干燥器中,室温放置 30 分钟,精密称定重量。

4.4.4 恒重:将称量瓶再在上述条件下干燥 1 小时,室温放置 30 分钟,精密称定重量,直至连续两次称重的差异不超过 5 mg 为止。

4.5 适用性

本法适用于不含或含少量挥发性成分的中药的水分测定。

4.6 记录与计算

4.6.1 应记录日期、天平型号、干燥时的温度、干燥剂的种类、干燥的时间、称量及恒重数据、计算和结果等。

4.6.2 按式(8-1)计算中药的水分含量。

$$水分(\%)=\frac{W_1+W_2-W_3}{W_1}\times 100\% \qquad (8-1)$$

式中,W_1 为供试品重量,g;W_2 为恒重称量瓶重量,g;W_3 为(称量瓶+供试品)干燥后恒重重量,g。

4.7 结果与判定

根据各论项下的标准规定判定结果,计算结果按有效数字修约规则修约,使与标准中规定限度有效数位一致,其数值小于或等于限度时判为符合规定,其数值大于限度时判为不符合规定。

4.8 注意事项

4.8.1 用烘干法测定水分时,往往几个供试品同时进行,因此称量瓶宜先用适宜的方法编码标记，瓶与瓶盖的编码一致；称量瓶放入烘箱的位置，取出冷却、称重的顺序应先后一致。

4.8.2 若供试品含水量较大且含大量糖类，直接在105℃干燥易发生熔化现象，使表面结成一层薄膜，阻碍水分的继续蒸发，此时应先在低温下烘去大部分水分，再在规定温度下干燥至恒重。

4.8.3 干燥器中以硅胶为干燥剂时，干燥剂应及时更换。

相应的原始记录表见表8-J3，需要记录日期、天平型号、干燥时的温度、干燥剂的种类、干燥的时间、称量及恒重数据、计算和结果等。

表8-J3 水分测定原始记录

第　页　共　页

日期：　　温度/℃：　　相对湿度/%：

样品编号			样品名称	
批　号				
检验依据	□《中国药典》2025年版四部通则0832(第　　法) □其他			
仪器型号			仪器编号	
天平型号			天平编号	
测定编号	样品称重 W_1/g	称量瓶恒重 W_2/g	干燥后称重 W_3/g	水分 /%
计算公式	水分(%) = $(W_1+W_2-W_3)/W_1\times100\%$			
标准规定	不得超过			
结　论	□(均)符合规定　□(均)不符合规定			
检验者： 日　期：	校对者： 日　期：		审核者： 日　期：	

二、灰分测定

灰分是衡量中药材质量的重要指标，反映中药材中掺假及其受污染的程度。灰分包括总灰分、酸不溶性灰分。生药总灰分的来源包括生药本身经过灰化后遗留的不挥发性无机盐，以及生药表面附着的不挥发性无机盐类。同一种生药，在无外来掺杂物时，一般都有一定的总灰分含量范围。规定生药的总灰分限度，对于保证生药的品质和洁净程度有一定的意义。如果总灰分超过一定限度，说明掺有外来无机物。有的生药本身含有的无机物差异较大，尤其是含有多量草酸钙的生药，测定总灰分有时不足以说明外来无机物的存在，还需要测定酸不溶性灰分。因为生药本身所含的无机盐类（包括钙盐）大多可溶于稀盐酸中，而来自泥沙等的硅酸盐类在酸中不溶解，因此测定酸不溶性灰分能较准确地表明生药中泥沙掺杂与否及其含量。

根据药材、饮片的具体情况，可规定其中一项或两项。《中国药典》2025 年版一部规定山楂总灰分不得超过 3.0%。

灰分测定法标准操作规程

1. 目的

建立灰分测定法标准操作规程，确保检验人员正确操作。

2. 适用范围

适用于灰分测定法的测定。

3. 职责

检验员负责本操作规程的执行。

4. 内容

4.1　概述

本法为总灰分测定法，是将一定量的中药或中药制剂粉碎后，经高温（500～600 ℃）炽灼，其中的有机物被破坏分解，以挥发性物质的形式逸出，而非挥发性的无机物则遗留下来成为灰分残渣，根据残渣的重量，计算总灰分含量。

4.2　仪器与用具

分析天平（分度值为 0.1 mg），瓷坩埚，电加热炉，马弗炉，干燥器（底层放有干燥剂）。

4.3　试药与试剂

干燥剂：硅胶。

4.4　操作方法

4.4.1　空坩埚恒重：取洁净的空坩埚，置马弗炉内 500～600 ℃灼烧数小时（一般 2 小时以上），关闭电源，待温度降至 200 ℃以下，取出，置干燥器中，室温冷却 30 分钟，精密称定重量，再在上述条件下灼烧 1 小时，取出，置干燥器中，室温冷却 30 分钟，精密称定重量，至连续两次灼烧后称重的差异在 0.3 mg 以下为止。

4.4.2　称取供试品：取粉碎后混合均匀的供试品 2～3 g，置炽灼至恒重的坩埚中，称定重量（准确至 0.01 g），平铺于坩埚底部。

4.4.3　炭化、灰化及称重：除另有规定外，将称取供试品后的坩埚置于电加热炉上，半盖埚盖，缓缓加热，至完全炭化不冒烟时盖上埚盖，转入马弗炉中逐渐升高温度至 500～600 ℃，炽灼 5 小时使完全灰化，关闭马弗炉，待温度降至 200 ℃以下，取出，移至干燥器中，室温冷却 30 分钟，精密称定重量。

4.4.4　再炽灼、称重：再在上述条件下炽灼1小时，室温冷却30分钟，精密称定重量，直至连续两次称重的差异不超过0.3 mg为止。

4.5　记录与计算

4.5.1　记录炽灼时的温度、炽灼时间、称量及恒重数据、计算结果等。

4.5.2　按式(8-2)计算中药的灰分含量。

$$灰分(\%)=\frac{W_3-W_2}{W_1}\times 100\% \tag{8-2}$$

式中，W_1为供试品的重量，g；W_2为空坩埚恒重的重量，g；W_3为供试品和空坩埚炽灼至连续两次称重的差异不超过0.3 mg后的重量，g。

4.6　结果与判定

计算结果，按有效数字修约规则修约，使与标准中规定限度有效数位一致，其数值小于或等于限度时判为符合规定，其数值大于限度时判为不符合规定。

4.7　注意事项

4.7.1　测定灰分时，往往几个供试品同时进行，且每个供试品平行称样，因此坩埚宜先用适宜的方法编码标记，埚盖与坩埚的编码一致；坩埚置入马弗炉中的位置、冷却时间、称重的顺序应先后一致，以便于恒重。

4.7.2　灰分测定用的供试品须粉碎，使能通过二号筛，混合均匀后取样待用。

4.7.3　供试品加热炭化时，注意要缓慢加热直至炽热，避免燃烧。

4.7.4　若供试品不易灰化，可将坩埚放冷，加热水或10%硝酸铵溶液2 mL，使残渣湿润，然后置水浴上蒸干，残渣照前法炽灼，至坩埚内容物完全灰化。

4.7.5　干燥剂应保持在有效状态。

相应的原始记录表见表8-J4，需要记录炽灼时的温度、炽灼时间、称量及恒重数据、计算结果等。

表8-J4　灰分测定原始记录

第　页　共　页

日期：　温度/℃：　相对湿度/%：

样品名称：			样品状态：		测试日期：		
测试仪器							
测试标准或方法							
样品前处理：取适量试样粉碎，取约________g，放入已知质量的恒重坩埚中，在电路上缓缓灼烧至完全炭化(防止试样着火)。然后将坩埚转移入________℃马弗炉中灼烧至完全灰化。将坩埚放入干燥器中冷却至室温							
实验数据与结果							
取样质量 W_1/g	样1-1		样1-2		样2-1		样2-2	

续表

坩埚质量 W_2/g	坩埚 1		坩埚 2		坩埚 3		坩埚 4	
灰化质量 W_3/g	样 1-1		样 1-2		样 2-1		样 2-2	
灰分计算式	灰分(%) $= \frac{W_3 - W_2}{W_1} \times 100\%$							
灰分/%	样 1-1		样 1-2		样 2-1		样 2-2	
灰分平均值 /%								
标准规定	不得超过							
结　　论	□(均)符合规定　　□(均)不符合规定							
检验者： 日　期：			校对者： 日　期：				审核者： 日　期：	

小组讨论

坩埚在灰分测定前为什么要恒重？如果坩埚未恒重就进行样品灰分测定，对结果会产生怎样的影响？

三、重金属及有害元素检查

中药中重金属的来源包括：① 处方性重金属，系指以治疗为目的，在处方中加入了含重金属的矿物药，如朱砂（含 HgS）；② 非处方性（外源性）重金属，系指本身不含重金属的常用中药，由于种植环境、炮制加工、储藏、运输及制剂生产过程等因素而发生重金属污染，对于非处方性的污染则应严格控制。

中药中的主要有害元素有铅、镉、汞、砷、铜。铅是有毒元素，主要损害造血系统、神经系统和肾脏。人体摄入的镉 50%～70%在肾脏和肝脏累积，长期与镉接触会导致肾脏衰竭。汞是毒性最强的元素之一。汞的毒性与其价态和化学形态密切相关：无机汞的毒性通常小于有机汞，在无机汞中，其毒性随着水溶性的增加而增加；甲基汞更大的毒性在于其脂溶性，这种脂溶性使其更易透过生物膜，特别是进入大脑、脊髓、末梢神经和胎盘；无机汞化合物主要在肾脏快速累积，二甲基汞在胃肠道几乎被完全吸收，继而循环至血液。砷一旦摄取，不能完全排泄出体外而导致累积性影响。铜是人体必需元素，在肝脏中的浓度最大，体内铜的含量不足或过多均对人体具有危害。

《中国药典》2025 年版一部山楂的重金属及有害元素的检查中规定：照铅、镉、砷、汞、铜测定法（通则 2321 原子吸收分光光度法或电感耦合等离子体质谱法）测定，铅不得超过 5 mg/kg，镉不得超过 1 mg/kg，砷不得超过 2 mg/kg，汞不得超过 0.2 mg/kg，铜不得超过 20 mg/kg。

铅、镉、砷、汞、铜测定法标准操作规程

1. 目的

建立铅、镉、砷、汞、铜测定法标准操作规程，使其操作规范化。

2. 适用范围

适用于铅、镉、砷、汞、铜测定的标准操作。

3. 职责

仪器使用、维护人员负责本操作规程的执行。

4. 内容

4.1 概述

本法为原子吸收分光光度法，对药材、饮片、中药制剂中的铅、镉、砷、汞、铜元素残留进行限量检查。

4.2 仪器与用具

4.2.1 原子吸收分光光度计应配备有火焰原子化器、石墨炉原子化器和相匹配的氢化物发生装置，并具有氘灯或塞曼效应背景校正功能；铅、镉、砷、汞、铜等元素的空心阴极灯；普通或热解涂层石墨管；乙炔气、高纯氩气或高纯氮气；空气压缩机及冷却循环水泵。

4.2.2 微波消解装置内罐由聚四氟乙烯材料制成，具有适宜的耐压密封装置和过压安全保护装置；具有程序控制、功率可调的微波发生装置；可采用适宜的方式监控反应罐内的温度和压力。

4.2.3 电热板应具有温度均匀的加热表面和温度控制装置。

4.2.4 纳氏比色管或容量瓶所用容量器皿应尽可能使用耐腐蚀的塑料器皿，以聚四氟乙烯材料制成的器皿为最好，玻璃器皿易吸附或吸收金属离子，因此仅适于短时间内对溶液的容量使用。

4.3 试药与试剂

4.3.1 对照物质：铅、镉、砷、汞、铜单元素标准溶液由中国计量科学研究院等单位提供，用于制备标准曲线。

4.3.2 硝酸、高氯酸应采用高纯试剂，盐酸、硫酸、磷酸二氢铵、硝酸镁为优级纯，碘化钾、抗坏血酸、盐酸羟胺为分析纯，使用前应检查各试剂中的相关金属元素含量，应符合测定的要求。

4.3.3 水：去离子水或用石英蒸馏器蒸馏的超纯水，使用前应检查其中的相关金属元素含量符合测定的要求。

4.3.4 25%碘化钾溶液：取碘化钾 25 g，加水 100 mL 使溶解，即得，本液应临用新制。

4.3.5 10%抗坏血酸溶液：取抗坏血酸 10 g，加水 100 mL 使溶解，即得，本液应临用新制。

4.3.6 含 1%磷酸二氢铵溶液和 0.2%硝酸镁溶液的混合溶液：取磷酸二氢铵 1 g，硝酸镁 0.2 g，加水 100 mL 使溶解，即得。

4.3.7 含 1%硼氢化钠和 0.3%氢氧化钠混合溶液：取氢氧化钠 3 g，加水 1 000 mL 使溶解，加入硼氢化钠 10 g，使溶解，即得。本液应临用新制。

4.3.8　4%硫酸溶液：取硫酸(98%)4.08 mL加入水中稀释，并加水至100 mL，振摇，即得。

4.3.9　5%高锰酸钾溶液：取高锰酸钾5 g，加水溶解并稀释至100 mL，即得。

4.3.10　5%盐酸羟胺溶液：取盐酸羟胺5 g，加水溶解并稀释至100 mL，即得。

4.3.11　2%硝酸溶液：取硝酸(65%)3.08 mL，加水稀释至100 mL，即得。

4.4　操作方法

4.4.1　铅的测定(石墨炉法)。

4.4.1.1　测定条件(参考条件)：波长283.3 nm，干燥温度100～120 ℃，持续20秒；灰化温度400～750 ℃，持续20～25秒；原子化温度1 700～2 100 ℃，持续4～5秒。

4.4.1.2　铅标准贮备液的制备：精密量取铅单元素标准溶液适量，用2%硝酸溶液稀释，制成每1 mL含铅(Pb)1 μg的溶液，即得(0～5 ℃贮存)。

4.4.1.3　标准曲线的制备：分别精密量取铅标准贮备液适量，用2%硝酸溶液制成每1 mL分别含铅0 ng、5 ng、20 ng、40 ng、60 ng、80 ng的溶液。分别精密量取1 mL，精密加含1%磷酸二氢铵和0.2%硝酸镁的溶液0.5 mL，混匀，精密吸取20 μL注入石墨炉原子化器，测定吸光度，以吸光度为纵坐标、浓度为横坐标，绘制标准曲线。

4.4.1.4　供试品溶液的制备。

A法：取供试品粗粉0.5 g，精密称定，置聚四氟乙烯消解罐内，加硝酸3～5 mL，混匀，浸泡过夜，盖好内盖，旋紧外套，置适宜的微波消解炉内，进行消解(按仪器规定的消解程序操作)。消解完全后，取消解内罐置电热板上缓缓加热至红棕色蒸气挥尽，并继续缓缓浓缩至2～3 mL，放冷，用水转入25 mL容量瓶中，并稀释至刻度，摇匀，即得。同法同时制备试剂空白溶液。

B法：取供试品粗粉1 g，精密称定，置凯氏烧瓶中，加硝酸-高氯酸(4∶1)混合溶液5～10 mL，混匀，瓶口加一小漏斗，浸泡过夜。置电热板上加热消解，保持微沸，若变棕黑色，再加硝酸-高氯酸(4∶1)混合溶液适量，持续加热至溶液澄明后升高温度，继续加热至冒浓烟，直至白烟散尽，消解液呈无色透明或略带黄色，放冷，转入50 mL容量瓶中，用2%硝酸溶液洗涤容器，洗液合并于容量瓶中，并稀释至刻度，摇匀，即得。同法同时制备试剂空白溶液。

C法：取供试品粗粉0.5 g，精密称定，置瓷坩埚中，于电热板上先低温炭化至无烟，移入高温炉中，于500 ℃灰化5～6小时(若个别灰化不完全，加硝酸适量，于电热板上低温加热，反复多次直至灰化完全)，取出冷却，加10%硝酸溶液5 mL使溶解，转入25 mL容量瓶中，用水洗涤容器，洗液合并于容量瓶中，并稀释至刻度，摇匀，即得。同法同时制备试剂空白溶液。

4.4.1.5　测定法：精密量取空白溶液与供试品溶液各1 mL，精密加含1%磷酸二氢铵和0.2%硝酸镁的溶液0.5 mL，混匀，精密吸取10～20 μL，照标准曲线的制备项下方法测定吸光度，从标准曲线上读出供试品溶液中铅(Pb)的含量，计算，即得。

4.4.2　镉的测定(石墨炉法)。

4.4.2.1　测定条件(参考条件)：波长228.8 nm，干燥温度100～120 ℃，持续20秒；灰化温度300～500 ℃，持续20～25秒；原子化温度1 500～1 900 ℃，持续4～5秒。

4.4.2.2　镉标准贮备液的制备：精密量取镉单元素标准溶液适量，用2%硝酸溶液稀释，制成每1 mL含镉(Cd)1 μg的溶液，即得(0～5 ℃贮存)。

4.4.2.3　标准曲线的制备：分别精密量取镉标准贮备液适量，用2%硝酸溶液稀释制成每1 mL分别含镉0 ng、0.8 ng、2.0 ng、4.0 ng、6.0 ng、8.0 ng的溶液。分别精密吸取10 μL，注入石墨炉原子化器，测定吸光度，以吸光度为纵坐标、浓度为横坐标，绘制标准曲线。

4.4.2.4　供试品溶液的制备：同铅测定项下供试品溶液的制备。

4.4.2.5　测定法：精密吸取空白溶液与供试品溶液各10～20 μL，照标准曲线的制备项下方法测定吸光度(若供试品有干扰，可分别精密量取标准溶液、空白溶液和供试品溶液各1 mL，精密加含1%磷酸二氢铵和0.2%硝酸镁的溶液0.5 mL，混匀，依法测定)，从标准曲线上读出供试品溶液中镉(Cd)的含量，计算，即得。

4.4.3　砷的测定(氢化物法)。

4.4.3.1　测定条件：采用适宜的氢化物发生装置，以含1%硼氢化钠和0.3%氢氧化钠的溶液(临用前配制)作为还原剂，盐酸溶液(1→100)为载液，氮气为载气，检测波长为193.7 nm。

4.4.3.2　砷标准贮备液的制备：精密量取砷单元素标准溶液适量，用2%硝酸溶液稀释，制成每1 mL含砷(As)1 μg的溶液，即得(0～5 ℃贮存)。

4.4.3.3　标准曲线的制备：分别精密量取砷标准贮备液适量，用2%硝酸溶液稀释制成每1 mL分别含砷0 ng、5 ng、10 ng、20 ng、30 ng、40 ng的溶液。分别精密量取10 mL，置25 mL量瓶中，加25%碘化钾溶液(临用前配制)1 mL，摇匀，加10%抗坏血酸溶液(临用前配制)1 mL，摇匀，用盐酸溶液(20→100)稀释至刻度，摇匀，密塞，置80 ℃水浴中加热3分钟，取出，放冷。取适量，吸入氢化物发生装置，测定吸收值，以峰面积(或吸光度)为纵坐标、浓度为横坐标，绘制标准曲线。

4.4.3.4　供试品溶液的制备：同铅测定项下供试品溶液的制备中的A法或B法制备。

4.4.3.5　测定法：精密吸取空白溶液与供试品溶液各10 mL，照标准曲线的制备项下，自"加25%碘化钾溶液(临用前配制)1 mL"起，依法测定。从标准曲线上读出供试品溶液中砷(As)的含量，计算，即得。

4.4.4　汞的测定(冷蒸气吸收法)。

4.4.4.1　测定条件：采用适宜的氢化物发生装置，以含0.5%硼氢化钠和0.1%氢氧化钠的溶液(临用前配制)作为还原剂，盐酸溶液(1→100)为载液，氮气为载气，检测波长为253.6 nm。

4.4.4.2　汞标准贮备液的制备：精密量取汞单元素标准溶液适量，用2%硝酸溶液稀释，制成每1 mL含汞(Hg)1 μg的溶液，即得(0～5 ℃贮存)。

4.4.4.3　标准曲线的制备：分别精密量取汞标准贮备液0 mL、0.1 mL、0.3 mL、0.5 mL、0.7 mL、0.9 mL，置50 mL容量瓶中，加20%硫酸溶液10 mL、5%高锰酸钾溶液0.5 mL，摇匀，滴加5%盐酸羟胺溶液至紫红色恰消失，用水稀释至刻度，摇匀。取适量，吸入氢化物发生装置，测定吸收值，以峰面积(或吸光度)为纵坐标、浓度为横坐标，绘制标准曲线。

4.4.4.4　供试品溶液的制备。

A法：取供试品粗粉0.5 g，精密称定，置聚四氟乙烯消解罐内，加硝酸3～5 mL，混匀，浸泡过夜，盖好内盖，旋紧外套，置适宜的微波消解炉内进行消解(按仪器规定的消解程序操作)。消解完全后，取消解内罐置电热板上，于120℃缓缓加热至红棕色蒸气挥尽，并继续浓缩至2～3 mL，放冷，加20%硫酸溶液2 mL、5%高锰酸钾溶液0.5 mL，摇匀，滴加5%盐酸羟胺溶液至紫红色恰消失，转入10 mL容量瓶中，用水洗涤容器，洗液合并于容量瓶中，并稀释至刻度，摇匀，必要时离心，取上清液，即得。同法同时制备试剂空白溶液。

B法：取供试品粗粉1 g，精密称定，置凯氏烧瓶中，加硝酸-高氯酸(4∶1)混合溶液5～10 mL，混匀，瓶口加一小漏斗，浸泡过夜，置电热板上，于120～140℃加热消解4～8小时(必要时延长消解时间，至消解完全)，放冷，加20%硫酸溶液5 mL、5%高锰酸钾溶液0.5 mL，摇匀，滴加5%盐酸羟胺溶液至紫红色恰消失，转入25 mL容量瓶中，用水洗涤容器，洗液合并于容量瓶中，并稀释至刻度，摇匀，必要时离心，取上清液，即得。同法同时制备试剂空白溶液。

4.4.4.5　测定法：精密吸取空白溶液与供试品溶液适量，照标准曲线制备项下的方法测定。从标准曲线上读出供试品溶液中汞(Hg)的含量，计算，即得。

4.4.5　铜的测定(火焰法)。

4.4.5.1　测定条件：检测波长为324.7 nm，采用空气-乙炔火焰，必要时进行背景校正。

4.4.5.2　铜标准贮备液的制备：精密量取铜单元素标准溶液适量，用2%硝酸溶液稀释，制成每1 mL含铜(Cu)10 μg的溶液，即得(0～5℃贮存)。

4.4.5.3　标准曲线的制备：分别精密量取铜标准贮备液适量，用2%硝酸溶液制成每1 mL分别含铜0 μg、0.05 μg、0.2 μg、0.4 μg、0.6 μg、0.8 μg的溶液。依次喷入火焰，测定吸光度，以吸光度为纵坐标、浓度为横坐标，绘制标准曲线。

4.4.5.4　供试品溶液的制备：同铅测定项下供试品溶液的制备。

4.4.5.5　测定法：精密吸取空白溶液与供试品溶液适量，照标准曲线的制备项下的方法测定。从标准曲线上读出供试品溶液中铜(Cu)的含量，计算，即得。

4.5　注意事项

4.5.1　制备标准曲线时，一般采用线性回归，但在测定线性范围较窄的情况下，采用二次方程最小二乘法拟合回归更能反映真实的浓度-吸收度关系。一般要求$r^2 \geqslant 0.995$。样品测定值，应在校准曲线线性范围内，若其吸收值高于校准曲线，则应适当稀释后再行测定。

4.5.2　本法灵敏度高，极易受容器、试剂、水、试验室环境等的污染，因此每次测定必须随行空白试验。样品测定结果应扣除空白值后再进行计算。若空白值过高，则测定结果可信性差。

4.5.3　获得石墨炉法良好重现性和精密度的关键操作之一为进样方法的重现性，建议采用性能可靠的自动进样器进样，若采用手工进样，则需要较高而熟练的实验技术。

4.5.4　为保证测定结果的可靠，每次测定应随行回收试验，工作对照物质的基质应与待测样品相同或相近，回收率试验或工作对照物质测定值应在标准值的80%～120%范围内。

4.5.5　在重复性条件下获得的两次独立测定结果的绝对差值不得超过算数平均值的20%，若样品含量接近于检测限，两次独立测定结果的绝对差值不得超过算数平均值的50%。

相应的原始记录表见表8-J5，需要记录仪器主要检测参数、供试品溶液及对照品溶液的制备，测定方法及结果。

表8-J5　重金属及有害元素检查原始记录

第　页　共　页

日期：　　　　温度/℃：　　　　相对湿度/%：

样品名称		批　号		样品编号	
数　量		检验日期		报告日期	
检测项目					
检验依据	□《中国药典》2025年版四部通则2321 □其他				
仪器型号			仪器编号		
铅的测定					
计算过程及结果					
标准规定					
结　论	□符合规定　□不符合规定				
镉的测定					
计算过程及结果					
标准规定					
结　论	□符合规定　□不符合规定				

续表

砷的测定	
计算过程及结果	
标准规定	
结　　论	□符合规定　　□不符合规定
汞的测定	
计算过程及结果	
标准规定	
结　　论	□符合规定　　□不符合规定
铜的测定	
计算过程及结果	
标准规定	
结　　论	□符合规定　　□不符合规定
检验者： 日　期：	校对者： 日　期：　　　审核者： 日　期：

任务四　完成山楂浸出物的检查

浸出物是指除蛋白质、盐类、维生素外能溶于水的浸出性物质，包括含氮浸出物和无氮浸出物。其中，含氮浸出物为非蛋白质的含氮物质，如游离氨基酸、磷酸肌酸、核苷酸类及肌苷、尿素等；无氮浸出物为不含氮的可浸出的有机化合物，包括糖类化合物和有机酸。

浸出物检查是衡量山楂质量的关键环节。浸出物检查能够在一定程度上综合反映山楂中有效成分的含量情况，为判断山楂药材及其制剂的质量优劣提供重要依据。山楂浸出物检查的任务准备清单见表 8－4。

表 8-4　任务准备清单

检验资料	名称		项目名称	准备情况
	药品质量标准			□齐全/□缺少
	标准操作规程			□齐全/□缺少
	检验原始记录			□齐全/□缺少
药品试剂及耗材	名称	总耗量	领取人	剩余试剂量
实验仪器	名称	型号	数量	准备情况
试液配制	试液	配制方法		配制人

中药浸出物的测定系指根据药材、饮片中的主要成分的理化性质，采用水、乙醇或其他适宜溶剂进行提取测定。浸出物测定适用于有效成分尚不清楚或确实无法建立含量测定和虽建立含量测定，但所测含量值甚微的药材及制剂，是控制药品质量的方法之一。浸出物测定应选择对有效成分溶解度大，非有效成分或杂质溶解度小的溶剂。《中国药典》2025 年版四部通则 2201 浸出物测定法中规定，浸出物根据采用溶剂不同分为水溶性浸出物、醇溶性浸出物及挥发性醚浸出物等；按照是否加热分为热浸性浸出物、冷浸性浸出物。

《中国药典》2025 年版规定，山楂中浸出物的测定要求照醇溶性浸出物测定法（通则 2201）项下的热浸法测定，用乙醇作溶剂，不得少于 21.0%。

浸出物测定法标准操作规程

1. 目的

建立浸出物测定法标准操作规程，规范浸出物测定法检验操作，保证检验操作规范化。

2. 适用范围

适用于浸出物测定法的检验操作。

3. 职责

检验员负责本操作规程的执行。

4. 内容

4.1 概述

本法为醇溶性浸出物测定法项下热浸法。

4.2 仪器与用具

分析天平(分度值 0.1 mg)、药筛(二号筛)、锥形瓶(100～250 mL)、移液管(25 mL、50 mL、100 mL)、蒸发皿(50 mL)、干燥器(直径约 30 cm)、电烘箱(温度 50～300℃,控温精度±1℃)、水浴锅(可调温)、冷凝管。

4.3 试药与试剂

乙醇。干燥剂:五氧化二磷(试剂纯度为化学纯及以上)。

4.4 操作方法

测定用的药材供试品需粉碎,过二号筛,并混合均匀。取供试品约 2～4 g,精密称定,置 100～250 mL 的锥形瓶中,精密加乙醇 50～100 mL,密塞,称定重量,静置 1 小时后,连接回流冷凝管,水浴上加热至沸腾,并保持微沸 1 小时。放冷后,取下锥形瓶,密塞,再称定重量,用乙醇补足减失的重量,摇匀,用干燥滤器迅速滤过,精密量取续滤液 25 mL,置已干燥至恒重的蒸发皿中,在水浴上蒸干后,于 105℃干燥 3 小时,置干燥器中冷却 30 分钟,迅速精密称定重量。除另有规定外,以干燥品计算供试品中醇溶性浸出物的含量(%)。

4.5 记录与计算

4.5.1 记录:记录加入乙醇的体积、加热回流的时间、量取滤液的体积、干燥的温度和时间、蒸发皿恒重的数据、供试品称量的数据、干燥后及干燥至恒重的数据。

4.5.2 按式(8-3)计算醇溶性浸出物含量。

$$\text{醇溶性浸出物}(\%)=\frac{(\text{浸出物及蒸发皿重}-\text{蒸发皿重})\times\text{加入乙醇的体积}}{\text{供试品的重量}\times\text{量取滤液的体积}} \quad (8-3)$$

4.6 结果与判定

计算结果按有效数字修约规则修约,使与标准中规定限度有效数位一致,其数值大于或等于限度时判定为符合规定,其数值小于限度时判为不符合规定。

4.7 注意事项

4.7.1 醇溶性浸出物药材应过二号筛。

4.7.2 浸出物测定,供试品应测定 2 份,2 份的测定结果相对平均偏差应小于 5%。

4.7.3 过滤时"用干燥滤器迅速滤过",避免滤器残留溶剂对实验结果造成影响。迅速过滤是为防止溶剂挥发干扰测定结果,必要时可采用减压或加压的方式过滤。

4.7.4 对于浸出物含量较高的供试品,在水浴上蒸干时应注意:先蒸至近干,然后旋转蒸发皿使浸出物均匀平铺于蒸发皿中,最后再蒸干。

相应的原始记录表见表 8 - J6，需要记录加入乙醇的体积、加热回流的时间、量取滤液的体积、干燥的温度和时间、蒸发皿恒重的数据、供试品称量的数据、干燥后及干燥至恒重的数据。

表 8 - J6　浸出物测定原始记录

第　　页　　共　　页

日期：　　　　　　温度/℃：　　　　　　相对湿度/%：

样品编号		样品名称	
批　　号			
检验项目	□水溶性浸出物测定法(□冷浸法　□热浸法) □醇溶性浸出物测定法(□冷浸法　□热浸法) □醚浸出物测定法(□冷浸法　□热浸法)		
检验依据	□《中国药典》2025 年版四部通则 2201 □其他		
天平型号		天平编号	
供试品溶液的制备			
实测结果			
标准规定			
结　　论	□(均)符合规定　□(均)不符合规定		
检验者： 日　期：	校对者： 日　期：		审核者： 日　期：

注：如部分参数未用到，请在相应栏目内画“/”。

小组讨论

在进行山楂浸出物检查实验时，样品粉碎的粒度大小对浸出结果有怎样的影响？如何选择最合适的粉碎粒度？

任务五 完成山楂的含量测定

受限于山楂生长环境的复杂性(包括土壤质地、气候条件、光照时长等因素)及栽培管理措施的差异,不同来源的山楂在化学成分的种类与含量上存在显著差异。这种差异给中药产品的质量稳定性、临床疗效的一致性带来了严峻挑战。含量测定作为中药质量评价体系中的核心技术手段,能够通过对山楂中具有明确药理活性的关键成分进行精准的定量分析,保障中药产品在临床应用中的安全性、有效性。山楂含量测定的任务准备清单见表 8－5。

表 8－5 任务准备清单

检验资料	名称		项目名称	准备情况
	药品质量标准			□齐全/□缺少
	标准操作规程			□齐全/□缺少
	检验原始记录			□齐全/□缺少
药品试剂及耗材	名称	总耗量	领取人	剩余试剂量
实验仪器	名称	型号	数量	准备情况
试液配制	试液	配制方法		配制人

一、中药的含量测定概述

中药的含量测定与化药有很大区别。中药组成复杂,产生疗效的不是某单一成分,检测任何一种活性成分均不能反映中药的整体疗效。测定成分的选定应首选有效或活性成分，如药材、饮片含有多种活性成分，应尽可能选择与功能、主治相关成分。对于主要有效成分或指标性成分明确的中药材和饮片，尽可能建立多成分含量测定。测定时应优先选择测定药材、饮片所含的原形成分。

常用的含量测定方法包括经典分析方法（容量法、重量法）、紫外-可见分光光度法、高效液相色谱法、薄层色谱扫描法、气相色谱法、其他理化检测方法及生物测定法等。根据药材和饮片所含主要成分的理化性质合理选择测定方法。

二、中药含量测定样品的处理

在中药含量测定中，样品处理必不可少，原因主要有以下几点。① 去除杂质：中药样品常混有泥沙、纤维等杂质，它们会降低目标成分提取效率，干扰检测信号。② 均匀样品：中药成分分布不均，不同部位、批次含量有别，直接测定无法反映整体情况。粉碎、过筛等操作能使样品均匀，如山楂粉碎过筛后，所取样品更具代表性，提升测定结果的可靠性与重复性。③ 富集成分：中药中目标成分含量低，直接检测难获准确结果。用浸渍、超声提取等方法，可将目标成分转移到溶剂中实现富集。④ 适配仪器：检测仪器对样品形态有要求，中药原始形态不能直接用于分析。处理后可使试样的形式及所用溶剂符合分析测定的要求。

前处理方法大致遵循以下步骤。

（一）样品的粉碎或分散

目的是确保含量测定所取样品均匀且具有代表性，提升测定结果的精密度与准确度，同时促使样品中的被测组分能更迅速且完全地被提取出来。粉碎时需注意以下几点：

（1）不宜粉碎得过细。若样品粉碎得过细，在样品提取阶段，会致使过滤困难，因而可依据实际状况进行粉碎过筛。

（2）防止污染样品。在粉碎样品过程中，要极力避免因设备的磨损或不干净等因素污染样品。

（3）防止粉尘飞散以及挥发性成分的损失。

（4）过筛时，无法通过筛孔的部分颗粒绝不能丢弃，必须反复粉碎或碾磨，直至其全部通过筛孔。

（二）样品的提取

对于中药材和固体制剂样品，粉碎后精确称取适量粉末，首先采用溶剂进行提取，使被测组分和某些共存组分从中溶解出来（前者务必完全溶出），与滤渣分离后，再对被测组分进行含量测定。此操作相对简便，但耗时、耗费溶剂，且不易提取完全。常见的提取方法包括以下几种：

（1）冷浸法：适用于热不稳定的样品，称取定量样品置于带塞容器内，加入适量溶剂，浸泡提取。

（2）回流提取法：适用于热稳定性的成分，以单一溶剂或混合溶剂在水浴或电热套中加热回流提取。其提取效率比冷浸法高，提取时间短，但提取的杂质较多，不适用于热不稳定或挥发性的成分。

(3) 连续回流提取法(索氏提取):适用于热稳定性的成分。将样品置于索氏提取器中,用遇热可挥发的溶剂进行反复提取。该方法提取效率高,所需溶剂少,提取杂质少,操作简便,但不适用于受热易分解的成分。

(4) 超声提取法:适用于热稳定性的成分。把样品置于适当容器中,加入提取溶剂,放入超声振荡器中提取。其提取效率高,提取速度快,操作简便,不过需要留意考查超声频率、提取时间和温度等条件。

(5) 超临界流体提取法:适用于热不稳定成分或挥发性成分,也可用于热稳定性成分。该法主要用于非极性、弱极性化合物,对于极性化合物也适用,但需注意添加极性改性剂(如甲醇、氯仿、苯),以增强其溶解能力。该方法萃取效率高、速度快、准确度高、选择性较高、节省溶剂、易于自动化,可避免使用易燃、有毒的有机溶剂,且能与色谱和光谱等仪器联用。

(三) 样品的精制和富集

中药的样品提取液通常体积较大、含量低、杂质多、干扰大。为提高分析效率,降低干扰,使分析结果更具可靠性,常常需要对提取液进一步进行精制和富集。主要方法有液-液萃取法、蒸馏法和色谱法等。

1. 液-液萃取法

(1) 原理:基于不同物质在互不相溶的两种溶剂中溶解度的差异,使目标成分从一种溶剂转移到另一种溶剂中,从而实现与杂质的分离和富集。

(2) 操作要点:首先要选择合适的萃取溶剂,这需要考虑目标成分的性质、溶剂与提取液的互溶性以及溶剂的毒性、挥发性等因素。一般来说,应选择对目标成分溶解度大、与提取液分层明显且性质稳定、毒性小的溶剂。在操作过程中,需将提取液与萃取溶剂充分混合,可采用振荡、搅拌等方式加速传质,但要注意避免产生乳化现象。乳化会导致两相难以分离,严重影响萃取效果。若出现乳化,可尝试通过静置较长时间、加入少量电解质(如氯化钠)、改变溶液 pH 值或采用离心等方法破乳。萃取完成后,需将两相进行分离,通常使用分液漏斗进行操作,小心放出下层液体,再将上层液体从分液漏斗上口倒出,以确保分离完全。

(3) 适用范围与局限性:该方法适用于在两种互不相溶的溶剂中分离分配系数差异较大的目标成分。对于一些性质相近、分配系数差异不大的成分,分离效果可能不理想,且该方法操作相对烦琐,需要多次萃取才能达到较好的富集效果,同时有机溶剂的使用可能会带来环境污染和安全问题。

2. 蒸馏法

(1) 原理:利用混合物中各成分沸点的不同,通过加热使低沸点成分先气化,再经冷凝液化,从而与高沸点杂质分离,实现目标成分的富集。例如,在含有挥发性成分如挥发油的中药提取液中,由于挥发油沸点较低,加热时率先气化,经过冷凝装置后即可收集,而大部分高沸点的杂质则留在蒸馏烧瓶中,达到了挥发油的富集目的。

(2) 操作要点:根据目标成分的沸点和热稳定性选择合适的蒸馏方式。对于沸点较低且热稳定性较好的成分,可采用常压蒸馏;对于沸点较高或热稳定性较差的成分,则需采用减压蒸馏,降低蒸馏温度,避免目标成分分解。在蒸馏过程中,要严格控制加热温度和蒸馏速度，防止温度过高导致目标成分分解或产生暴沸现象。同时，要确保冷凝装置的冷却效果良好，使汽化后的成分能充分冷凝回收。

(3) 适用范围与局限性：蒸馏法适用于分离和富集具有挥发性的成分，如挥发油、一些小分子的生物碱等。对于挥发性强且热稳定性好的成分，蒸馏法能够高效地实现富集。但对于热稳定性差的成分，即使采用减压蒸馏，也可能会有部分成分分解损失。而且蒸馏法对设备要求较高，操作过程需要一定的专业技能，若操作不当，容易导致目标成分的损失或污染。

3. 色谱法

(1) 原理：基于不同物质在固定相和流动相之间的分配系数、吸附能力等差异，在两相做相对运动时，各成分在两相间进行多次分配，从而实现分离。以柱色谱为例，将中药提取液加载到装有固定相（如硅胶、氧化铝等）的色谱柱上，然后用流动相（如不同比例的有机溶剂混合液）洗脱。由于目标成分与杂质在固定相和流动相之间的分配情况不同，它们在柱中的移动速度也不同，从而先后流出色谱柱，达到分离的目的。在这个过程中，通过收集含有目标成分的洗脱液，可实现目标成分的精制和富集。

(2) 操作要点：首先要根据目标成分和杂质的性质选择合适的固定相和流动相。例如，对于极性较大的目标成分，可选择极性较强的固定相和极性适当的流动相；对于非极性成分，则选择非极性固定相和相应的非极性或弱极性流动相。装柱过程要确保固定相装填均匀、紧密，避免出现气泡或断层，否则会影响分离效果。上样时，要将提取液缓慢、均匀地加载到色谱柱顶部，避免冲击固定相。洗脱过程中，要控制好洗脱速度和洗脱剂的用量。

(3) 适用范围与局限性：色谱法具有较高的选择性和分离效率，适用于各种类型成分的精制和富集，尤其对于复杂混合物中性质相近成分的分离效果显著。无论是极性成分还是非极性成分，小分子化合物还是大分子化合物，都能通过选择合适的色谱条件实现有效分离。然而，色谱法对操作技术要求较高，需要专业人员进行操作和维护设备。同时，色谱柱等耗材成本较高，且处理样品量相对有限，对于大规模样品的处理存在一定的局限性。

三、山楂的含量测定方法

现代药理研究表明，山楂中有机酸具有消食开胃的作用，《中国药典》2025年版山楂含量测定项下方法为以酚酞作指示剂，用标准 NaOH 进行滴定，以枸橼酸计算总有机酸含量。

山楂含量测定标准操作规程

1. 目的

建立山楂含量测定标准操作规程，保证操作规范、结果准确。

2. 适用范围

适用于山楂含量测定的操作。

3. 职责

检验员负责本操作规程的执行。

4. 内容

4.1 概述

有机酸大多系固体弱酸，如果它易溶于水，且符合弱酸的滴定条件（$c \cdot K_a \geq 10^{-8}$），则可在水溶液中用标准碱溶液滴定，测得其含量。由于反应产物为弱酸的共轭碱，滴定突跃在弱碱性范围内，故常选用酚酞作指示剂。

4.2 仪器与用具

分析天平（感量 0.1 mg）、两用滴定管（50 mL）、锥形瓶（250 mL）、量筒（50 mL）、烧杯、洗瓶、移液管（100 mL、25 mL）、漏斗、滤纸。

4.3 试药与试剂

山楂细粉，NaOH 滴定液（0.1 mol/L），酚酞指示剂。

4.4 操作方法

取本品细粉约 1 g，精密称定，精密加入水 100 mL，室温下浸泡 4 小时，时时振摇，滤过。精密量取续滤液 25 mL，加水 50 mL，加酚酞指示液 2 滴，用氢氧化钠滴定液（0.1 mol/L）滴定，即得。每 1 mL 氢氧化钠滴定液（0.1 mol/L）相当于 6.404 mg 的枸橼酸（$C_6H_8O_7$）。

4.5 计算

按式（8-4）计算出山楂有机酸的含量。

$$有机酸\% = \frac{V \times 6.404 \times c_{NaOH}}{0.1 \times 1\,000 \times W \times \frac{25}{100}} \times 100\% \qquad (8-4)$$

式中，V 为消耗滴定液的体积，mL；W 为样品的质量，g。

4.6 结果判定

本品按干燥品计算，含有机酸以枸橼酸（$C_6H_8O_7$）计，不得少于 5.0%。

相应的原始记录表见表 8-J7，应记录供试品的称量、简要的操作过程、指示剂的名称、滴定液的名称及其浓度（mol/L）、消耗滴定液的毫升数、计算式与结果。

表 8-J7 容量分析（滴定法）原始记录

第　　页　　共　　页

日期：　　　　温度/℃：　　　　相对湿度/%：

样品编号		滴定液名称		滴定管编号	
样品名称		校正因子（f）		不确定度	
批号		检验依据	□《中国药典》2025 年版 □其他		
检验项目	□含量测定　□酸值　□皂化值　□羟值　□碘值　□含氮量 □其他				

续表

<table>
<tr><td colspan="2">检验方法</td><td colspan="6"></td></tr>
<tr><td colspan="2" rowspan="2">空白滴定结果
V_0/mL</td><td colspan="2" rowspan="2"></td><td rowspan="2">天　平</td><td colspan="3">型号：</td></tr>
<tr><td colspan="3">编号：</td></tr>
<tr><td colspan="2">编　　号</td><td></td><td></td><td></td><td></td><td></td><td></td></tr>
<tr><td rowspan="2">取
样
量</td><td>□W/g</td><td></td><td></td><td></td><td></td><td></td><td></td></tr>
<tr><td>□V/mL</td><td></td><td></td><td></td><td></td><td></td><td></td></tr>
<tr><td colspan="2">滴定液起始
读数 V_0/mL</td><td></td><td></td><td></td><td></td><td></td><td></td></tr>
<tr><td colspan="2">滴定液终点
读数 $V_末$/mL</td><td></td><td></td><td></td><td></td><td></td><td></td></tr>
<tr><td colspan="2">消耗滴定液
体积 ΔV/mL</td><td></td><td></td><td></td><td></td><td></td><td></td></tr>
<tr><td colspan="2">计算公式</td><td colspan="6"></td></tr>
<tr><td colspan="2">结　　果</td><td></td><td></td><td></td><td></td><td></td><td></td></tr>
<tr><td colspan="2">平 均 值</td><td colspan="6"></td></tr>
<tr><td colspan="2">标准规定</td><td colspan="6"></td></tr>
<tr><td colspan="2">结　　论</td><td colspan="6">□(均)符合规定　　□(均)不符合规定</td></tr>
<tr><td colspan="8">检验者：　　　　　　　　校对者：　　　　　　　　审核者：
日　期：　　　　　　　　日　期：　　　　　　　　日　期：</td></tr>
</table>

任务拓展

山楂的含量测定除了药典中收载的有机酸的含量测定方法，还有哪些其他成分的测定方法？能否试着撰写标准操作规程和原始记录？

任务六 撰写山楂的检验报告书

山楂检验报告书见表 8－6。

表 8－6 山楂检验报告书

检品名称：	检品编号：	检验目的：
批号：	规格：	检验项目：
生产单位：	供样单位：	检验日期：
检验依据：	报告日期：	
检验项目	标准规定	检验结果
[性状]	本品为圆形片，皱缩不平，直径 1～2.5 cm，厚 0.2～0.4 cm。外皮红色，具皱纹，有灰白色小斑点。果肉深黄色至浅棕色。中部横切片具 5 粒浅黄色果核，有的核已脱落而中空。有的片上可见短而细的果梗或花萼残迹。气微清香，味酸、微甜	
[鉴别]		
(1) 显微鉴别	本品粉末暗红棕色至棕色。石细胞单个散在或成群，无色或淡黄色，类多角形、长圆形或不规则形，直径 19～125 μm，孔沟及层纹明显，有的胞腔内含深棕色物。果皮表皮细胞表面观呈类圆形或类多角形，壁稍厚，胞腔内常含红棕色或黄棕色物。草酸钙方晶或簇晶存于果肉薄壁细胞中	
(2) 薄层色谱	供试品色谱中，在与对照品色谱相应的位置上，显相同的紫红色斑点；置紫外光灯(365 nm)下检视，显相同的橙黄色荧光斑点	
[检查]		
水分	不得超过 12.0%	
总灰分	不得超过 3.0%	
重金属及有害元素	铅不得超过 5 mg/kg；镉不得超过 1 mg/kg；砷不得超过 2 mg/kg；汞不得超过 0.2 mg/kg；铜不得超过 20 mg/kg	
[浸出物]	不得少于 21.0%	
[含量测定]	按干燥品计算，含有机酸以枸橼酸($C_6H_8O_7$)计，不得少于 5.0%	
结论：		

检验人：　　　　复核人：　　　　负责人：

任务七 项目总结与评价

一、画出本项目的流程

二、项目评价标准

山楂的质量检验考核表见表8-7。

表8-7 山楂的质量检验考核表

班级： 学号： 姓名：

指标属性及配分	序号	评价指标要素	评价依据	分值	考评记录		
					学生自评	小组互评	教师评价
预习 10分	1	阅读项目相关材料		5			
	2	积极参加讨论，完成小组任务		5			
准备 20分	3	实验室安全	遵守实验室安全规则制度	3			
	4	文件准备	准备项目的标准操作规程和原始记录	5			
	5	试剂准备	正确选择试药、试剂	3			
	6	试液配制	按照规定正确、规范地配制试液	5			
	7	仪器准备	保证仪器选择正确，能正常使用	4			

续表

指标属性及配分	序号	评价指标要素	评价依据	分值	考评记录		
					学生自评	小组互评	教师评价
专业能力50分	8	方案准备	完成任务前认真预习	3			
	9	标准解读	标准解读正确、规范	5			
	10	仪器洗涤	仪器的洗涤方法正确	2			
	11	称量操作	药品的称量操作符合要求、规范	3			
	12	药品的溶解	符合要求、规范	2			
	13	样品配制	样品配制处理得当	5			
	14	实验操作	符合要求、规范	20			
	15	资料规范填写	原始记录、仪器使用记录及时、规范填写	5			
	16	结果判定	结果的比较方法、结论正确	2			
	17	检验报告单	检验报告单的填写规范	3			
职业素养15分	18	实验防护	实验过程中通风橱、护目镜及防护手套的使用及时、规范	3			
	19	标识记录	操作过程中及时做好各种标识，防止混淆	2			
	20	职业习惯	操作过程系统条理，质量意识、环保意识、无菌意识强	5			
	21	实验整理与清洁	操作过程中台面整洁，仪器等洗刷干净并及时归位，废液与废纸的处理符合规范	3			
	22	诚实可信	实验测定中无作弊等行为	2			
劳动意识5分	23	检验完毕后，自主清理实验台，打扫实验室卫生		4			
	24	操作中爱护仪器、沉着细心		1			
考评小计				100			

三、项目考核

（一）单项选择题

1.《中国药典》2025 年版水分测定法包含(　　)种方法。

A. 2　　B. 3　　C. 4　　D. 5

2. 山楂中水分的检查采用的方法为(　　)。

A. 费休氏法　　B. 烘干法　　C. 减压干燥法　　D. 甲苯法

3. 控制药材生理灰分和外来杂质用(　　)表示。

A. 总灰分　　B. 酸不溶性灰分　　C. 两者都是　　D. 两者都不是

4. 山楂中重金属及有害元素的检查不包括(　　)。

A. 铅　　B. 镉　　C. 汞　　D. 锰

5.《中国药典》2025 年版规定山楂中浸出物的测定采用(　　)。

A. 醇溶性浸出物测定法项下的热浸法

B. 醇溶性浸出物测定法项下的冷浸法

C. 水溶性浸出物测定法项下的冷浸法

D. 水溶性浸出物测定法项下的热浸法

6.《中国药典》2025 年版规定关于山楂的含量测定方法,下列说法错误的是(　　)。

A. 酚酞作指示剂　　B. 以 NaOH(0.1 mol/L)为滴定液

C. 以枸橼酸计算总有机酸含量　　D. 以乙醇为溶剂

(二) 多项选择题

1. 中药制剂分析常用的提取方法有(　　)。

A. 冷浸法　　B. 回流提取法

C. 连续回流提取法(索氏提取)　　D. 超声提取法

E. 超临界流体提取法

2. 中药的典型检查项目主要包括(　　)。

A. 水分测定　　B. 灰分测定

C. 重金属及有害元素检查　　D. 内源性有害物质检查

E. 硫酸盐检查

3. 中药常用的含量测定方法包括(　　)。

A. 经典分析方法　　B. 紫外-可见分光光度法

C. 高效液相色谱法　　D. 薄层色谱扫描法

E. 气相色谱法

(三) 简答题

1. 中药含量测定样品的前处理的一般步骤是什么?

2.《中国药典》2025 年版四部通则规定浸出物测定一般有几种方法?